抗發炎 減齡

抗老逆齡. 抗炎. 幸せな生活

- 全方位醫療流程
- 全期個案管理保健指導
- 醫藥照護專業評估
- 抗發炎處方箋
- 急慢性發炎評估表
- 基因檢測、功能醫學檢查

Towards Younger & Anti-Inflammatory

30年臨床醫學經驗

醫師、藥師、護理師個案管理實證

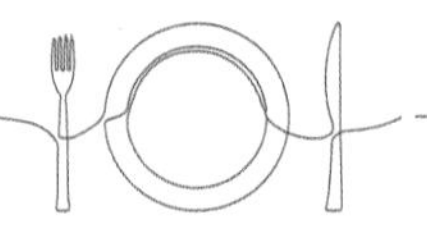

減齡0 抗發炎

抗老逆齡. 抗炎. 幸せな生活

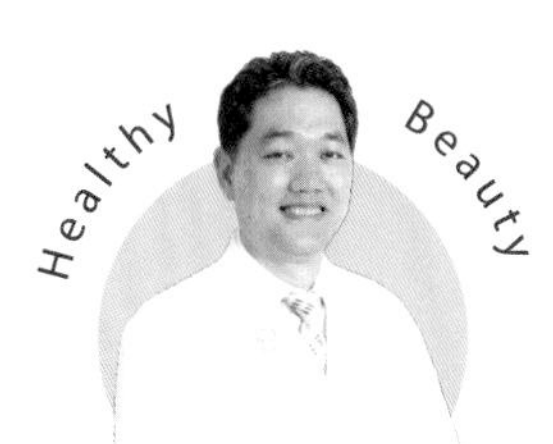

張大力院長の減齡餐盤

60兆細胞青春抗老活力

健康世代向前行，邁向健康長壽

Towards Younger & Anti-Inflammatory

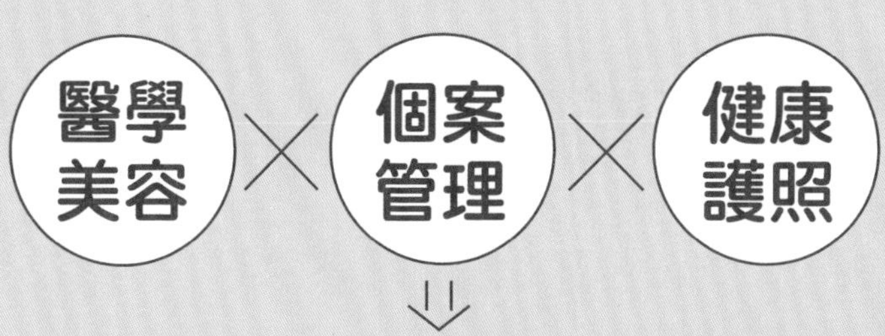

國際三項專科會員認證 美容外科、整形外科專科會員

30年臨床醫學經驗，醫師、藥師、護理師個案管理實證

東京風采整形外科診所 整外專科 張大力院長 著

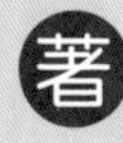

日本松竹蘭商社顧問 劉惠蘭藥師 編審

目錄

第2章

邁向長壽健康——減齡，抗發炎醫藥處方

「健康的飲食、生活型態是關鍵。」食物營養素有助身體抗發炎和抗老化，從抗發炎概念「吃」出醫美級的青春活力。

目錄

推薦序一

一本讓讀者能從生活與飲食到防治慢性病的實用百科

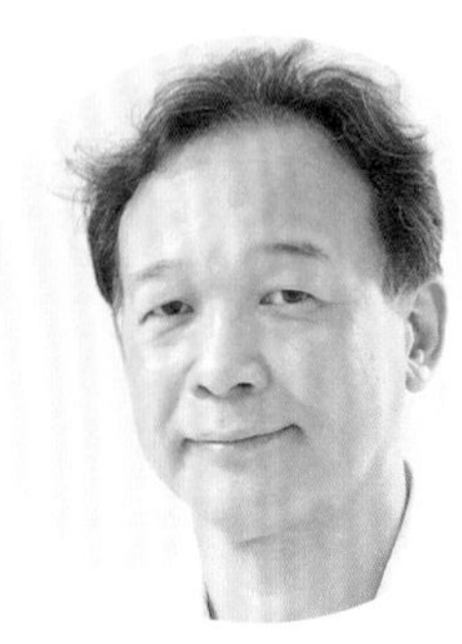

大野篤行
心臟內科專科醫師

．日本心血管學會認證的心血管專家
．日本心血管介入治療學會認證醫師
．日本內科學會認證內科醫師
．日本傳染病學會認證ＩＣＤ（效應控制醫生）
．東京醫科齒科大學醫學院臨床副教授

有鑑於高血壓、慢性疾病的族群日益年輕化，在高血壓診療時，目標在降低血壓過程中，結合生活與飲食約束，才是更需要重視的一環。

調整生活與飲食，防治發炎與疾病

張大力院長的新書《減齡．抗發炎：張大力院長の減齡餐盤，60兆細胞青春抗老活力》，內容從西醫、飲食烹飪和營養學的角度出發，更提供現代人對於發炎應該具備的疾病知識，包括常見病因、預防保健、治療原則、飲食方案、運動方式等，正是一本讓讀者能從生活與飲食到防治慢性病的實用百科。

以下，就我的專業簡要地與讀者分享「日本高血壓防治法」——

一、高血壓防治：飲食、運動、生活等健康約束。

二、高血壓偵測、控制與治療指引：限糖、鹽、高脂肪、碳水化合物、限菸酒。

三、高血壓追蹤：定期健康檢查。

藉此控制加速動脈硬化進展的因素，如高血壓、高脂血症、糖尿病和吸菸等，對於預防心肌梗塞非常重要，因為處於冠狀動脈阻塞的高風險狀態，會引起心肌梗塞。此外，如果冠狀動脈不幸堵塞，應盡速進行心導管治療，可以最大限度地減少心肌損傷。

談到心臟問題，相關的疾病還有冠心病、心律不整、瓣膜脫垂等，過去三年因新冠疫情（COVID-19）的出現，很多人得到新冠或是施打疫苗後，心臟也可能受到發炎的影響，因而出現直接的心肌炎，或一些缺氧性的心臟肌肉受損，或是心悸等問題。

日常養護心臟，力行抗發炎飲食

我們又該如何及早發現心臟問題，以及維護心臟健康呢？

從健康檢查瞭解膽固醇指數、三酸甘油脂、血壓和心臟狀況，平時要多吃天然抗氧化物的蔬果，並且適時運動，保持充足良好睡眠，對於心臟都有益處。

另外，身體的姿勢要抬頭挺胸、不要駝背，因為駝背時，上胸椎傳導至心、肺、胃的神經受到壓迫，間接會影響心、肺、胃的功能，因此可多做背部伸展運動。

食物則盡量降低調味（醬油、鹽），以低鹽為主，服用原型食物，減少加工食物，其中像是精緻化澱粉（蛋糕、薯條、餅乾等）所產生的反式脂肪與牛、豬脂肪等，會造成冠狀動脈硬化。

一、飲食以得舒飲食（Dash Diet）為原則，降低飽和脂肪酸的攝取，增加不飽和脂肪酸，可降低壞膽固醇、三酸甘油脂的影響，這也是張大力院長《減齡．抗發炎》推廣「抗發炎飲食」的特點，藉此控制血管內皮發炎與斑塊的形成，可減緩慢性病的進展。

二、《減齡．抗發炎》這本書，以健康飲食型態，結合生活保健，從預防觀念降低慢性發炎、心血管疾病的風險，有益健康的品質。

推薦序二

從「表觀遺傳學」延續健康與養生保健

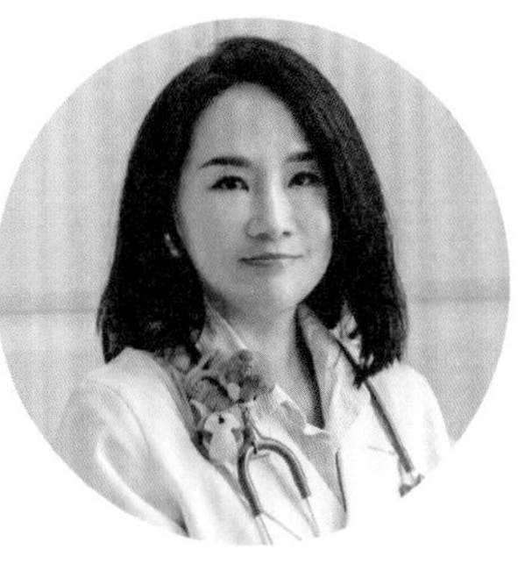

沈仲敏
國泰醫院小兒科主任

- 輔仁大學醫學系部定助理教授
- 二〇〇二年美強生住院醫師最佳論文研究獎
- 二〇〇六年輔仁大學醫學系臨床教學認真教師
- 國立陽明大學臨床醫學研究所博士

這邊要跟大家介紹一個非常重要的健康概念——「表觀遺傳學」（Epigenetics），從母胎延續健康，是目前熱烈討論的一個學說，同時呼應了張大力院長不同階段的「減齡抗發炎」觀念：回歸健康生活方式、飲食習慣，降低各種不良的發炎因素。

重視環境安全，啟動好的DNA

人類一生下來，DNA表現則是固定的，有好的DNA，不好的DNA。DNA會變成蛋白質再來做表現，關於表現的過程間有很多複雜的機轉，所謂蛋白質功能的調節和基因的調控。這裡提到甲基化（Methylation）的過程，DNA黏到了一個開關，這個開關就會啟動好的跟不好的DNA。

整件事情對我們的健康，有什麼重要的影響呢？環境確實是關鍵因素，在一個好的環境之下，也許可以利用這個甲基化，啟動自己的健康蛋白質，如果都是接受到不好的環境物質，比如說環境荷爾蒙、不好的空氣，裡面的一些毒素可能會誘發不好的甲基化，導致人體產生疾病。因此，我們非常重視環境的安全，生活中吃天然的食物、不要接受塑化劑、不要暴露於過多的化學物等，才能讓我們更健康。

胎兒出生到兩歲之間，將成就一生健康

另外一件更重要的事情，大家都知道我們在精卵結合的時候，一個胎兒承受了爸爸跟媽媽的基因，那麼父母的甲基化，難道孩子也會一併承受嗎？並不是的。

在精卵結合的那一瞬間，父母的甲基化全部都會被「擦掉」，所以一個胎兒的DNA是一個很乾淨的DNA，在這種狀況之下，我們需要幫這個小孩重建，

像是寫程式（Programming）一般。

該怎麼寫程式？就牽涉到胎兒到兩歲，**這一千天可以成就他日後一生的健康**。比如說，有的媽媽在懷孕期暴露在過多的環境荷爾蒙或是雄激素，這樣的孩子就有可能產生性早熟、過動、注意力不集中等過多的疾病。

如果我們能更加重視這件事情，一個孩子在媽媽的肚子裡面，還有孩子生下來的關鍵時期，媽媽都可以接受健康的環境，尤其是餵養母乳的媽媽，藉由母乳將媽媽吃的東西傳遞到小孩身上，也將建立起孩子良好的成長環境。

呼應「減齡抗發炎」，打造友善環境、愛地球的新世代

因此，我在這邊要呼籲大家，從胎兒受精開始，我們就要給予好的環境，包括好的空氣、好的餐食（不要化學物質），希望為孩子打造一個健康、無汙染的環境。所謂的幸福感，正源自於安全感，一個安全、無污染的環境，對於人類的健康真的非常重要。

榮譽指導的分享

健康就像命運，可以由自己改變！

「命運」是消極的宿命觀；「運命」是我們身體力行積極的行為，正向去轉動「從運來調整命」，「命運」不只是侷限在人生，健康也是如此，要主動地改善心態，才有機會改變健康的狀況，讓頭腦和身體保持在元氣美容、健康長壽的狀態。

台日友善「食」交流，實踐健康長壽生活

很榮幸擔任《減齡．抗發炎》的榮譽顧問指導，一起與榮譽專門醫者張大力醫師，推廣健康的知識，實踐健康長壽的生活。在日本，「健康食事」一直是大家關心熱切的話題，從提升免疫力的國民飲食：納豆、味噌、腸活酵素、野菜等，到茶道、泡湯、職人精神、古美術等，展現台灣與日本友善的「食」物健康文化交流。

我和太太來台三十幾年，與張大力醫師全家認識近二十年，我們一直都有分享生活保健，實用的健康營養知識、有效果的減緩病症經驗。疫情後，我們更注

重健康，降低炎症可以改善文明病、疲勞，所以現在出門，不用隨身帶著藥物了。

張醫師無私地分享給大家這樣的幸福目標，希望這本書，能幫助各位跳脫宿命，開創新健康的未來，找到屬於自己的抗發炎習慣。

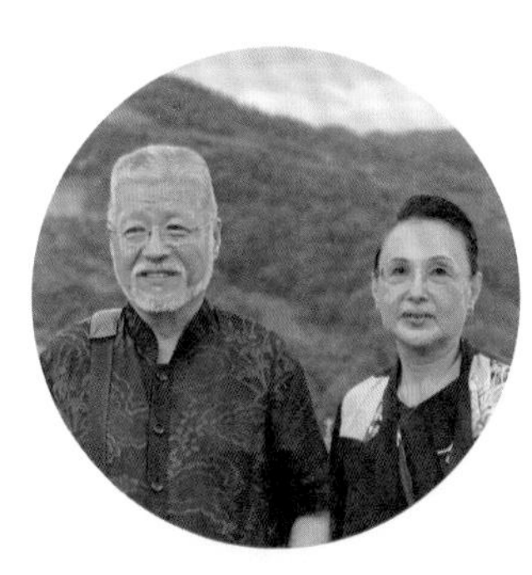

小川和久（Ogawa Kazuhisa）

鑑定士

中文姓名為李兆迅

【學經歷】

・日本易道學校（退休）教授
・名古屋朝日文化中心（退休）講師
・日本各企業的顧問
・在各企業請求提早退休後，回到台灣
・前日本ＳＴＡＣ遊戲協會事務長。二〇〇一年自日本遊戲業界退休之後，與夫人李容瑢來台定居（共同為本書的榮譽指導），目前隱居高雄，為瑞圓堂創辦人

【著作】

《台湾の風》

【即將出版】

《婚活術》、《運の方程式》

編審序

減齡抗發炎是青春的開關！

優質的生活，建立在身心健康與保持學習的活力！

隨著年齡增長，新陳代謝速度下降、肌肉質量流失、荷爾蒙變得不穩定、體重增加、情緒變化、健康問題等身體的發炎、老化開始慢慢發生……。

醫藥整合，從源頭改善發炎問題

老化是由身體糖化和氧化造成的。糖化與攝入過多的糖，和體內的蛋白質有關，導致血管、細胞和皮膚退化。糖化在體內產生的 AGEs（糖化最終產物）不僅促進慢性發炎和老化疾病，促進動脈血管硬化老化，導致糖尿病、高血壓、腦梗死、冠狀動脈、心肌梗塞、中風、癌症、骨質疏鬆症和失智、阿茲海默症等疾病。

氧化是什麼？活性氧由體內的氧氣產生，損害細胞，導致衰老（即氧化）。

我與張大力院長利用醫藥雙背景、臨床經驗，我們整理記錄了很多個案管理資料，發現發炎的問題。

勵行減齡生活，改變發炎體質

《減齡．抗發炎》這本書，分享如何從生活實踐，提高抗氧化能力，降低慢性發炎，並延緩老化與疾病的風險。

當我們能夠改善不良飲食習慣，例如避免油炸和高溫烹飪菜餚、西方速食、甜食、蛋糕、糖和果糖、加工食物、人造甜味劑的飲料；同時調整睡眠時間，不再熬夜；培養生活鍛鍊的習慣，適當運動，減輕壓力，參與社會活動和建立正向的人際關係，或嘗試地中海飲食法，攝取含有大量抗氧化劑的成分，都將有助於降低慢性發炎，改善身心健康。

選擇你的減齡生活，就從改變發炎體質開始！

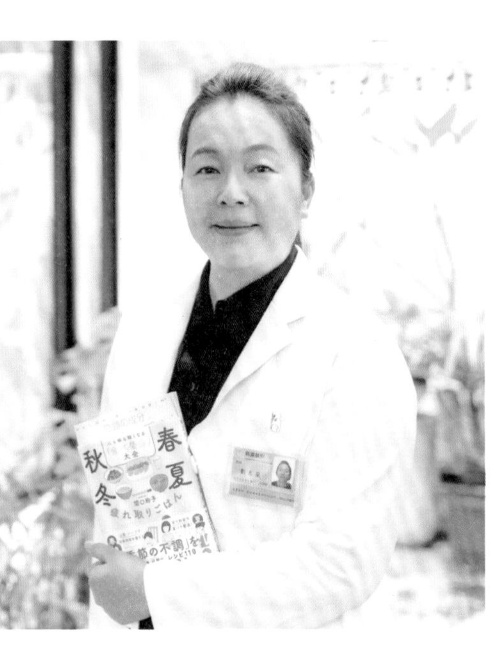

日本松竹蘭商社顧問
良醫藥師本舖創辦人
減齡餐盤推廣者

劉惠蘭 藥師

自序

「減齡抗發炎」與「健康護照」是健康、美容、長壽的通行證

三十年臨床醫學與醫美經驗，深知「抗發炎習慣」對醫學美容與美容外科手術的重要。老化不只是外觀鬆弛下垂、長皺紋這麼簡單，而是由內到外身心靈的退化，抗老化不只是「美麗」，更重要的是為了「青春活力」、「健康長壽」的品質。

老化沒有特效藥，先天遺傳因素的基因條件在胚胎期已定，不可控制改變，透過後天環境的調整，例如活躍生活品質，可以在一定的程度上控制老化。

現階段，減齡抗發炎的生活方式，是我的健康提案，「健康護照」從預防醫學搭配醫學美容，結合抗發炎飲食，幫助延緩老化，通往健康美容長壽。

實踐減齡生活，從抗發炎飲食開始活化免疫力

源自日本新居裕久醫學博士「醫食同源」的主張，從醫學、營養學、烹飪學三個角度，建立正確良好的飲食習慣和生活模式，作為預防和治療疾病的飲食基

礎，通過飲食可比藥物治療更健康長壽。

本書《減齡・抗發炎：張大力院長の減齡餐盤，60兆細胞青春抗老活力》嶄新定義生活習慣和飲食方式，從日常的餐桌上開始改革（延伸健康）。

這本書的內容具備多方實用性的效益，用更趣味的方式去活躍日常生活的環節，透過飲食提案圖表、文字內容來呈現，並從生活相關的環境、氣候異常變化、世界各國的老化趨勢等內容，一一深入探討。從事醫療工作，過去已出版兩本工具書——《整形美學：日本美容外科SMAS筋膜、臉部、體型黃金比例學》與《拒糖・抗老化：Dr.張大力日本美容若返研究美學》記錄日本研修期間，在日本注目的診療項目、流程、護理、管理等內容，至今仍收到許多讀者的正向回饋。

日式診療流程注重的是安全、穩定的結果，「醫學美容」療程為全期：術前、術中、術後的過程，依照每個人的基本條件、體質不同，觀察生活與飲食習慣，調查身體「發炎」的原因，進行個案管理。發炎是正常的身體反應機制，外在的因素如：外傷、疾病、壓力的改變，都會影響身體內在的免疫力平衡。

健康飲食和良好生活方式，降低發炎、老化、疾病風險

身體的免疫平衡機制，可幫助預防慢性發炎和疾病，從健康飲食和生活方式的改變可以降低發炎、老化、疾病的風險。

所以在療程治療前，降低身體的發炎反應、排除疾病發生的可能因子，有效縮短手術後的恢復時間。

歐美崇尚天然有機（ＢＩＯ），宣導攝入健康、無基因改造的食品、進行有氧運動（如散步和肌肉訓練）、限制抽菸與過度飲酒，避免帶來許多的健康壞處。同時根據日本《医者も知らない酵素の力》（《酵素力》暫譯）一書內容，日本人在養生生活中，主張七大約束——身體要保暖、不抽菸、吃飯有優先順序、吃飯六、七分飽、不熬夜、限制含糖飲料、多走路——將「健康」提案融入到生活重心，以此來預防慢性疾病的發生。

根據美國疾病控制與預防中心資料：心臟病、中風、糖尿病和癌症等慢性發炎疾病，是影響健康最常見的慢性疾病。這些慢性疾病中，大多都是與不良飲食習慣與生活型態有關，包括抽菸、過度飲酒、高油高糖食物、運動量不足與睡眠不足等。慢性發炎引起的慢性疾病，是死亡和併發症感染的主要原因。

健康世代向前行，一起邁向健康長壽

新冠世代，慢性病的族群因處於慢性發炎狀態，免疫力較差，也是染疫後重症的高危險群。本書列出日常生活飲食習慣圖表，記錄抗發炎飲食、正向積極參與活動及培養人際關係、科學適度有氧運動、提升優質睡眠品質……，優雅地朝減齡健康生活出發！

本書同時提供抗發炎飲食提案參考（美國哈佛餐盤、地中海飲食、日本長壽村飲食），地中海飲食有效預防生活習慣病的慢性疾病，吃多種原型食物補充優質的蛋白質、好的脂肪酸，對細胞營養、炎症反應、細胞穩定性較佳，讓細胞在體內維持比較好的運作，降低慢性發炎、老化疾病的風險，讓我們一起擁有「健康護照」的通行證！

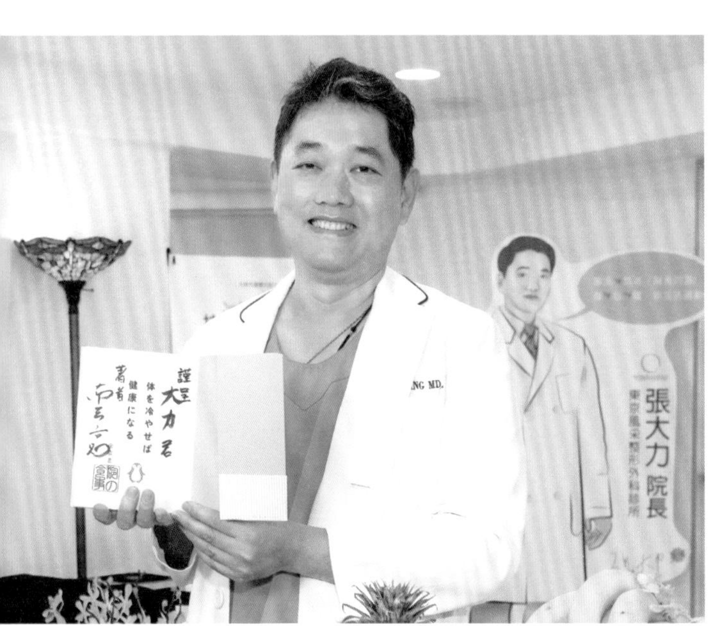

國際三項整外專科會員認證
減齡餐盤創辦人
榮譽專門醫

張大力 院長

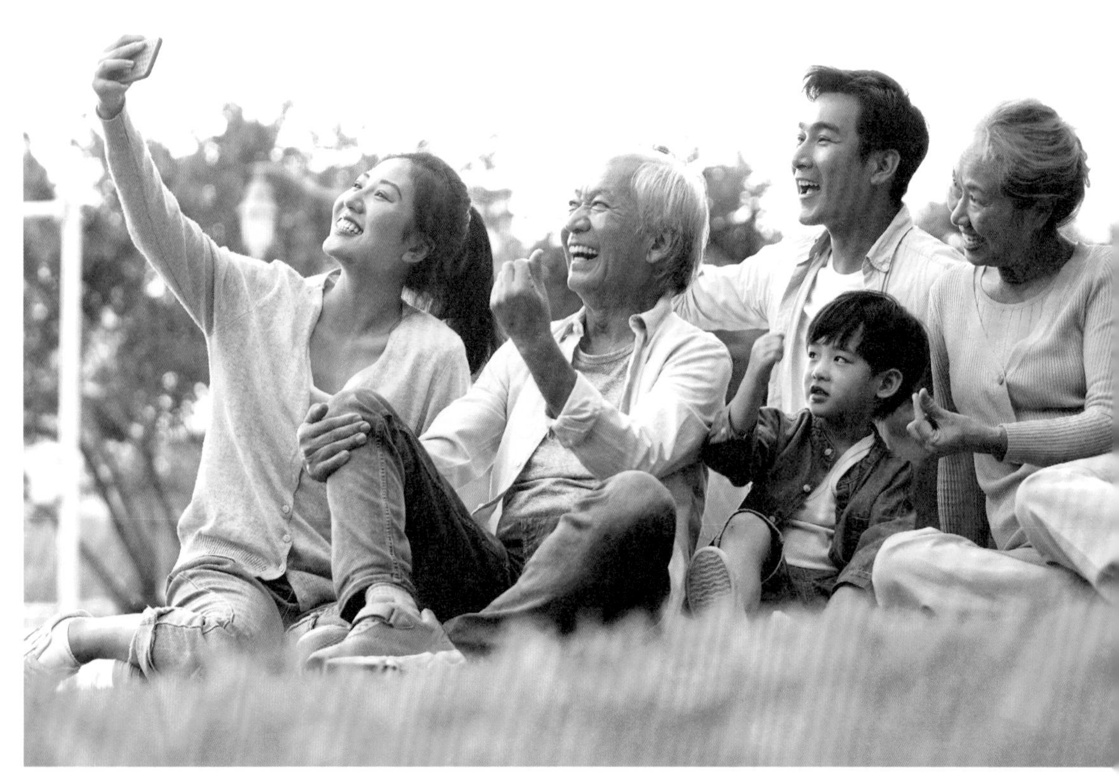

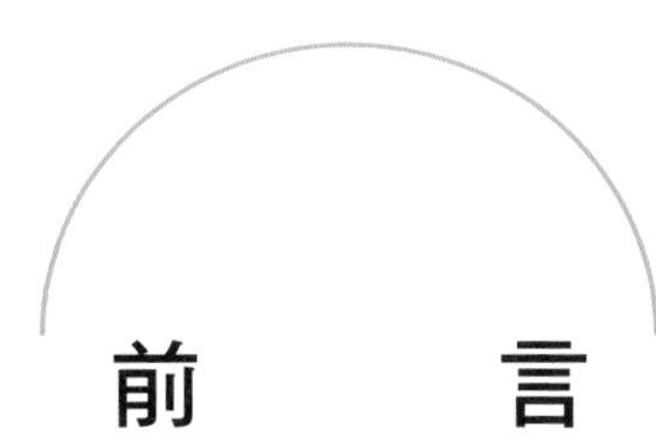

前言

減齡、抗發炎，向健康學習

「減齡抗發炎」是降低身體發炎的同時，達到身體由內而外的減齡效果。當身體持續發炎反應，細胞會加速老化。而造成細胞加速老化有三方面：發炎、糖化、自由基氧化（生活酸素），因此我們要從生活中學習減齡抗發炎的健康管理。

生活中引起的發炎與健康的關係（在日本常見的糖尿病、高血壓、高血脂、慢性發炎癌症等，這些與生活密切相關所造成的疾病，稱為生活習慣病），現在逐漸有年輕化的趨勢，我想透過這本書告訴大家，如何在日常生活中減緩、降低發炎反應引起的慢性疾病，又能促進健康美容。

「減齡抗發炎」的關鍵在於：

一、抗炎症飲食（限制碳水化合物、紅肉、反式脂肪攝取，抗氧化物飲食特點，地中海飲食預防慢性病、美國哈佛「健康飲食餐盤」注重飲食質量）。

二、生活方式（適當運動、良質睡眠、戒菸限酒）。

三、壓力管理（心理平衡、釋放壓力、人際關係、社會支持度等健康平衡的生活）。

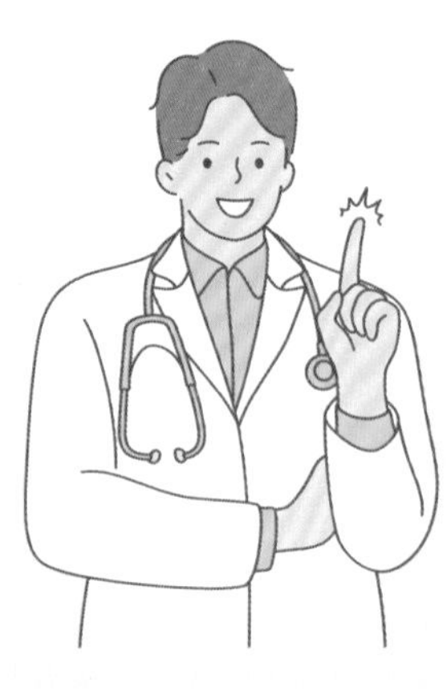

本書收錄實用醫學知識袋，包含醫學美容個案管理六大項目：「全方位醫療流程」、「全期個案管理保健指導」、「醫藥照護專業評估」、「抗發炎處方箋」、「急慢性發炎評估表」、「基因檢測、功能醫學檢查」，內容有一般檢查（抽血檢查、生理檢查、超音波檢查）、醫學美容皮膚老化（微整形美容評估、整形手術評估表）。

全方位醫療流程中，我們的首要目標是透過預防醫學管理「發炎反應」，利用表單建立個人化的數據及資料，瞭解自身條件、潛在病症風險評估、血管發炎程度、免疫力因素等資料。從醫藥照護模式，醫師帶領藥師、護理師、個管師，共同個案管理，並結合抗發炎處方箋。

本書結合預防醫學的臨床層面治療（包含天然療法、營養療法、點滴治療、減敏控制等），同時延伸醫療專業領域：醫學美容、微整形、整形，搭配醫美實證展現「減齡抗發炎」精神。

第 1 章

醫生監督，臨床經驗——優雅減齡的健康生活

1-1 減緩老化進展：限制糖化、改善自由基、降低發炎

1-2 醫學美容實證：抗發炎護理與美容處方箋

1-3 減齡日常，遠離疾病的健康指南

1-1

減緩老化進展：限制糖化、改善自由基、降低發炎

臨床經驗在醫學美容領域觀察到生活方式、飲食習慣對美容、整形手術的影響。抗老化最佳對策是從生活中結合健康的元素。老化是自然的過程，「減齡抗發炎」的醫療工作是減緩發炎、老化和疾病的進展。從世界各國的醫療趨勢，關注健康飲食習慣和生活方式，來活躍老化的細胞，並以優雅健康的態度來學習健康生活。

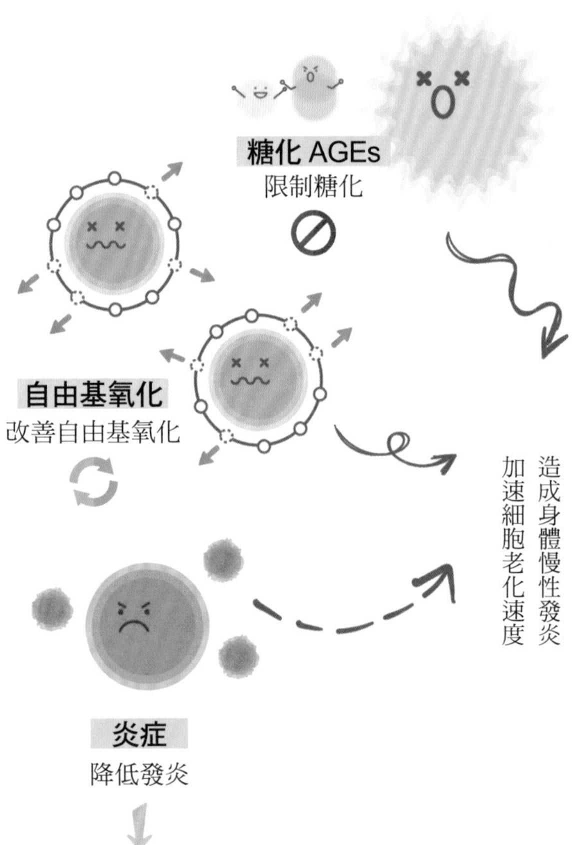

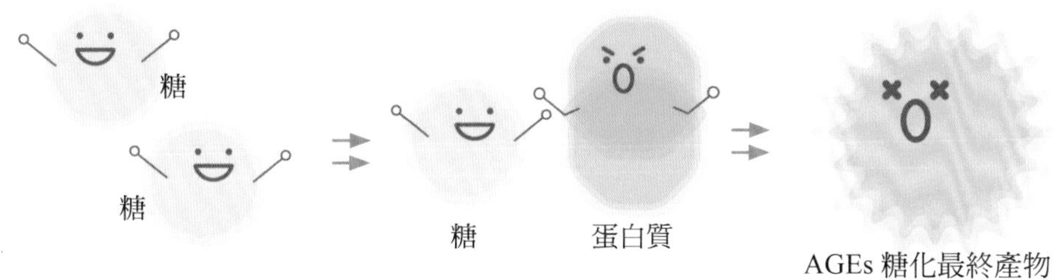

圖表 1-1　糖化作用發生圖

加速老化的三個關鍵因素是：飲食中的「糖化」、生活環境影響產生自由基的危害、發炎反應。糖化反應的因素：高脂、高蛋白質、高溫、長時間高糖分、碳水化合物等因素。由此可知，吃糖會造成身體發炎。

臨床醫學美容經驗中發現「醫學美容與健康飲食」對抗衰老療程中的關聯與重要性，「對抗發炎」是預防醫學關注的重點。減齡抗發炎的觀點從健康結合生活指導，讓飲食與生活改變發炎的機制、活躍老化的進展，並遠離疾病預防衰老的過程。

糖化 AGEs——促進發炎、老化和慢性疾病

《拒糖．抗老化》一書曾介紹：碳水化合物是提供身體活動能量的重要營養素，但攝取過多時，多餘的糖與體內蛋白質聚合，導致蛋白質或脂質變質，最終產生老化物質 AGEs，是細胞提早衰老和疾病的因素。

糖化最終產物（Advanced Glycation End Products, AGEs）是糖化作用中葡萄糖和蛋白質經聚合作用後，生成的不可還

糖化小測驗

□甜食、蛋糕（一週三次以上）
□不吃早餐
□常吃外食
□常吃宵夜、零食
□愛吃燒烤、油炸物
□澱粉類攝取過多
□熬夜、壓力大
□抽菸喝酒
□生活失調、不運動
□三餐不規律，蔬菜少、水分補充不足
□最近覺得上下樓梯很辛苦
□睡眠不足、失眠，需依賴藥物

圖表 1-2　糖化小測驗：測試身體的糖化程度

原物質，它會像脂肪一樣囤積在身體裡面，影響蛋白質的正常功能，與其他蛋白質連成大分子，降低被代謝的機會。當免疫系統要處理這些有害物質的時候，會引起細胞氧化的壓力產生自由基，導致身體持續慢性發炎。

可以說過多的 AGEs 會誘發發炎反應，加速細胞衰老，不只會讓皮膚出現皺紋、鬆弛，還有國人常見疾病的糖尿病、癌症和阿茲海默症等。

糖化對美容和健康造成嚴重損害。「老化程度」有多少？首先，使用「圖表 1-2」來檢查！勾選項目越多，糖化的可能性就越大。可以從表中得知，糖化主要從飲食攝取中獲得。

除了飲食中攝取過量糖分，與體內的蛋白質作用後產生 AGEs。另一種情況是選擇了過度烹調的食物，或是為了呈現美觀的金黃色澤（例如：金黃色澤的烤鴨），也會大幅增加 AGEs 的含量。

AGEs 食物含有量表

食品名稱	AGEs 值（ku ／ 100g）	正常數量（g）
炒蛋	173	30
歐姆蛋	223	30
（生）豆腐	488	90
（生）鮭魚	528	90
（煙燻）鮭魚	572	90
（煮）豆腐	628	90
（生）牛肉	707	90
（水煮）雞肉	957	90
（燉）牛肉	2,657	90
玉子燒	2,749	45
（烤／煎）鮭魚	3,084	90
（略煎）豆腐	3,569	90
（燒烤）雞肉	8,802	90
（炸）雞肉	9,732	90
（煎）牛排	10,058	90

（參考網站：https://age-sokutei.jp/food/）

AGEs 含量與料理方式、烹調溫度有關，AGEs 含有量：炸＞烤＞煎、炒＞煮＞蒸＞生。

當想吃高 AGEs 的東西，如油炸食品，建議採取以下方式：

烤香腸前先水煮燙過，再用烤箱烤，透過降低料理溫度和烹飪時間，減少高溫產生的亞硝酸胺。可以添加醋或檸檬（檸檬汁可以減緩 AGEs 的吸收），或搭配具有抗氧化作用的綠色和黃色蔬菜一起食用，像是菠菜、南瓜、小松菜、春菊。 此外，綠茶和含有兒茶素的多酚，也能抑制 AGEs 的產生。

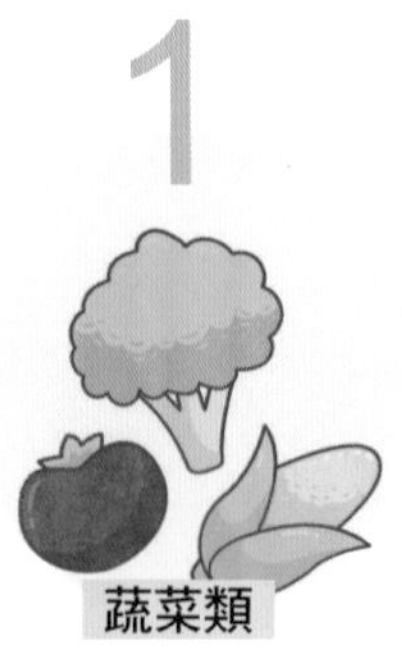

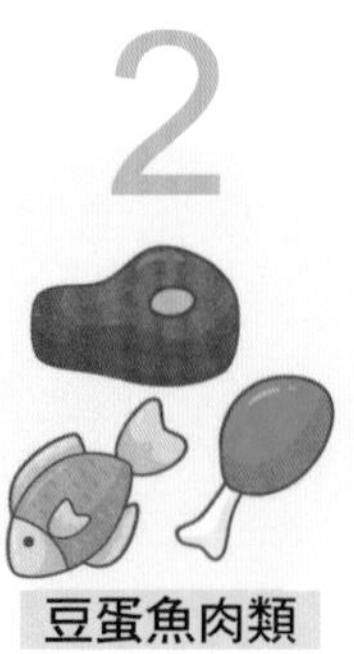

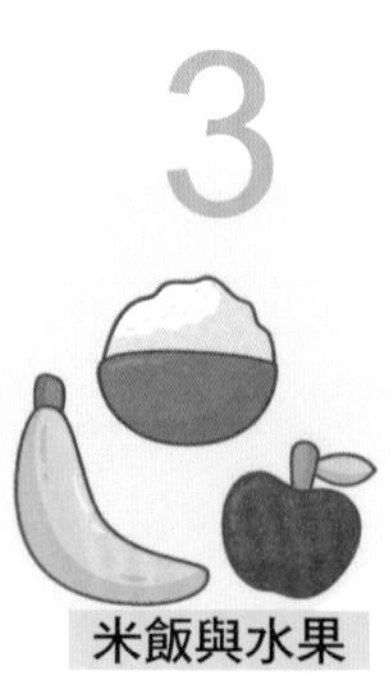

圖表 1-3　健康的用餐順序

糖是我們從飲食中攝取卡路里的很大一部分，糖化是完全不可避免的，但可透過以下方式來改善：

◎預防 AGEs 的限醣飲食（糖化三個主要因素）：

一、飲食攝取過多糖分，體內蛋白質變性引起發炎反應。

二、食用高含量 AGEs 食物（油炸、燒烤食物及醃漬物），改採健康、勿過度烹飪的方式，防止 AGEs 的生成。研究指出，抽菸也是引起體內 AGEs 上升的另一個重要來源。

三、食用香草和香辛料，可降低 AGEs 的發炎反應。

降低 AGEs 發炎反應的天然成分	
番茄	Tomato
檸檬	Lemon
白藜蘆醇	Resveratrol
薑黃素	Curcumin
迷迭香	Rosemary
α - 硫辛酸	Alpha-lipoic acid
黃酮類化合物 藤黃菌素	Flavonoids luteolin
芸香苷	Rutin
五羥黃酮	Quercetin
山奈醇	Kaempferol
薑	Ginger
肉桂	Cinnamon
小茴香	Cumin

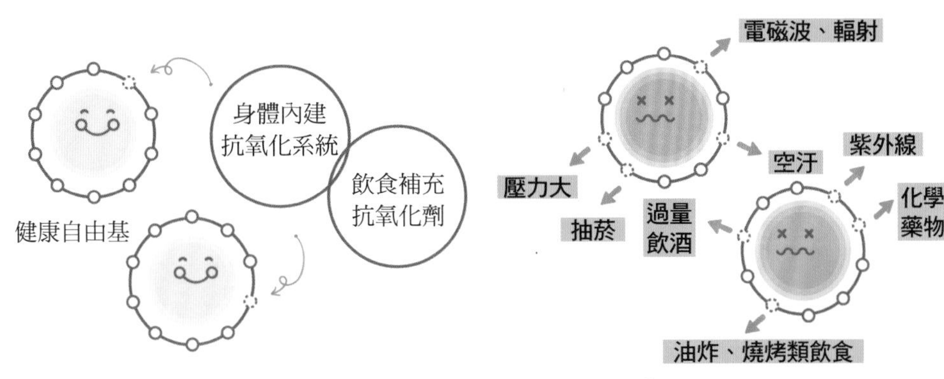

圖表 1-4　誘發自由基的環境因素

增強自由基的抗氧化力

相信大家都聽過，體內新陳代謝的產物「自由基」（Free Radicals），它的活性極強，可與任何物質發生強烈的反應。不穩定的自由基會傷害細胞、蛋白質與DNA，造成身體發炎、傷害逐漸累積，導致細胞老化或是癌症等其它疾病，也是許多慢性健康問題的開端。

一般來說，身體有其自身的抗氧化劑防禦能力，當自由基的累積導致壓力提升時，身體的抗氧化物，例如：維生素A、C、E等，會與自由基相互作用且中和，平衡自由基帶來的基因傷害，這個過程就是「抗氧化」。這個抗氧化系統，可促進自由基的分解，避免組織細胞受到損傷。

現在科技發展快速的副產物，如：過量紫外線、電磁波照射、化學藥物、空氣污染、飲用水污染等，還有環境影響，像是抽菸、食用過氧化脂肪食品等，甚至壓力過大，都將造成體內自由基的大量產生，假如自身的抗氧化防禦系統不足以對抗自由基的侵襲，就會加重自由基，使身體慢性發炎、再發炎，形成惡性循環。

此時，清除體內自由基的「抗氧化力」，就扮演著很重要的角色，平時常見的補充抗氧化劑方法，可以通過飲食獲得（第二章將會詳細提到此部分）。

抗發炎＝抗老化，認識身體的發炎反應

發炎（Inflammation）又稱炎症、發炎反應，是一種免疫細胞、血管和分子介質的保護性反應，屬身體組織對有害刺激（如病原、受損細胞、外來刺激物）的保護反應。

發炎的中心環節是「血管反應」，發炎組織對致炎物（病原感染、刺激物）或局部損傷（外傷、出血）等刺激，產生紅、腫、熱、痛等症狀。在很多情況下，發炎是因感染而引起，但並非所有的發炎反應都來自感染。發炎是人體防禦的正常反應，這個訊號代表身體的白血球正在努力的工作，但是有的時候防禦系統發生異常，轉而攻擊自己的正常組織及細胞，就是大家熟知的自體免疫性疾病，例如過敏症狀、類風濕性關節炎和紅斑性狼瘡症等。

發炎分為「急性發炎」與「慢性發炎」。

急性發炎，如外傷、手術開刀、蚊子叮咬等，相對部位瞬間產生紅、腫、熱、痛等，這是細胞對傷口修復時的自然現象，如果免疫活性和抑制之間擁有健康的平衡，按照正常程序，過幾天，疼痛就會逐漸減緩並消失。

造成慢性發炎的原因有很多，主要原因包括難以治癒的感染和壓力、服用某些藥物、熬

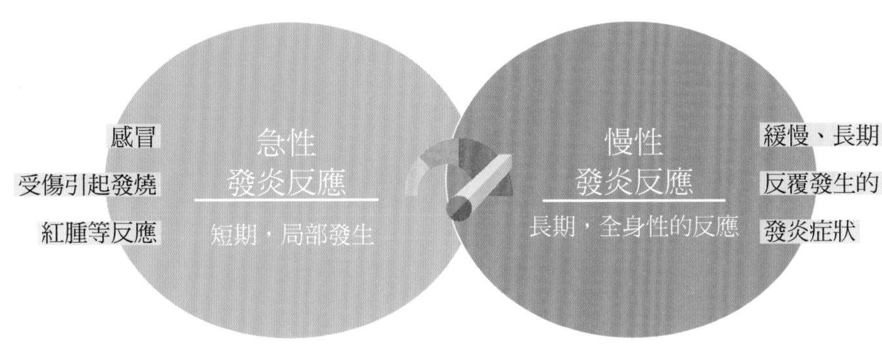

圖表 1-5　急性發炎與慢性發炎的差異

夜、過度勞累、營養不良、攝入過多的碳水化合物和糖分，造成身體內部免疫力等機能不正常運作的情況，通常不易察覺，但長時間就會損害身體組織的許多部位，包括心臟、關節和大腦，增加罹患心臟病、糖尿病和阿茲海默症的風險。

有許多不同類型的慢性發炎疾病，像是過敏性疾病，如哮喘和過敏性皮膚炎，以及自身免疫性疾病，如風濕性關節炎。這些疾病不會很快死亡，但隨著時間的推移，身體會繼續生病，生活品質（QOL）也會下降。如果慢性發炎症狀持續更久，受影響的組織可能會發生變化，從而干擾其正常功能。

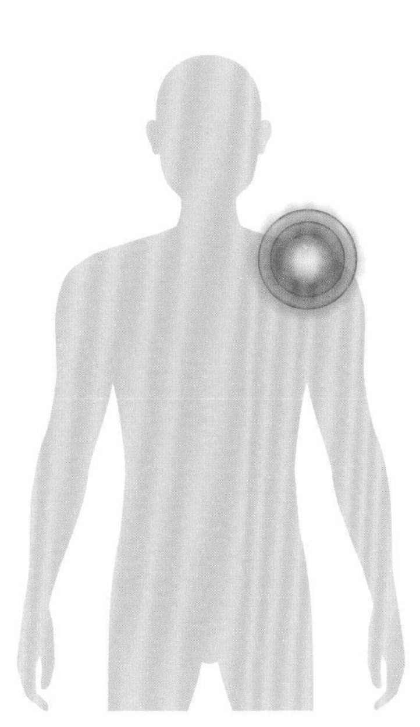

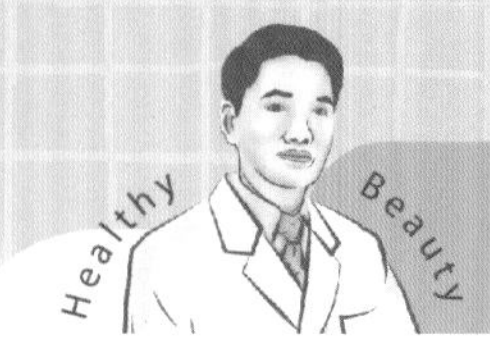

體內發炎度檢查表

「發炎」稱為「神祕殺手」，運用下列表格的內容，檢視身體「慢性發炎」的程度。

體內發炎度檢查表內容（沒有無需勾選）	
□長期熬夜、生活作息不規律	□食欲不振沒胃口、營養不良、減肥中
□大夜班、輪班制、慢性疲勞、疲倦	□胃食道逆流、三餐不規律
□經常性出差、旅遊	□腹瀉：常常拉肚子
□一週喝酒大於三次，酒量超過 200 毫升	□不明原因水腫
□經常性喝手搖飲、甜點	□慢性尿道炎、陰道炎
□很少運動、久坐	□皰疹、新冠病毒、感冒
□過敏、皮膚敏感、鼻敏感	□易瘀青、傷口癒合慢、疤痕體質
□經常感冒（久未癒）：喉嚨痛、氣喘	□慢性疾病：高血壓、糖尿病等
□嚴重打呼、睡眠中止症	□憂鬱症、失眠、心情莫名低落
□各種疼痛：肚子痛、偏頭痛、經痛	□特殊的免疫性疾病

我們可以透過上方的圖表統計勾選的項目，如果符合：

- 1-5 項：小發炎，處於健康及亞健康之間。
- 6-10 項：注意！持續下去有慢性發炎風險。
- 10 項以上：建議調整目前生活飲食方式。

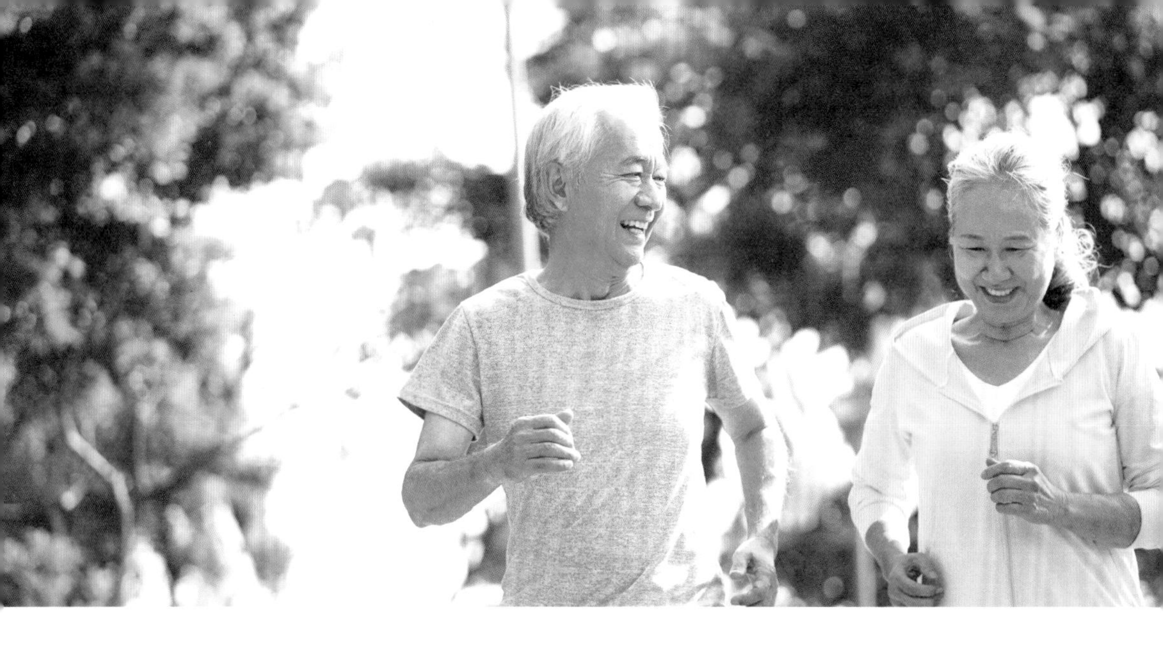

用正面、優雅的態度，迎接老化

身體與細胞老化是一種自然現象，也是生命的規律，更是每個人這一生的必經之路。接受這個自然演化的過程，並且用更正面、優雅的方式來面對。

抗老化（延緩衰老）首先要保持心態年輕，不是不會老，而是無論年紀有多大，都要保持健康！健康是一種美好幸福感。

正確的生活習慣與飲食方式，可以大幅延緩的老化速度，根據研究觀察健康的長壽者，發現他們都有一些共通性：健康的飲食方式、良好的生活習慣。

請記住，你未來的健康，有百分之七十以上取決於你的抗發炎習慣，而不是DNA。

在醫美整形行業裡三十年，這段時間深深感受到：「一切魅力，不離健康；從心出發，吃出活力與健康。」因此，我毅然決然踏上找回健康初心的旅程。

在國外參訪時，我與內人發現國外的生活之所以能夠如

惡性腫瘤與各類癌症	心血管疾病 （心臟病、高血壓）
內分泌與代謝疾病 （糖尿病、甲狀腺功能異常）	骨骼疾病 （關節炎、骨質疏鬆症）
神經系統疾病 （帕金森氏症、失智症、阿茲海默症）	身心疾病 （憂鬱症、思覺失調）

圖表 1-6　長期慢性發炎可能引發的疾病

此豐富與多元，正是因為其擁有對食材的講究和溫度，並在慢活中品味出人、環境和生活是最寶貴的契合。從此立志要蓋出能與人對話的「良醫藥師本舖」，讓健康不只被注目，更能讓人安身立命、深植人心。

面對疫情風暴後的疾病與老化威脅，日常應以充足且均衡的六大營養為基礎，在「醫食同源」、「減齡餐盤」推廣過程中，同步提升生理、心理健康，透過正向、積極的生活，以及參與有益身心的活動，這些都是生命所要重視的環節。面對疾病與風險因素時，應採取積極的心態和行動力，不只「壽命延長」，還要能擁有優質的生活品質。

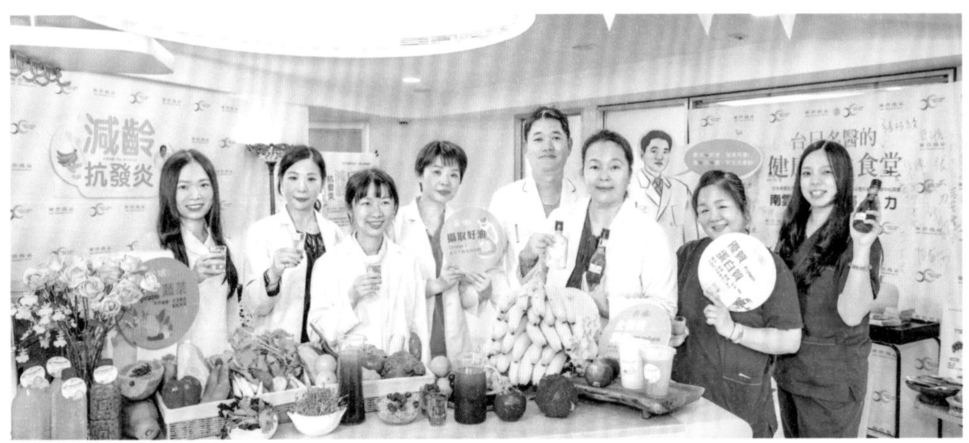
減齡
抗發炎
攝取好油
優質
蛋白質

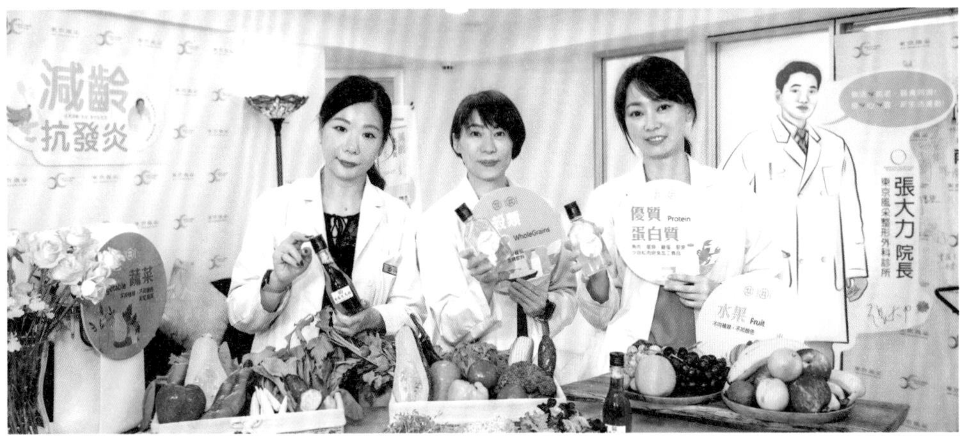
減齡
抗發炎
蔬菜
WholeGrains
優質 Protein
蛋白質
水果 Fruit
張大力 院長
東京風采整形外科診所

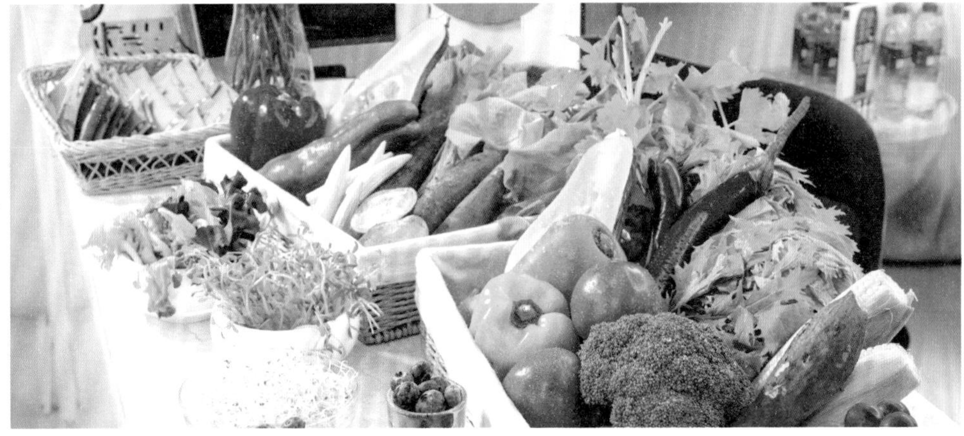

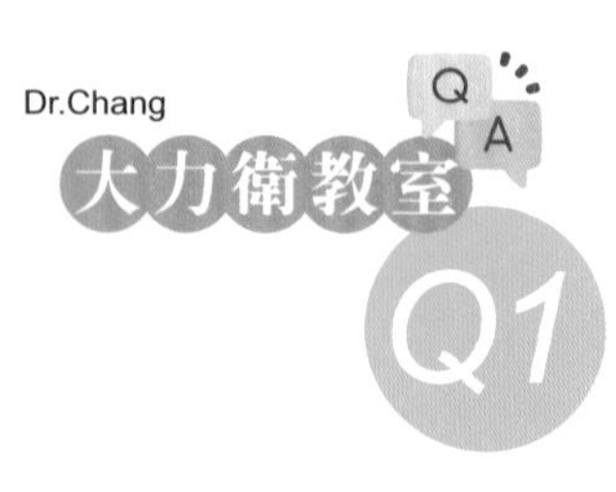

長期外食的習慣，如何能改善身體的慢性發炎？

均衡飲食

抗發炎飲食注重均衡營養，飲食習慣與過程同樣重要！六大類飲食之外，多吃魚、蔬果、堅果，少吃紅肉類食物。

進食順序

富有大量膳食纖維的蔬菜，可以抑制碳水化合物的吸收。飲食習慣在進食的順序，依序為蔬菜類、豆魚蛋奶肉類、米飯與水果，少量入口，細嚼慢嚥，保持心情愉快地進食，感受食材的原味，而非調味的口感。

掌握份量與比例

應攝取足量的蛋白質及熱量，大多數人蛋白質攝取不足，造成「蛋白質能量營養不良」的狀況，影響免疫功能，同時影響調節發炎、抗氧化的保護能力。

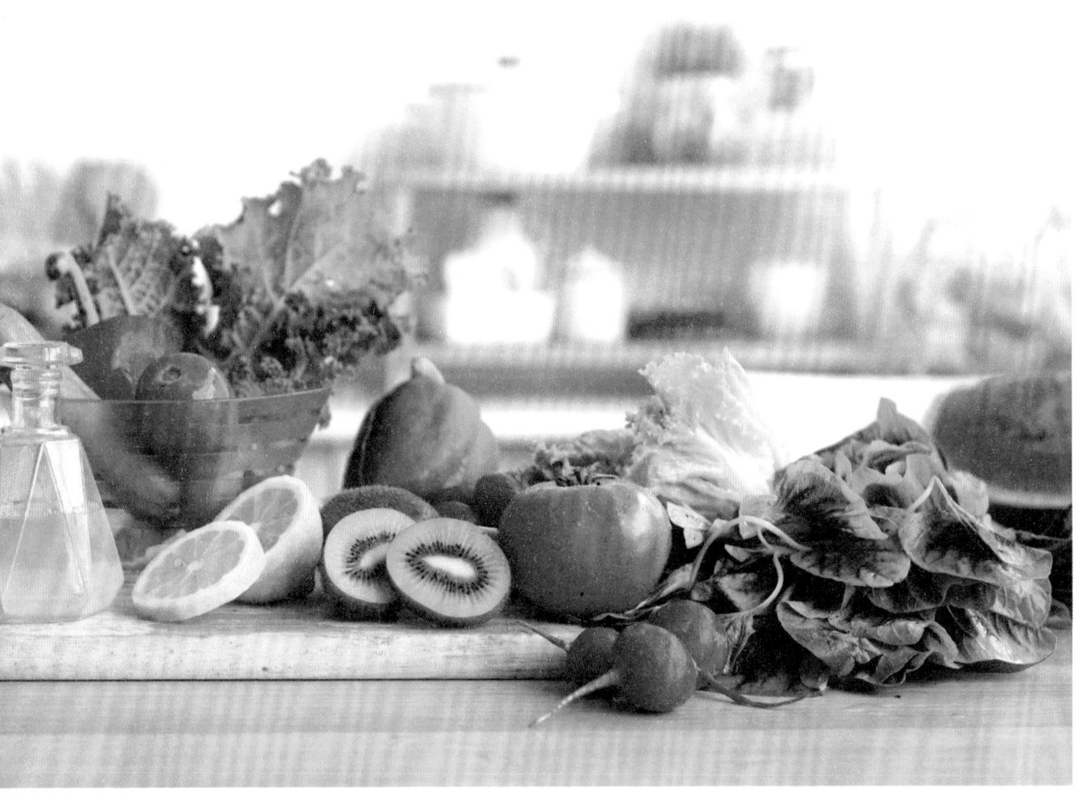

1-2

醫學美容實證：抗發炎護理與美容處方箋

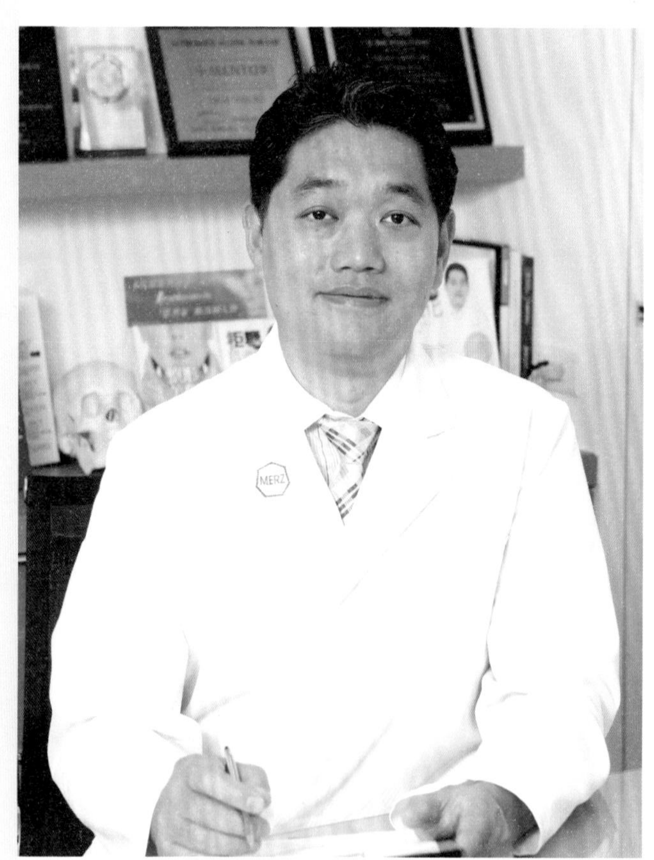

東京研修期間，深受日本醫療嚴謹態度與專業細節的影響，從事醫療工作，出版兩本工具書《整形美學》與《拒糖・抗老化》，內容結合東京昭和大學（日本形成外科最大體系）及日本東京南雲總院乳房中心研修心得，書中介紹預防醫學的保健指導，持續收到許多讀者正向的回饋。

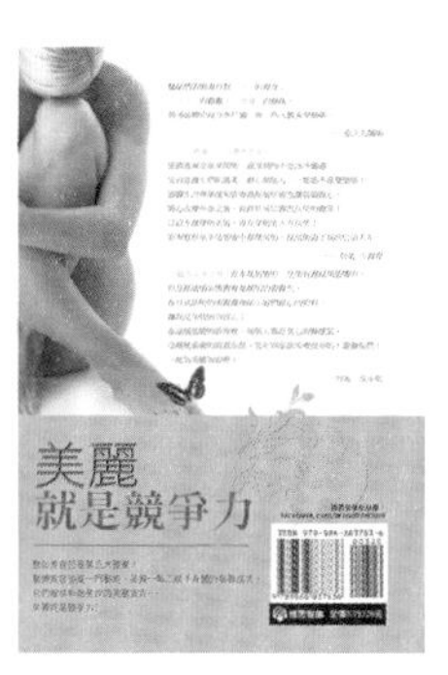

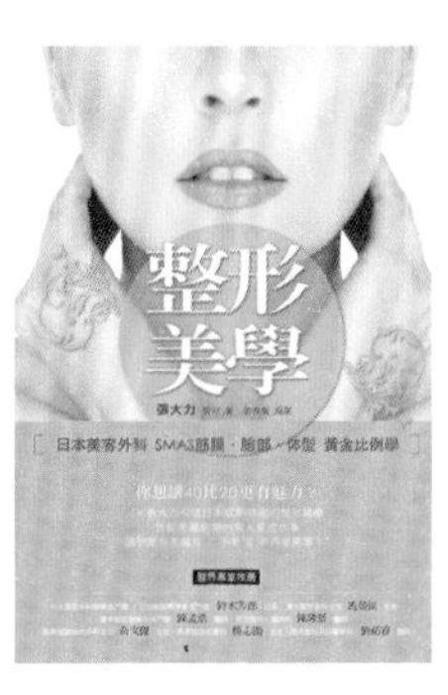

《整形美學》

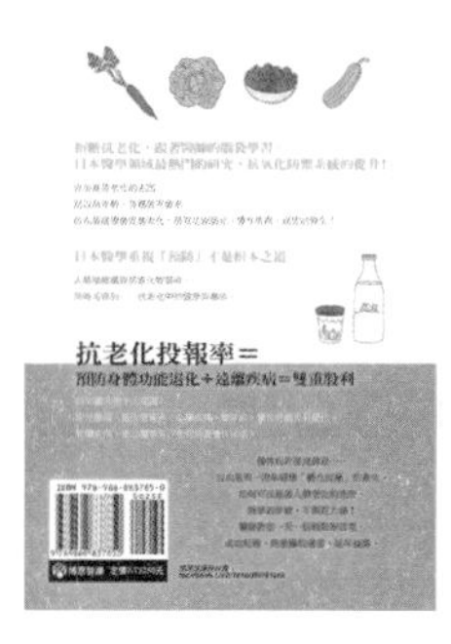

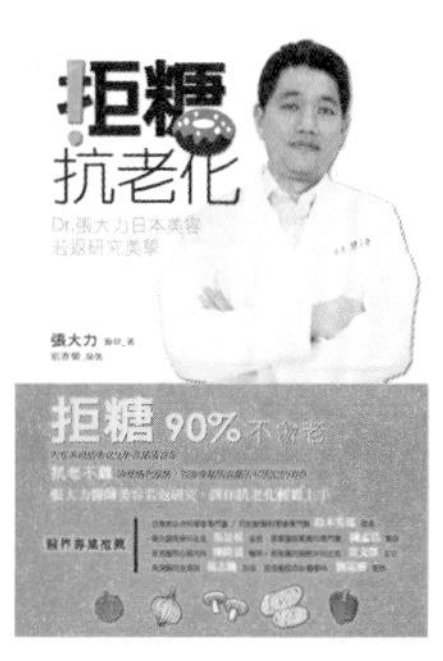

《拒糖・抗老化》

日式診療流程注重安全、穩定的結果，依客戶的基本條件、體質、期待值，結合醫學美容實證，建立個案管理。「抗發炎護理與美容處方箋」全期療程，從術前、術中、術後降低飲食攝取過量的糖化現象、自由基氧化和身體慢性發炎，所引起的潛在疾病風險與症狀，提供早期預防醫學、生活保健指導、抗發炎護理延緩老化、疾病等衛教知識。

延續上一節說明發炎的發生機制，「減齡抗發炎」在療程前、後做好降低身體的發炎反應（慢性），治療進行間，控制外在因素引起的發炎（急性），掌握全期的抗發炎管理可縮短恢復時間，增進健康與活力。

臨床經驗：傷口癒合不良因素多，發炎是關鍵

發炎是身體的正常反應，外傷、疾病、壓力、感染等「外在因素」，會影響免疫力；自身如糖尿病、高血壓、自體免疫疾病、慢性發炎、長期服用藥物（類固醇、血管藥物）、熬夜、吸菸、酗酒、潛在疾病等「內在因素」，則會影響傷口的癒合，癒合不良的因素很多，發炎是其中關鍵。

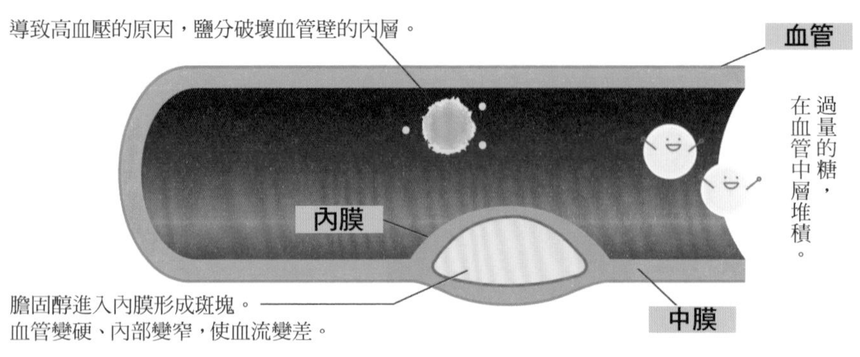

圖表 1-7　導致血管發炎的原因（糖、鹽、脂質）

醫療工作和臨床中抗發炎護理的經驗，以目前日本抗衰老診所為例，各種抗衰老的治療方式都是以高濃度維生素C、複合維生素注射點滴等運用，透過複合營養素來改善皮膚的狀況、加強體力，而大蒜素針劑（維生素B_1）能加強體力、解除疲勞、增強食慾，並促進健康活力。

我們將臨床個案的實證數據，反應在抗發炎老化護理治療的管理模式。從抽血檢驗的生理檢查數據中，觀察血壓、血管發炎等，提出療程全期發炎間的「消瘀青、消腫脹」具體建議。

血管組織發炎的反應會影響組織循環、延長恢復期與治療等情況，皆是身體在慢性發炎的警訊。其中影響血管發炎的三個因素──糖、鹽、脂質，將導致血管壁發炎，而引發相關血管的疾病與風險如下：

一、過量糖分在血管中層堆積老化物質，造成血管硬化。

二、鹽分破壞血管壁的內層，導致高血壓。

三、膽固醇進入內膜，形成斑塊後，令血管變硬、內部變窄，使血流變差。

不良的生活習慣也會影響循環，如抽菸（電子煙）、壓力大、吃太多、肥胖等。專業個案管理的護理師、諮詢師、個管師、藥師以易理解的方式，建立並傳達醫療和保健衛教資訊，這也是臨床上醫療溝通的重點。

療程後，需把握傷口癒合時間，認識傷口的恢復週期，再藉由五大重點進行傷口的照護：保持傷口環境、避免傷口感染、維持傷口血液循環、掌握原慢性疾病影響、幫助傷口的營養補充。

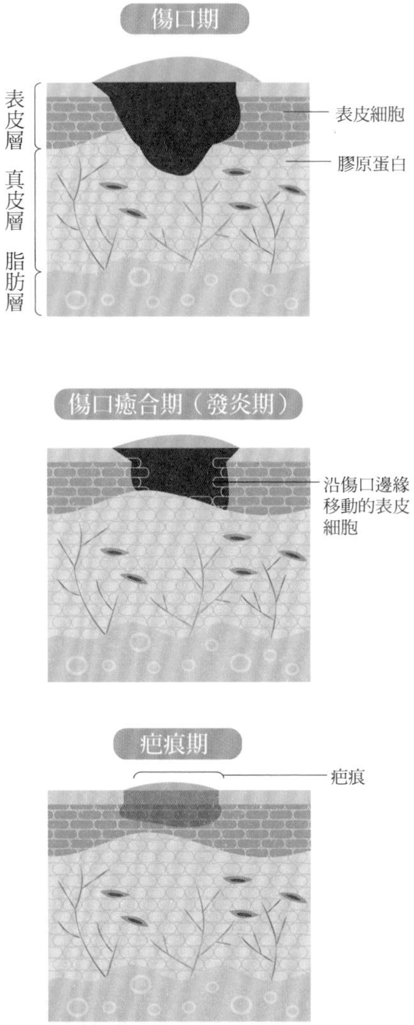

醫美整形前後，與發炎息息相關

醫學美容臨床經驗三十年以來，來診間的客戶遍布不同年齡層，從五〇到九〇年代都有，依照每人身體條件不同，訂製療程方案。注重全期醫療安全是最為首要的，全期醫療指手術前準備、手術中控制及手術後的修復，是一個不可馬虎的專業過程。

醫師的專業與技術，屬於全期療程的可控制因素，而不可控制因素包括：受術者原基本條件、生活方式，可透過抽血檢驗、生理檢查項目判定身體發炎程度，通過醫療設計的遠端線上衛教與自我照護、醫藥團隊指導輔助藥品予以協助，全期醫療品質把關術前各項風險評估，讓客戶瞭解如何減緩發炎反應，做好各項準備。

例如從日常生活方式限菸酒與抗發炎飲食衛教，適當補充輔助品等，改善發炎反應、降低手術的適應期，在術後護理照護與遵守醫囑，減緩適應症。

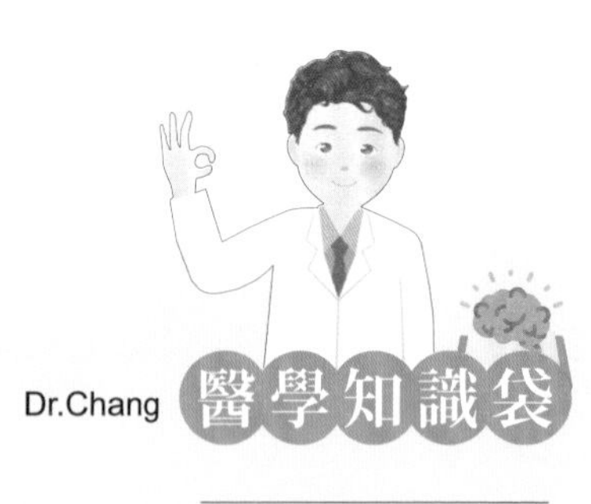

發炎反應對整形美容有什麼影響？

一般來說免疫力正常運作，因療程造成的傷口（急性發炎反應），很快就會修復，但若身體有不知道的慢性發炎，又因外部刺激造成過強反應，傷口恢復時間就會受到影響，例如微整形的針劑治療有血管發炎風險、隆乳手術後，則會影響術後傷口的恢復期與併發症增高等風險。

醫師肯定！抗發炎護理是抗老化的關鍵

求診者有各種年齡層，七〇、八〇、九〇年代的族群，在不同文化背景、不同世代展現出完全不同的需求和審美觀。

隨年紀增加而出現老化現象（皮膚暗沉、鬆弛、皺紋、淚溝），經醫師專業評估後，藉由面部美學提升、胸部整形（隆乳、乳頭、乳暈美容、自體脂肪等）、拉皮、抽脂（脂肪吸引）、微整形等療程改善。在療程、手術進行前，透過醫學中心團隊的專業判斷，個人化護理分為三個步驟：個人化評估、訂定目標、療程執行。

個人化專業評估表

個人化評估

健康美容療程

個人化管理評估

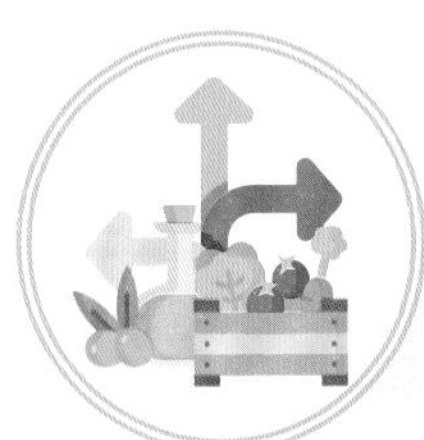

訂定目標

健康飲食衛教指導

抗發炎護理

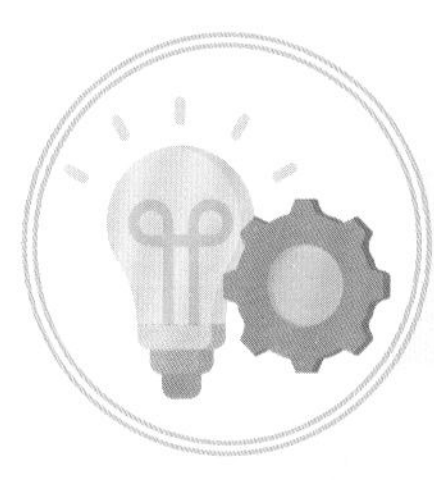

療程執行

醫學專業團隊

精準治療

- Step 1：
個人項目確認。

- Step 2：
專業團隊給予客製化醫療治療方案。

- Step 3：
定期門診追蹤及改善成效監控。

□益生菌	□鈣	□減肥藥品
□魚油	□鐵	□白藜蘆醇
□維生素 A、B、C、D、E	□鎂	□ Q10
□各式酵素	□膠原蛋白	□葉酸
□葉黃素	□美白產品	□碘

圖表 1-8　常見的保健食品

現代人的預防醫學觀念提升，習慣從市售的健康食品、保健補充品中攝取營養，然而這些保健品在製作與加工的過程中，能真正保留的營養素有那些呢？

自然食物中能提供逾四十種的營養素，這些營養素一般可分為以下七大類：碳水化合物、水分、蛋白質、脂肪、維生素、礦物質、膳食纖維，加上日本流行的天然抗氧化物、酵素，這**九類營養素在身體中互相搭配合作，身體才會健康，所以各種營養素缺一不可**。

細胞的化學成分主要是水和無機鹽，另外還有蛋白質、脂類、醣類，以及核酸等有機物。若是我們食用對身體好的油脂、蛋白質和水，那麼細胞的生長養分較好，相對就會變得比較穩定，不太引起細胞發炎、病變、衰老、凋亡等。

我們建議可以改變生活習慣，特別是飲食習慣。在正確飲食的基礎下，若仍無法攝取足夠的營養，此時再選擇搭配天然來源的營養品，來補充缺少的營養素。儘管保健食品琳琅滿目，仍然不能完全取代天然食物中的營養素功能。

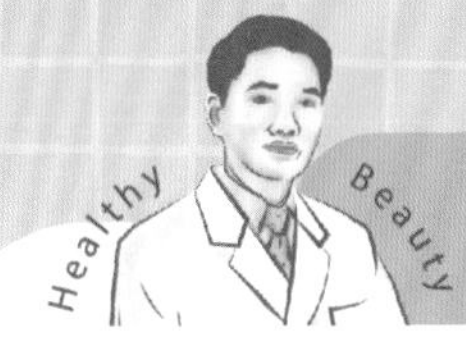

全方位醫療流程

 準備	※ 透過電話、網頁、官方 LINE 預約個人化專業評估計劃。 ※ 全方位醫療團隊（療程前） 1. 由醫療團隊專業規劃、訂定改善目標 2. 提供醫療項目：醫療特色說明 3. 個人化術式規劃 4. 術前後護理部：衛教指導 5. 藥劑師：營養保健品評估（如有購買需求者）
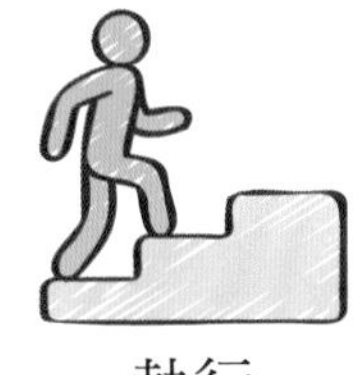 執行	※ 個人營養保健品記錄：由護理師線上一對一專業問答回覆 ※ 全方位醫療團隊 (療程後） 1. 定期追蹤：術後一天／七天／滿月回診 2. 全方位衛教說明：傷口期／發炎期／疤痕期
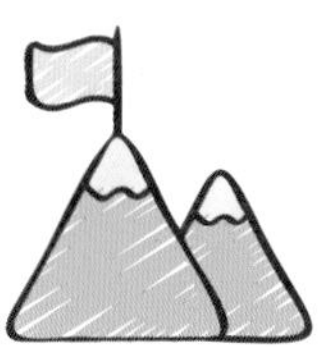 成果	※ 持續「門診追蹤」系統服務 多元方案內容，線上客服服務，安全把關 ◎護理部：全方位衛教（電聯／視訊） ◎醫美客服部：基礎問答回覆／藥品購買 ※ 初步關懷服務／約診說明從「調整計劃」畢業 ※ 如達成「個人計劃目標」，獲得健康美麗大使殊榮

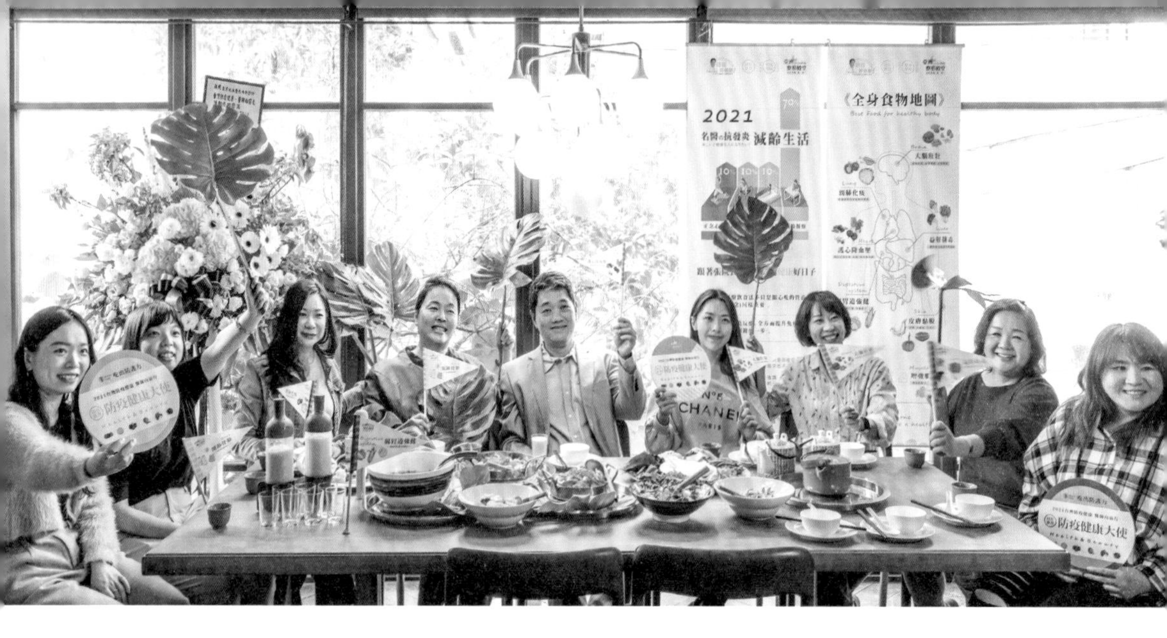

飲食的科學觀，打造抗發炎的人生

日本是全世界平均壽命與預期壽命最長的國家，有研究發現，日本人的飲食方式可能就是日本人長壽的秘訣。留日期間，認知到日本人注重養生，尤其是我的老師南雲吉則院長是日本乳房外科的權威，他在乳癌後重建的病人身上思考為何手術會越開越多？因而重視健康的重要性。

抗發炎的概念，就是要幫身體做好健康管理，碰到外力引起的發炎時，身體內部的健康平衡越穩定，越不會引起其他更多的疾病與併發症，為自己儲存健康長壽的資本。若是想要提升免疫力，平時可以透過降低發炎反應的飲食來改善。

結合整形美容的專業經驗，與診間內數十年的觀察，「減齡餐盤」飲食的提案，結合哈佛餐盤、地中海飲食、沖繩料理等科學觀點，將食物納入日常飲食，有助於改善發炎情況，吃多種原型食物來補充好的蛋白質、脂肪酸，對於細胞營養、炎症反應、細胞穩定性較佳，讓細胞在體內維持比較好的運作，降低生病的風險與細胞的發炎。

減齡餐盤：全身食物地圖

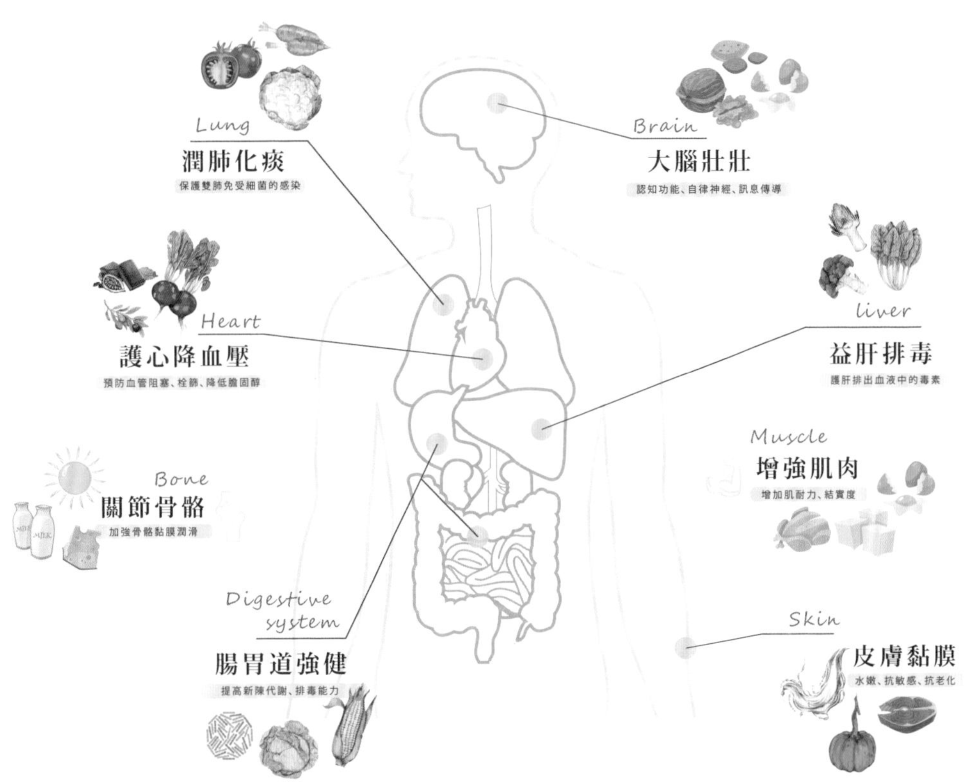

食物的攝取對實現減齡生活有很大的益處，從日常餐桌上食物中的營養素，打造不發炎體質，提供最佳細胞生長環境來防治疾病，這就是「減齡餐盤」觀點——食物就是藥，選對食物，從源頭就能輕鬆抗發炎，提升健康免疫力，並且延緩老化。

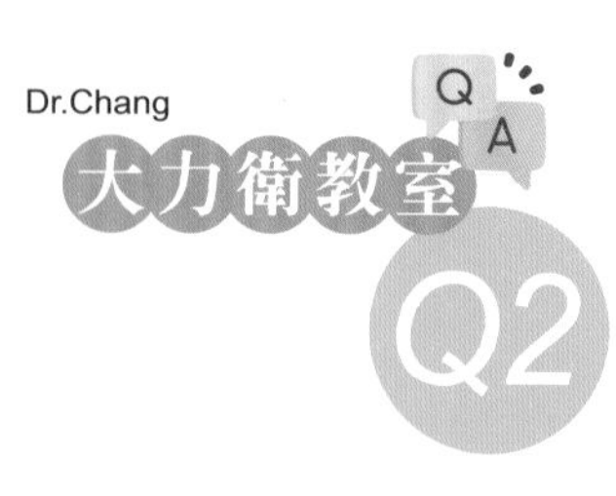

我們可以透過哪些方式幫助傷口癒合？

維持傷口循環

傷口癒合與本身體質有關，維持傷口良好的循環，補充足量的水分、均衡營養，以及多攝取抗氧化力的飲食。

促進傷口癒合的營養素

蛋白質能幫助修補受傷的組織及傷口（豆類、十穀粉等含有植物性蛋白）；維生素 A、B、C 可以促進傷口的癒合；鋅對傷口修復非常重要（相關內容參考第 2 章節）。

降低發炎、感染

避免攝取過多促發炎食物（燒烤、AGEs）、生食、刺激性食品的食用，限菸、酒及咖啡因等。槲皮素有很強的抗氧化力，可調節免疫力作用（洋蔥、蘋果），針對感冒和新冠病毒的保養，槲皮素具有很大的功效。

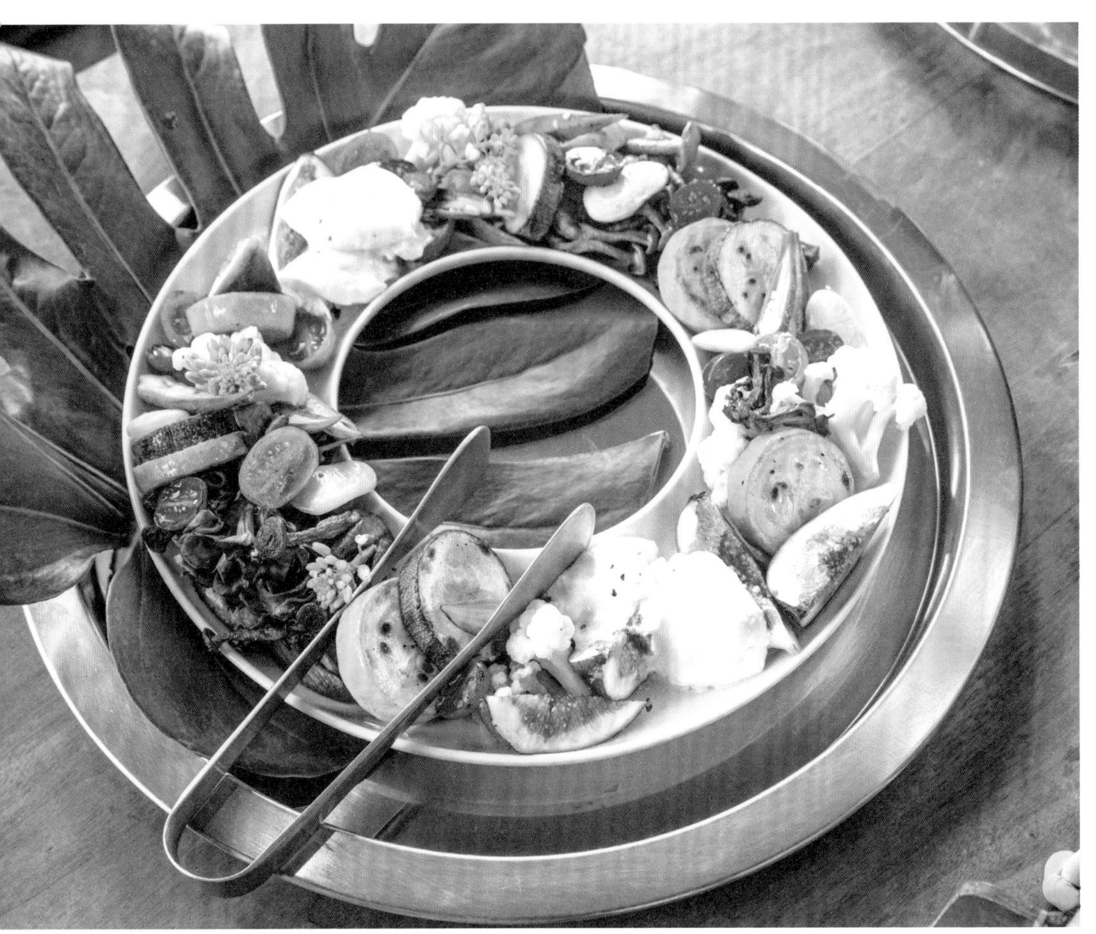

1-3

減齡日常，遠離疾病的健康指南

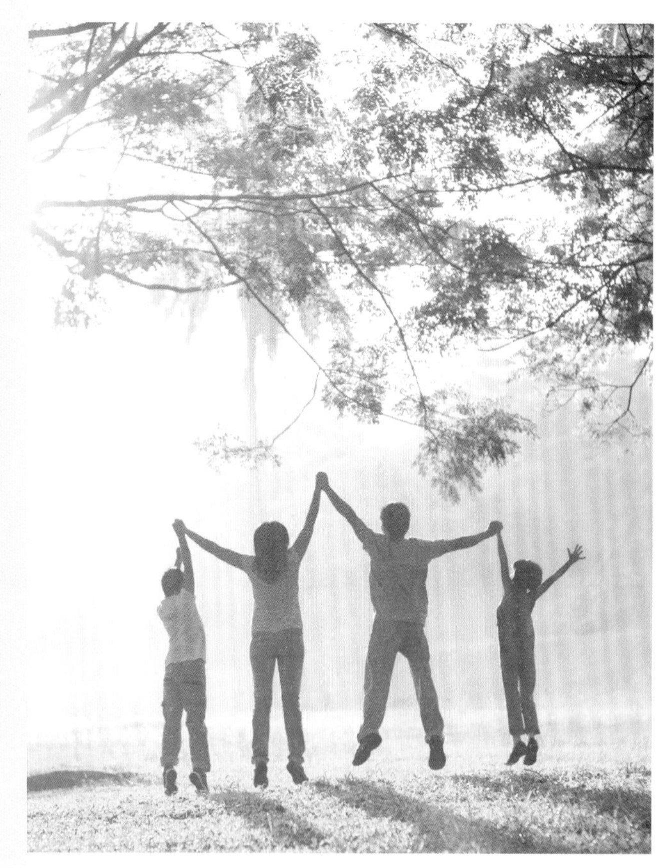

慢性發炎、疾病和衰老的原因有很多，包括飲食、生活方式和壓力，日常中結合「抗發炎習慣」，可通過改善飲食、烹飪習慣和生活方式來落實。減齡餐盤傳達新世代健康飲食觀，透過抗發炎的飲食方式可遠離疾病。此外，每天睡眠最少六小時，食用發酵食品，如優酪乳、納豆和泡菜，以改善腸道環境，促進健康與活力。

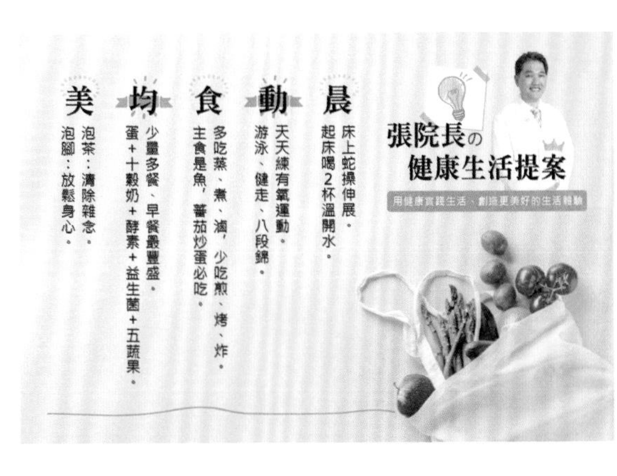

透過生活中幾個簡單的習慣來培養健康生活。

在全球醫學領域，「抗發炎」是熱門關鍵字，在健康領域，抑制發炎是長壽的關鍵。與生活方式相關的慢性發炎疾病，如高血壓、糖尿病、癌症、中樞神經系統疾病和心血管疾病等。**從事臨床醫學美容、整形手術，降低發炎是美容的關鍵。**民眾對健康的認知，通常來自於身體的警訊，一般慢性發炎的症狀不易察覺伴隨的風險，在診間經常有人這麼問：「什麼是比較好的食物？哪些營養品有助美容和健康？吃什麼可以提升健康活力、增加免疫力？」

醫學美容從預防醫學的觀念結合減齡、抗發炎的生活，讓自己優雅地老化，並且預防慢性疾病的發生。

優雅減齡的健康生活

老化的主要問題是慢性發炎及疾病，如：失智症、阿茲海默症、胃及十二指腸潰瘍（消化系統疾病）、心血管疾病、癌症、呼吸系統疾病、糖尿病、自身免疫性疾病、過敏、失眠、憂鬱症、倦怠、肌肉疼痛、胃食道逆流等。

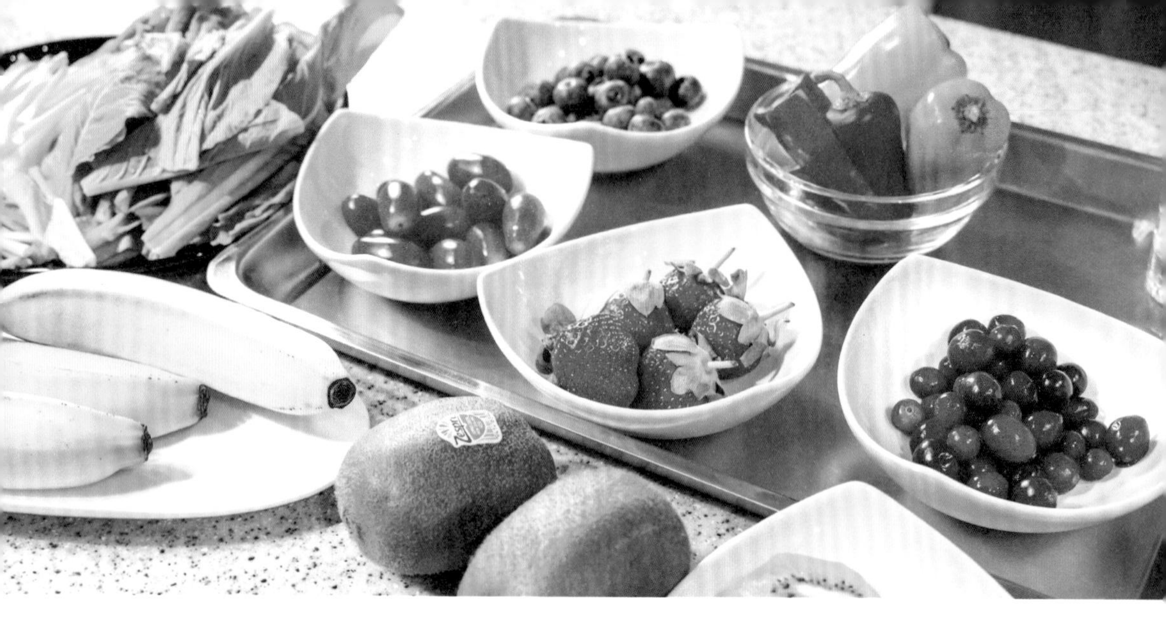

現代人生活壓力大、飲食不均衡、缺乏規律運動、吸菸、喝酒等，「減齡」從限制糖化飲食、降低生活習慣引起的自由基氧化和慢性發炎做起。抗衰老的減齡抗發炎，是對這些疾病與風險因素，採取積極的心態和行動力，進而遠離疾病的根源。

老化是疾病的開始，抗衰老可以評估體內發炎程度，從糖化、自由基氧化、發炎造成衰老的風險因素，採取行動力，保護健康，並儲存抗發炎資本。現在的慢性發炎與疾病已有年輕化趨勢，發病越來越早，減齡搭配預防醫學，抗發炎才能保持不生病（鏞）的生活。

我們都希望「優雅健康地老去」，保持愉快的形象，因此擁有良好的身心靈健康，缺一不可。然而衰老（老化）是不可避免的事，「體內發炎度檢查表」根據一個人的生活方式，來判斷為何加速或減緩老化。

臨床經驗說明，人生有各種抗老化階段和治療範疇，我們可以從生活習慣和飲食方式落實「減齡抗發炎」，適當補充微量營養素，再到醫美、整形的皮膚激光療程和皺紋填充劑等。

減齡抗發炎的抗老化行動，常分為身體內在與外在兩個層面：

一、內在層面：攝取豐富的天然食物。蔬菜、水果有豐富的微量營養素，如植化素和抗氧化劑；橄欖油、堅果為主要的油脂來源，提高不飽和脂肪酸比例，對於心血管有益；全穀類的碳水化合物保留膳食纖維、維生素、礦物質，營養價值高；魚肉、豆類為蛋白質來源，富含脂肪酸；益生菌和膳食纖維對於腸道健康很重要。

二、外在層面：針對身體外觀的衰老跡象（皺紋、脫水、組織鬆弛、橘皮組織沉積、暗沉、黑斑），美容醫學治療包含的項目，包含：醫學美容導入、中胚層、皺紋填充、透明質酸注射、肉毒桿菌毒素、脈衝光、雷射、抗衰老美容護理、微整形、美容外科手術等。

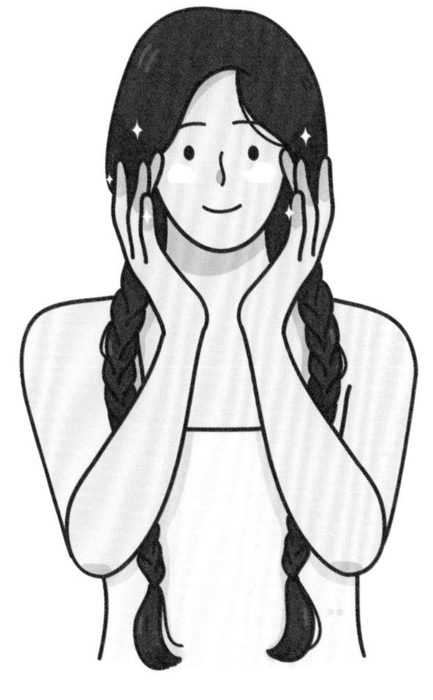

除了老化因素，以下這些也會影響免疫力：	
偏食	不規律的生活
吃太多	運動量不足
飲酒過量	過量運動（適量運動很重要）
抽菸	睡眠不足
身體寒冷	壓力（笑可以增加免疫力）

圖表 1-9　日常生活中影響免疫力的因素

預防醫學和健康打造免疫體質

我們的健康，取決於腸道維生群的平衡與免疫力。

「醫生，我應該如何落實健康呢？」推廣「減齡餐盤」期間，我不定期在診所舉辦了各種健康講座，有一名觀眾舉手問道。

每天暴露在病毒、細菌的侵襲和癌細胞滋生之中，為何大多數人不會生病？這是因為這些免疫細胞相互配合一起工作。免疫力會隨著年齡增加而下降，大塚亮《お医者さんが薦める免疫力をあげるレシピ：かんたん美味しくがん&ウイルス対策》（《醫師推薦：增強免疫力的食譜，簡單美味的對癌、病毒對策》暫譯），一書中提到免疫細胞隨著年齡的增長而變得不那麼活躍。雖然存在個體差異，但一般在青春期時達到頂峰，二十歲之後免疫力逐漸下降。

每天勤勞地維護自己的免疫細胞，以便在病毒、細菌等病原體侵入我們的身體時，能夠隨時準備好與它抗爭。

飲食、睡眠、適度運動、良好的生活是健康美容的秘訣，也是維持免疫力平衡的有效方法。無論年齡大小，均衡的飲食可以啟動免疫細胞的物質，提供細胞能量。換句話說，通過「每日的飲食」給予細胞好的營養，是對健康最重要的事。

睡眠對於 ON-OFF 身體的工作非常重要。此外，研究報告指出，通過「笑」能增加自然殺傷細胞（ＮＫ細胞），也可增強免疫力。

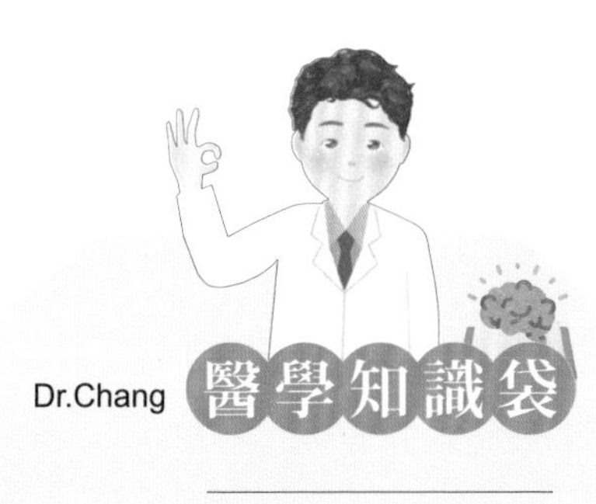

免疫力會隨著年齡增加而下降？

大塚亮《醫師推薦：增強免疫力的食譜，簡單美味的對癌、病毒對策》（暫譯）書中提到：免疫系統隨著年齡的增加而下降，在一些四十多歲的人中，它會下降到頂峰時的百分之五十左右，超過七十歲以上的人，也有人的免疫力會下降至不到百分之十。

腸道狀況檢查表

飲食習慣

☐蔬菜攝取不足

☐肉類攝取過多

☐經常喝酒

☐用餐時間不規律

生活習慣

☐長時間坐在辦公桌前

☐除了走路，沒有其他運動習慣

☐睡眠不固定，經常熬夜

☐壓力過大

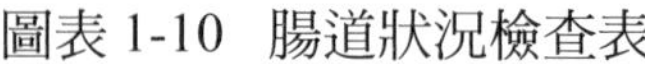

圖表 1-10　腸道狀況檢查表

腸道大掃除，從飲食開始

日本曾做了「為什麼人瑞的壽命這麼長」的研究，根據研究指出，人瑞腸內益生菌的數值很高。

腸道是人體最大的免疫器官，腸道中的微生物群越多樣、豐富，對身體健康的益處就越多，人體的七成免疫力健康由此可作為判定的關鍵之一。一般來說，腸道中益生菌有百分之二十為好菌、百分之十為壞菌，剩下的百分之七十就是一般的免疫細胞，不可忽視。

腸胃道的環境，也因為循環的作用而受到影響。如果腸胃道的循環不好，就會增生不好的細菌。例如吃太多、吃飽就睡覺、吃宵夜的習慣，都會影響腸道腐壞菌的增生。好的腸胃道細菌也要有好的環境，才能發揮健康的效果。例如：要吃七分飽、攝入含有天然酵素的食物、做適度的運動、控制體重等等。

腸道健康與否，與人體的運作是息息相關。有好的食物、原料，也要配合好的腸道環境，加上良好的身體循環，才能將身體的發炎物質、不良產物清除。不良的生活習慣，例如抽菸、過度勞累、熬夜、過度酗酒，都會增加身體的細胞負擔，因而引起慢性疾病，也就是所謂的生活習慣病。

日本有一項研究「腸活動」的實驗，指的是透過飲食來改善腸內環境。當對腸道有益的膳食纖維攝入量減少時，或是肉類攝取量過高，這種不均衡的飲食習慣，就會增加腸道內的壞菌。你瞭解自己的腸道嗎？透過「圖表1-10」，一起來瞭解我們的腸道狀況。

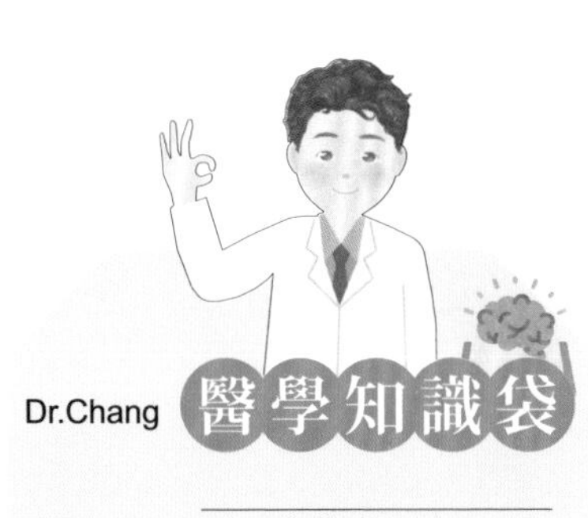

良好的消化，需具備以下元素

一、正確緩慢的咀嚼（細嚼慢嚥）。
二、酶的適當分泌（完整的分解成小分子）。
三、腸道菌群（微生物群）的良好平衡。
四、良好的腸道通透性。

我們每天日常飲食都與腸道健康息息相關，想要讓腸道平衡與運作好一點，可以選擇不同的飲食補充，增加腸內道的益生菌，例如：韓國人愛吃的韓式泡菜、日本人吃的醃蘿蔔、台灣人的紅麴等，再結合不同的料理，也能增添不同的風味與營養。

其他可以增加腸道中好菌的食材，例如以下這幾種：

◎發酵食品

含有大量的好菌，包括腸道內好菌代表的乳酸菌、納豆菌，可以從優酪乳、優格、養樂多、納豆、泡菜、紅麴、味噌、乳酪等來攝取，對於調整腸道菌叢的平衡是不可多得的食物。

◎深綠色蔬菜（含有膳食纖維）

膳食纖維可以增加腸胃蠕動、降低血膽固醇、刺激消化液分泌，變成益生菌的食物來源，分成水溶性與非水溶性，可從蔬菜及水果中攝取。其中，最推薦大家從深綠色蔬菜補充膳食纖維，如地瓜葉、山蘇、菠菜、青花菜和紅莧菜等，都是高纖蔬菜；高纖的水果則可選擇莓果類、百香果、芭樂（高纖維、低熱量）等，可以保持腸道健康。

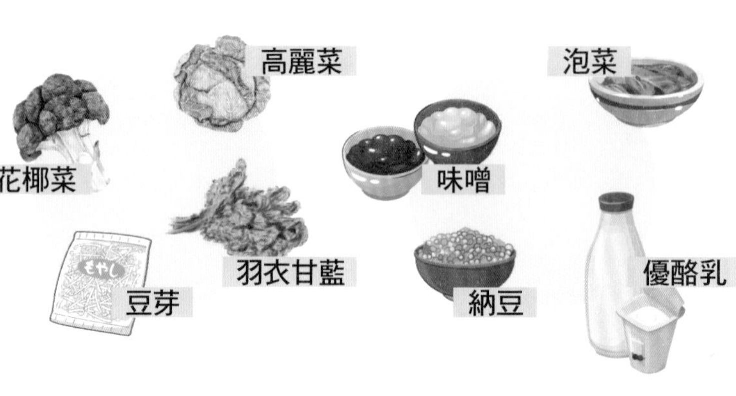

◎寡糖

寡糖對腸道的活性相當重要，寡糖進入體內後可直達大腸，促進腸道中的有益細菌——雙歧桿菌增加，抑制腸道中生長腐敗菌，以減少生成有毒發酵物，自然保持良好的腸胃狀況。台灣人很愛喝飲料，手搖飲料店居然超過二・八萬家，經常看見人手一杯，精緻糖攝取過多，卻沒有攝取足夠的寡糖，導致腸道像是被風暴吹過一般雜亂不堪。寡糖對腸道的活性相當重要，可以從根莖類蔬菜、海藻、蜂蜜等食物中獲得。

現代人壓力大、飲食習慣不規律、缺乏運動，讓腸道出現各種問題，造成體內發炎，最終導致衰老。我們應該在享受美味食物的同時，充分利用「減齡餐盤」的六大類營養中挑選出減齡食材，例如：堅果、核桃、海藻、茶、咖啡、膳食纖維、益生菌、深綠色蔬果，都是幫助減齡的好食材，一起藉此吃出逆齡的效果。

減齡餐盤，延續青春活力

每個人想要過的生活方式不同，如何能走好自己的步伐，讓大家少一點關於健康的煩惱？學習新的營養觀念，能逐步地改變生活，檢視一天三餐，將好的食物慢慢挑出來，就能慢慢形成健康的生活規則。飲食是日常一直存在的問題，根據每年衛福部的癌症登記報告可以發現，大腸直腸癌都位列第一，這其實與生活習性有非常大的關聯。

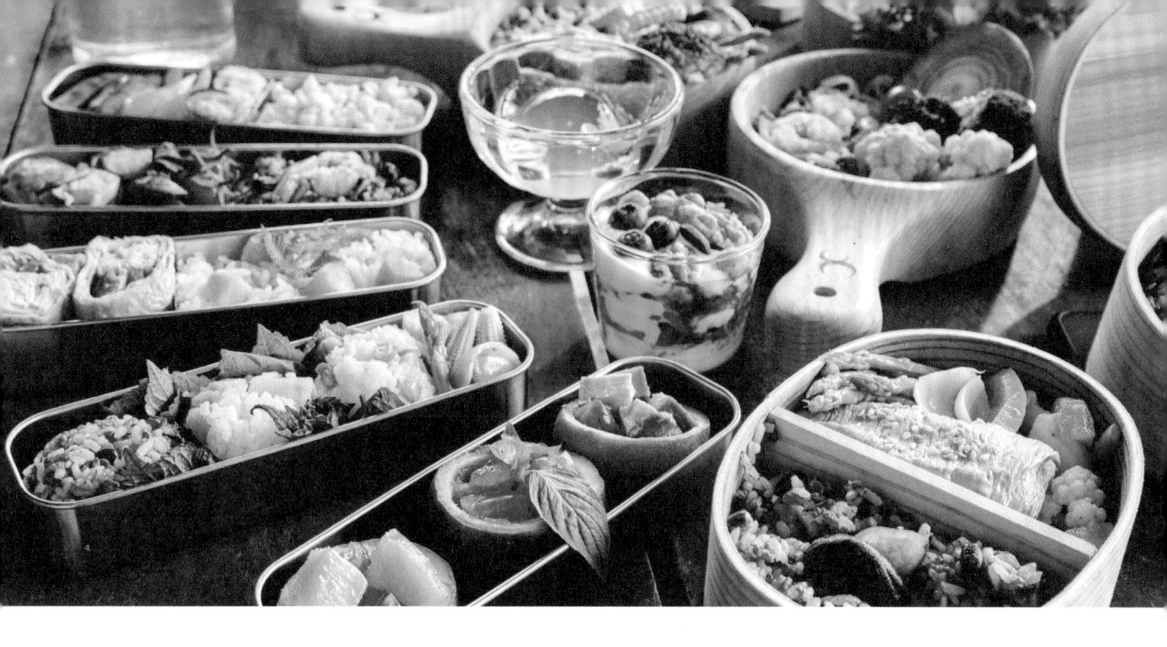

日本早期有一項研究，觀察在西化前後，飲食上對日本人的影響，發現隨著速食餐廳、甜點等西方飲食文化的引進，讓乳癌的比例逐年升高。這是因為早期日本以米飯為主食，比較單純，速食與甜點因為高油與精緻糖，容易促進癌細胞生長。

東區街道上的甜點店又大、又漂亮，美麗可口的樣子吸引很多女性購買，小小一個卻富含高脂肪、高熱量，吃一些就有飽足感，卻沒有攝取到每日均衡所需，這樣的飲食方式會影響身體的運作機制，相對免疫力也會不好。

現代人習慣外食，一般人大多以方便、快速為導向，在選擇食材的多樣性上會受限於一分錢、一分貨，透過食材、油脂、調味等來源或製作方式省下成本，長期飲食會造成營養不均、營養失衡等問題。

對於這樣的族群，該如何搭配才能吃得健康？可以藉由挑選不同種類和顏色的蔬菜、蛋白質、植物性蛋白等，**攝取好的食物來源，這樣的能量會表現到細胞**，像是生機飲食雖然價格相對較高，但可知道來源、生長經歷、污染也較少，挑選這樣的食材去填補所需，也是一種方法。

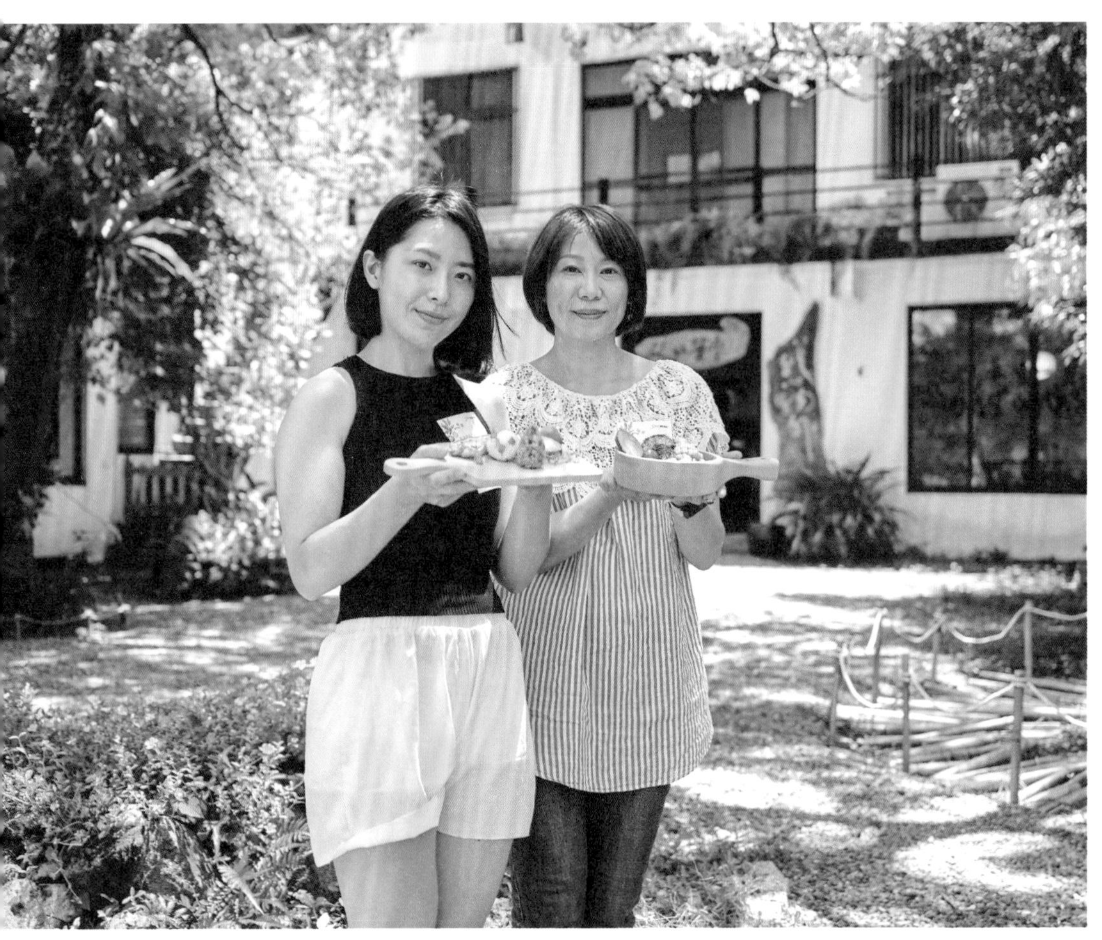

健康講座——在大自然中手作「大力便當」。

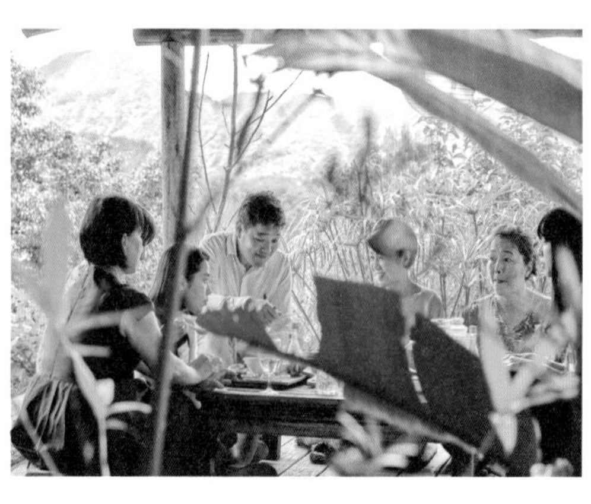

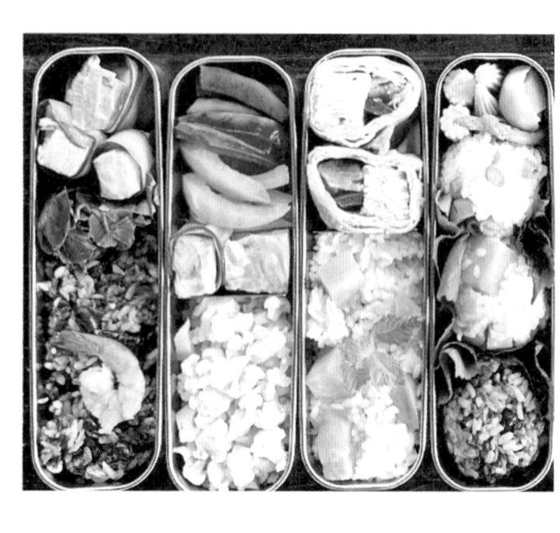

培養健康的好習慣，專注當下用心生活

現代人的生活步調緊湊、快速、壓力大，年紀輕輕就有初老症狀、易怒、經期不順、容易感冒、免疫力低下、失眠等現象。我們可透過汲取大自然的力量，走到戶外，接受大自然中的芬多精與改變心態，靜下來調整自己，回到最佳狀態，進而提高生活品質。

◎行程安排適當，記得忙裡偷閒：

每天的活動行程安排盡量不要太滿、太多，懂得在忙裡偷閒，才是降低壓力源頭的健康小技巧。我在開刀、門診時間的空檔中，會喝杯茶、做伸展體操，透過短暫的轉移注意力，能夠放鬆神經。

◎按照生物時鐘建立生活習慣：

「日出而作，日落而息」的環境，可以幫助我們建立作息，現代人對於手機依賴強、使用時間過長，常常一看就發現已經凌晨兩到三點了，睡眠不足對健康有不良影響，讓身體長期處在發炎的狀態下，免疫力也會相對降低。

◎找到可以放鬆的休閒活動：

我的朋友有晨間泡溫泉的習慣，他習慣每天早上四點起床到宜蘭礁溪泡溫泉，對他來說，這是每日必備的行程。日本人則是喜歡在晚上泡澡，我的日本友人家中都有澡桶，在他們的文化中，泡溫泉、到澡堂洗澡，也算是一種關係的建立。因此，不管是泡溫泉、爬山、聽音樂、跳舞等，透過不同休閒活動的轉換，其實都可幫助我們建立健康生活。

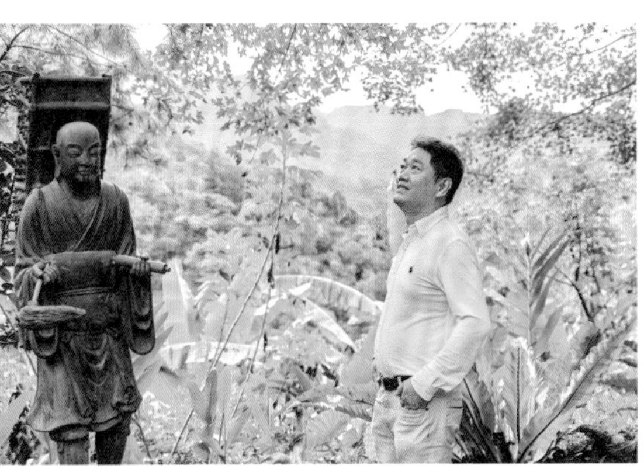

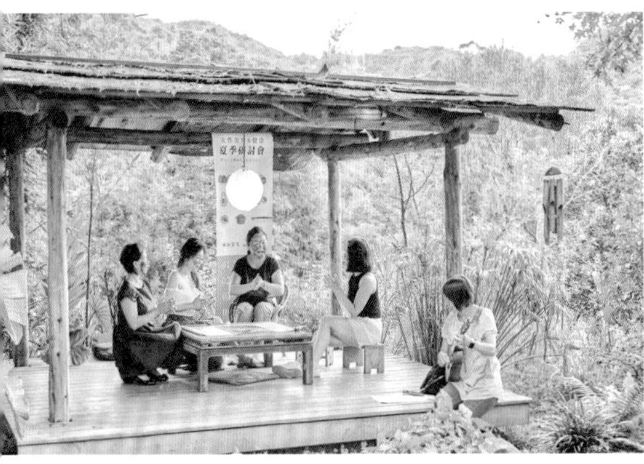

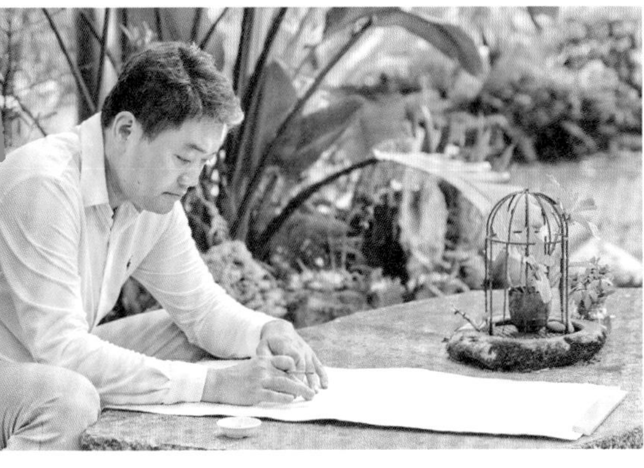

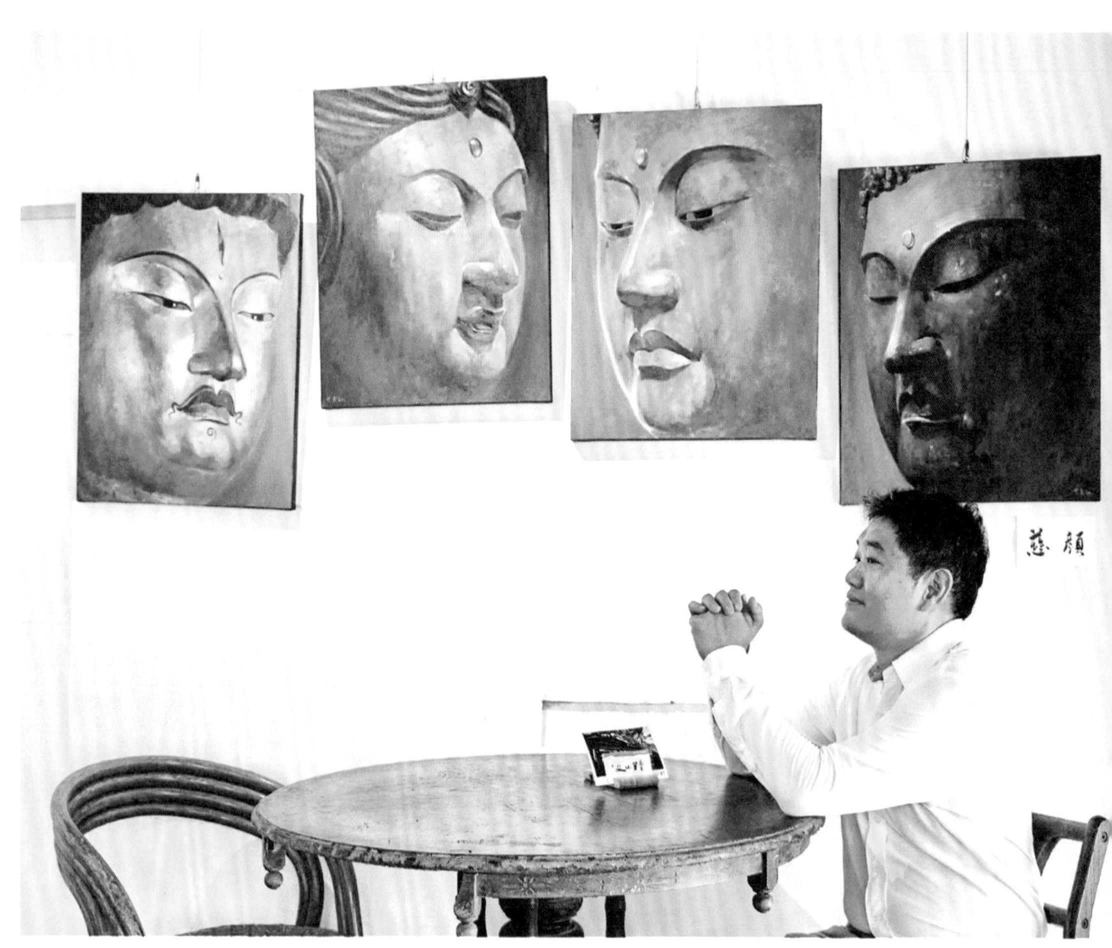

「開始用心生活，就是健康的第一步。」

第 2 章

遵向長壽健康——
減齡，抗發炎醫藥處方

抗炎症飲食　運動處方　營養品輔助療法

2-1

手術前、後講究的醫藥照護模式

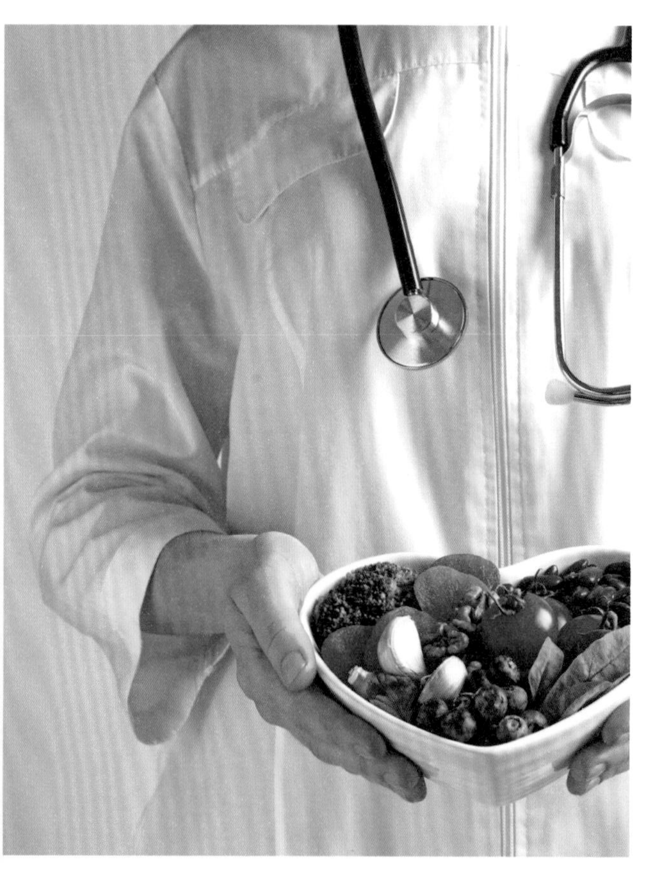

《減齡．抗發炎》提倡「醫藥共同照護模式」，全期抗發炎護理：由醫師帶領藥師、護理師、個管師共同協力實踐健康管理。醫學美容、整形手術前後與發炎和傷口相關，「全方位醫療流程」主要目標是：促進蛋白質、維生素A、B、C、鋅等營養素，輔助傷口的癒合、修復、增強免疫力，預防傷口的感染再發炎。

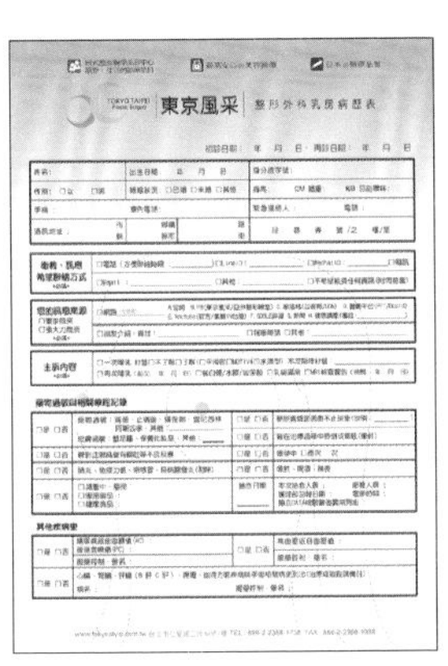

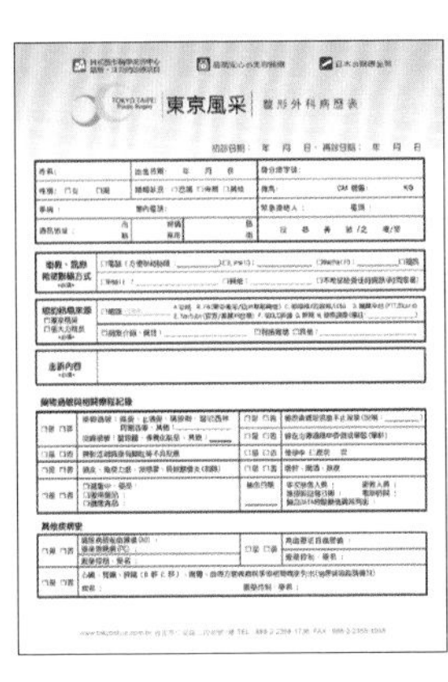

醫療照護雙向機制，藉由醫師、藥師、護理師，在術前、術中、術後的層層安全把關、共同合作管理，目的在於降低術後傷口的疼痛、腫脹，預防發炎、感染等併發症，並縮短恢復期，改善體內細胞的發炎與老化、代謝有害物質。個案管理中不可馬虎的繁雜步驟，就是要術後傷口修復完好的同時，客戶的期待值會變得更好，希望能夠透過這個精神，傳遞減齡抗發炎的健康美容潮流。

全期個案管理依不同條件，調整處方箋

在美容手術前期做好抗發炎護理，有助於術後的結果期待值與恢復程度的好壞。不論先天體質如何，飲食、生活習慣、遺傳、居住地、人種、文化差異，共同形成的一種身體傾向就是後天體質。簡而言之就是，A、B客戶發生同樣的病症或是進行同一手術時，A客戶適合的治療、處理方式，在B客戶身上卻不一定能適用。

以瞭解身體是否發炎、發炎指數為何，並由藥師、護理師、個管師詳細評估後訂製個人飲食表，並搭配輔助品，能

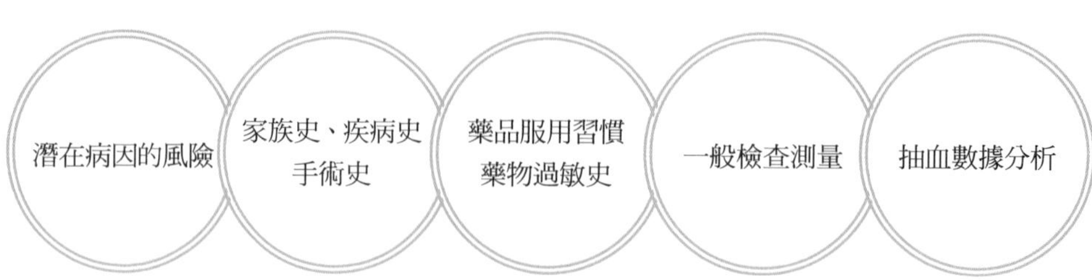

圖表 2-1　醫學美容個案管理全期篩查內容

更快達到短期間抗發炎、抗氧化的效果。

手術前需做的安全評估：

※潛在病因風險。

※家族史、疾病史、手術史。

※藥品服用習慣、藥物過敏史。

※一般營養、體重檢查。

※抽血檢查：白血球、單核球、基因檢測、血壓等。

透過術前抗發炎的表單數據，不但可以更瞭解自身條件外，更可以提供資訊給醫師，評估更準確且適合的手術方式，以及提供藥師適合的方案，打造獨一無二的個人化個案管理。

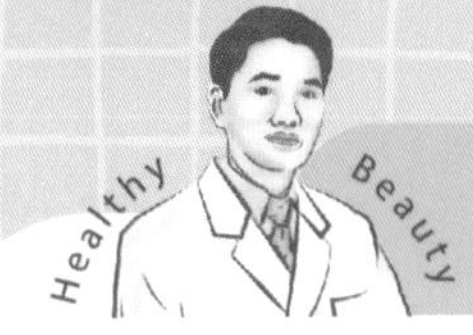

醫學美容抗發炎處方箋

《減齡．抗發炎》生活目標：結合在各種美容醫學與整形的過程，臨床經驗說明不同年齡的各項抗老化的階段和治療計劃，可透過預防醫學健康檢查的診療情報，予以美容醫學個案管理的保健指導與處方。

診療情報	內容
身高／體重／血壓	□過瘦 <40、□高血壓、□低血壓
屬性與期待值	□年齡、□合理期待值建立
術前四大安全確認	□服藥史、□過敏史、□手術史、□疾病史
潛在病因風險	血液檢查：□貧血、□凝血功能、□肝功能指數
慢性發炎程度檢視	□慢性發炎指數（請參照慢性發炎檢測表） □飲食及生活習慣 □工作類型（壓力指數）
變異因素	□易瘀青、□暈眩、□對麻藥過敏／嘔吐 □暈針、□熬夜、□抽菸、□失眠
術前條件說明	

醫師、藥師、護理師三師管理，相關建議說明

藥理篇	□傷口期，建議： □發炎期，建議： □疤痕期，建議：
飲食篇	□抗氧化食物： □保健食品： □油脂建議：
生活篇	□睡眠： □運動： □壓力管理說明：

體重小於40公斤	肥胖	抽菸、二手菸
喝酒	熬夜、大夜班	出差、作息不正常
瘀青	乾燥症	糖尿病
高血壓	焦慮	失眠

圖表2-2　慢性發炎的潛在病因

臨床實務這些年來，發現許多看起來年輕、健康的客戶，在術後常常有併發症的發生或是傷口恢復期較長的狀況，像前面提到的，每個人天生的基因不可改變，但平時的生活、飲食習慣會大大影響原本身體的體質。

飲食營養、生活習慣是影響健康的重要指標，不論是哪一個年齡層多半都有「慢性發炎」症狀。自己是否處在「慢性發炎」，可以於1-1章節的「體內發炎度檢查表」進行簡單測試。

一、長期失眠、睡眠不足

二、長期減肥或是過瘦

三、服用憂鬱、躁鬱藥品

四、長期外食或是常喝飲品

五、抽菸、飲酒

像是以上狀況，都會讓體內產生長期慢性發炎，當體內長期處於發炎反應，在外觀上就會出現皮膚老化、暗沉、斑點、肥胖、過瘦等等，平時可能影響不明顯，但對於手術或是美容治療就會影響很大。

大部分的人其實都不知道自己處在慢性發炎中，以隆乳手術為例：有一個客戶手術前體重過輕，想選擇較大乳袋，但平日常生病、感冒、手腳冰冷，前來就診都是手拿一杯飲料。身體明顯處於長期發炎的狀態下，就會提醒隆乳手術後，因身體長期慢性發炎，傷口狀況會有比較緊繃、恢復期拉長的情況，若持續慢性發炎，將提高莢膜的攣縮機率。

這個時候的個案管理就很重要，因為每個客戶平時的習慣不同，所以要**對於每位個案提出不同的相關建議及規劃**，從飲食、生活、運動、睡眠，到增加身體的耐受力，降低發炎反應等。

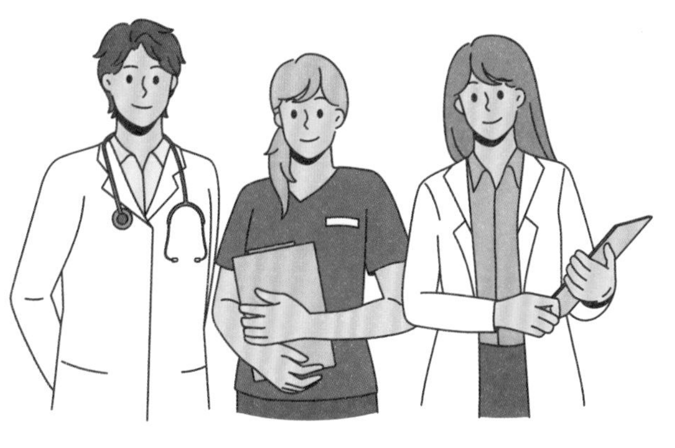

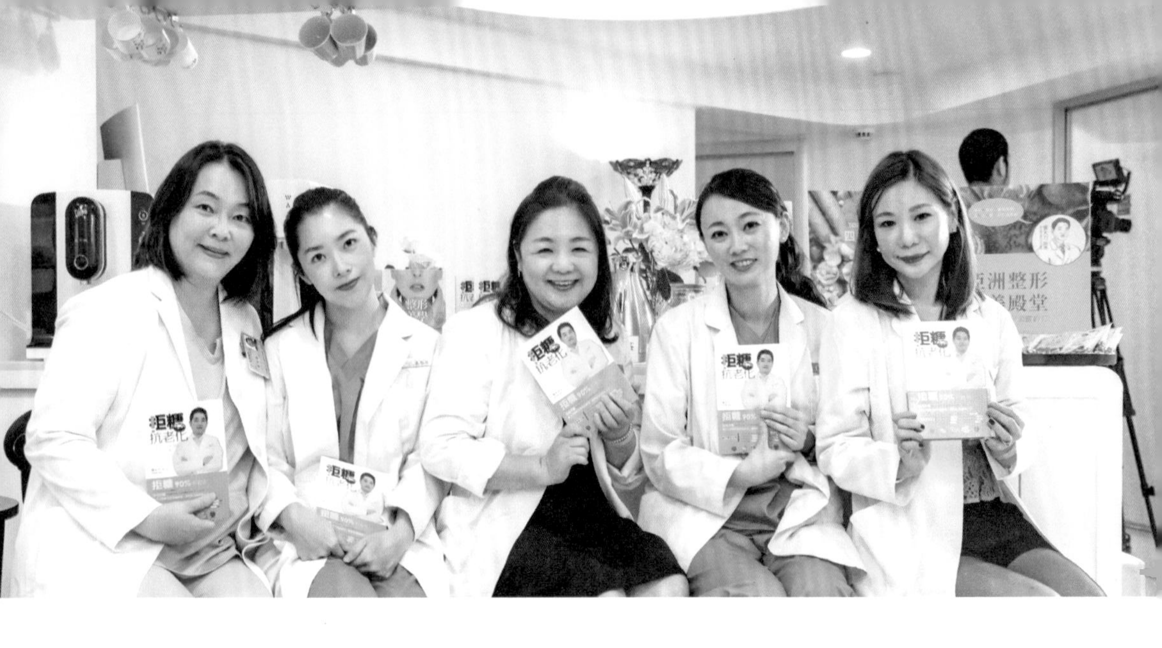

全期個案管理團隊——藥師、護理師、個管師

全期抗發炎護理是最重要的關鍵，從術前到術後，提供專屬衛教室進行一對一衛教說明、視訊診療、電子衛教資料、醫療保健雲端線上系統等。擁有豐富醫療知識與三十年臨床經驗的藥師、護理師、個管師與諮詢師，提供全期衛教內容。

◎醫療保健的雲端線上系統

「醫療保健雲端線上系統」通過智能手機集中管理個人健康資訊、服用藥物、就診記錄，讓客戶隨時與醫師、藥師、護理師保持互動。

這樣的雲端線上不僅可以使用「醫療保健系統」從資料端向客戶發送衛教資訊，也可以通過視訊通話系統，獲得適當的藥物指導，同時查看過去的藥物歷史記錄。

院內透過線上照護系統，定期追蹤客戶就診、藥品、術後的恢復狀況。縮短與國外或外縣市客戶的距離，便於管理，透過線上視訊就診，降低舟車勞頓的辛苦。

◎保健衛教指導e式化

手術後傷口分為傷口期、發炎期、疤痕期，每個時期都有不同的照護方式，個案管理的建立可提供個人化的照護，除了現場專業說明外，也提供電子衛教資料，讓客戶根據目前遇到的問題找尋答案。

很多人以為手術後的後遺症可能引發「蟹足腫」，但事實上任何外傷都可能造成蟹足腫，差別在於是不是蟹足腫的好發體質。體質中色素細胞較多的人，當灰塵、棉花纖維、線節、毛髮等雜物進入傷口，容易刺激面板修復機能而導致疤痕增生。初期的傷口恢復，過程都要盡量避免與貓、狗同床，避免感染造成傷口癒合不良。

對於肥厚性疤痕，其實**預防更勝於治療**。然而，無論哪種治療方式，不管肥厚性疤痕或蟹足腫，都需要時間加上多次的治療才能達到明顯改善，且治療後如果沒有適當的維持，還是有一定的可能性會復發。

因此，關於特殊照護及各項術前後需要瞭解的資訊，線上衛教系統可以找到答案。

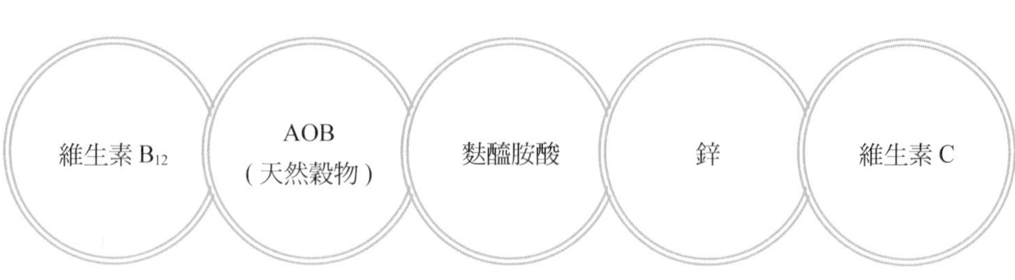

圖表 2-3　醫學美容個案管理藥理治療

全期抗發炎藥物機轉：

◎維生素 B_{12}

紅血球穩定製造的重要元素、保持神經系統傳導健康、幫助蛋白質和脂肪的代謝，對人體健康相當重要。

◎ AOB（天然穀物，降低發炎，改善血管循環）

◎麩醯胺酸（降低發炎腫脹、止痛）

◎鋅與免疫系統

鋅是人體內第二多的微量元素，男女老少都需好好補充。人體無法自行合成，每日需均衡攝取含有鋅的天然食物。

需要補充鋅的族群有：

一、懷孕、哺乳婦女及青少年：幫助生長和發育。

二、受傷或手術後：鋅與維生素 C 可促進膠原蛋白生成、加速傷口癒合。

三、生殖機能：改善經痛、男性攝護腺肥大和病變問題。

四、有助於維持正常味覺與食慾，改善免疫力。

五、有助於維持酵素系統，發揮正常代謝、皮膚組織健康。

台灣衛福部國民健康署公布膳食營養素參考攝取量，上限攝取量為三十五毫克。

◎維生素 C（是水溶性營養素：養顏美容聖品）

人體無法自行合成，需要從飲食中攝取（飯後食用較佳），抗氧化作用，促進膠原蛋白生成，幫助傷口癒合、抗病毒、促進鈣鐵質吸收。維生素 C（又稱抗壞血酸）是強力的抗氧化劑，可以減輕發炎和氧化反應，來緩解細菌和病毒感染的常見症狀。每日建議攝取量，透過日常飲食，可以攝取一百到兩千毫克的維生素 C（上限）。

備註：新冠病毒（感冒症狀緩解）、抽菸、二手菸、壓力大、生理期、夜班、熬夜族群和外食族群、醫美需求、傷口燙傷、癒合不良等，可攝入富含維生素 C 的食物。

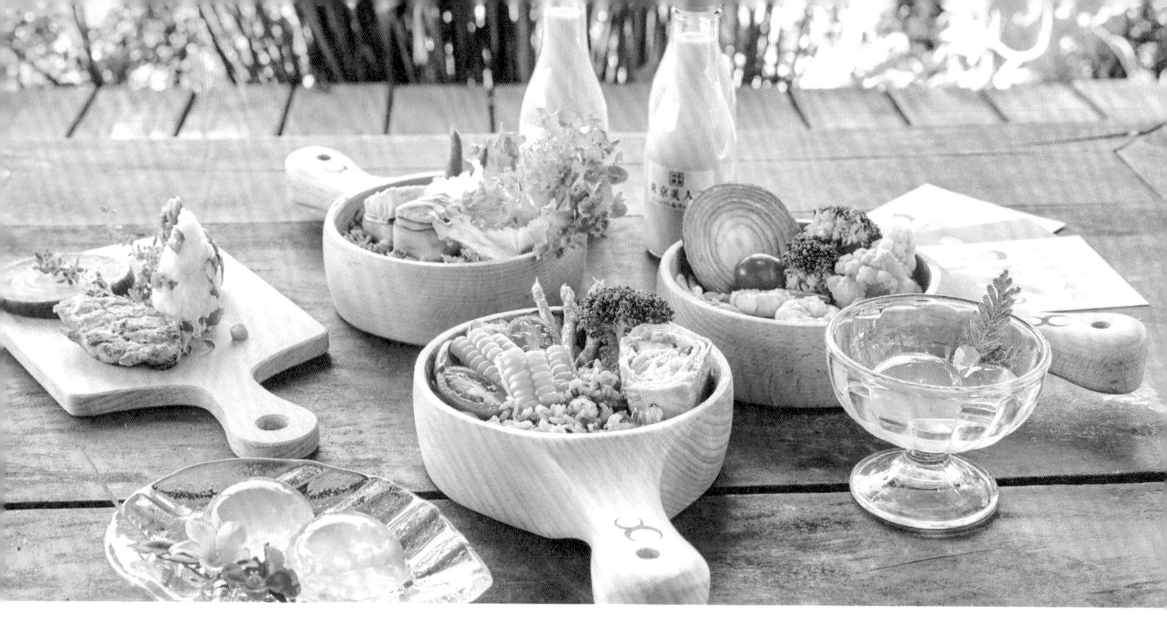

減齡餐盤，診間常見的營養素

現代人長期習慣外食，並不符合健康需求，應有正確的均衡飲食、作息及生活方式，避免氧化自由基的產生，啟動健康長壽的「生命力基因」，透過診間常見的抗發炎營養素學習正確的「減齡餐盤」。

一、Omega-3 多元不飽和脂肪酸

二、蛋白質

三、深綠色蔬果（十字花科）

四、膳食纖維、帶皮水果（蘋果、番茄）

五、維生素 A、B、C、D、E（鋅、鐵、多酚）

六、益生菌

七、活力飲（茶、咖啡、康普茶）

食物 Omega-3 含量 TOP5

世界衛生組織建議每日 Omega-3 攝取 300 ～ 500 毫克

動物類	每百克 Omega-3 含量	份量
鯖魚	7,354 毫克	約半尾
秋刀魚	4,566 毫克	約一尾
大西洋鮭魚	2,163 毫克	約半個手掌大
日本蒲燒鰻魚	1,865 毫克	約半尾
香魚	827 毫克	約一尾

植物類	每百克 Omega-3 含量
亞麻仁籽	21,744 毫克
奇亞籽	20,062 毫克
核桃	7,114 毫克
紅毛苔	476 毫克
紫菜	202 毫克

（資料參考：衛福部食藥署營養成分資料庫、董氏基金會食品營養中心）

Omega-3 多元不飽和脂肪酸的好處：

1、Omega-3 幫降發炎、平衡免疫力及修復免疫細胞，吃好油可抗發炎，並且能降低體內慢性發炎。

2、**不飽和脂肪酸 Omega-3 需要在飲食中攝取，人體無法自行產生。**從魚類和海鮮中攝取 Omega-3 可對抗發炎反應。

3、建議每週吃三次深海魚類，如鯖魚、秋刀魚、鮪魚等，也可以每天攝取海藻、堅果、亞麻籽、亞麻仁油、紫蘇油等富含 Omega-3 脂肪酸的好油脂食物。

認識「飽和脂肪酸」與「不飽和脂肪酸」

Omega-3
不飽和脂肪酸

抑制發炎反應、清除血栓
深海魚、亞麻仁籽、堅果
不加熱食用

Omega-6
不飽和脂肪酸

過量易膽固醇過高、發炎反應
大豆油、沙拉油、葡萄籽油
不耐高溫

Omega-9
不飽和脂肪酸

抗發炎
橄欖油、苦茶油、酪梨
耐高溫

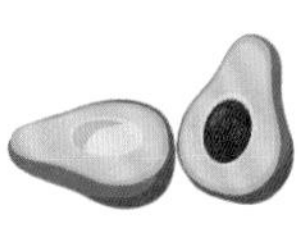

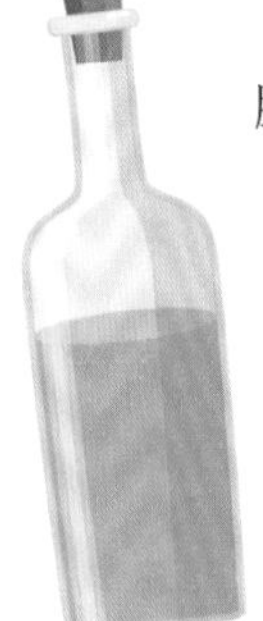

飽和脂肪酸

過量易形成膽固醇
豬油、奶油
耐高溫

不飽和脂肪酸 Omega-3、Omega-6、Omega-9 人體無法自行合成，只能由飲食獲得。
近年來許多人習慣外食，而外食大多使用 Omega-6 的大豆油、葡萄籽油等植物油，攝取過多易形成膽固醇、造成身體慢性發炎。可從油脂的選擇提升免疫力、延緩老化。

國健署宣導健康飲食——三多三少三均衡

根據台灣國民健康署推廣的「健康飲食３３３法則」以三多三少三均衡的飲食觀念分享，重油、重鹹、多肉少蔬果、暴飲暴食的不健康飲食，容易增加罹患慢性疾病風險，早期建立健康的飲食型態，是維持健康體重，遠離慢性疾病的重要關鍵。

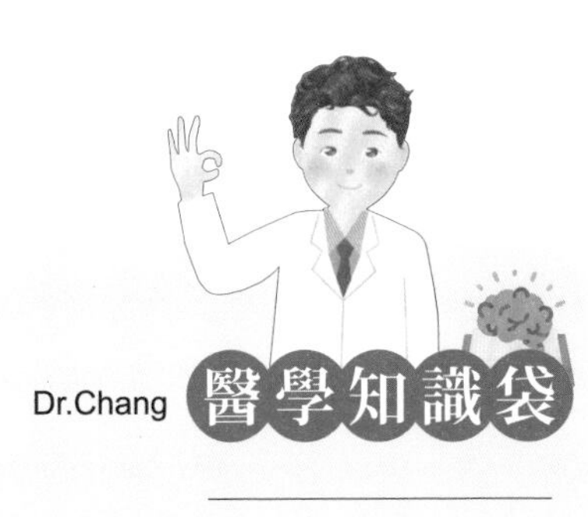

如何攝取好的油脂？

好的油脂即多元油脂。分為飽和脂肪酸及不飽和脂肪酸。根據美國心臟學會（ＡＨＡ）建議，油脂攝取的最佳比例為「Omega-3：Omega-6：Omega-9：飽和脂肪酸＝15％：15％：45％：25％」，Omega-3可透過深海魚油、亞麻仁油、紫蘇油、堅果等獲得，Omega-9可透過橄欖油、苦茶油等獲得。

2-2

預防醫學的「減齡餐盤」飲食法

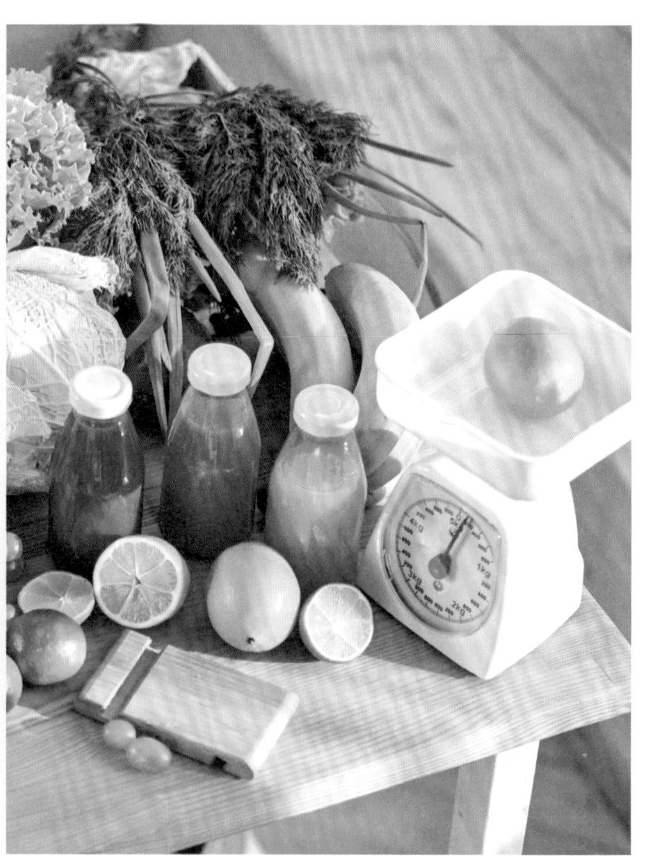

日本新居裕久醫學博士主張「醫食同源」理論——飲食比藥物更健康長壽，從醫學、營養學和烹飪學三個角度，將預防、治療疾病的醫學觀念延伸到飲食。以我自身的經驗，飲食習慣的改變可以快速地達到減緩老化的效果，因此本章節將探索風靡世界的健康美妍飲食法，不只是在醫學美容、整形美容手術前後，從平日就可以透過飲食預防發炎！

Omega-3
莓果類
酪梨
橄欖油
足量水
堅果
綠茶
亞麻籽
十字花科蔬菜
深綠色蔬菜

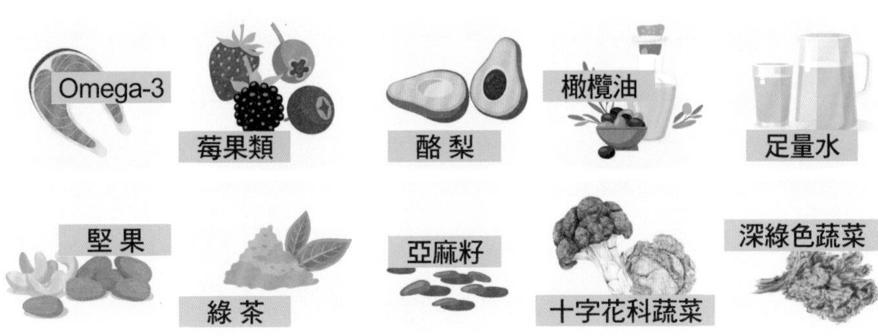

圖表 2-4　減齡餐盤—營養飲食表 TOP10

二〇二二年世界衛生組織（WHO）指出：非傳染性疾病（癌症、心血管病、糖尿病及慢性呼吸道系統疾病）佔全球死因已達百分之七十以上，慢性發炎與疾病發生率持續上升，年輕化族群明顯增加，其中不健康飲食是最主要危險因子。

世界衛生組織呼籲，充足的蔬菜水果可減少（頭號殺手）心血管疾病、胃癌、大腸癌的風險；鹽的過量攝取，則是高血壓和心血管疾病的重要危險因子；過量飽和脂肪和反式脂肪則易造成心臟疾病；過多的糖分和熱量攝取造成營養失衡（體重過重及肥胖），導致糖尿病、代謝症候群、血脂異常、高血壓、高尿酸血症、痛風、關節炎、冠狀動脈疾病、乳癌、子宮內膜癌、大腸癌等疾病。

抗發炎飲食可以改變健康，鼓勵從吃進入減齡！

飲食對身體的發炎有重要作用，食物可減少發炎的發作頻率、持續時間和嚴重程度。研究指出，富含維生素、礦物質、抗氧化劑和纖維的抗發炎飲食，有助於對抗慢性發炎疾病、

抗發炎食物
□莓果類
□新鮮水果、蔬菜
□好的油脂（魚、堅果）
□天然全食食品
促發炎食物
□含糖糖果（精緻糖）
□含糖飲料
□油炸食品
□加工食品

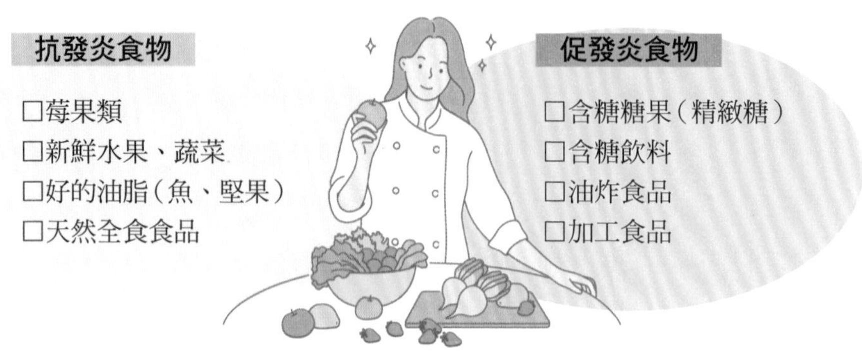

圖表 2-5　抗發炎 VS. 促發炎的食物選擇

促進健康美容。

抗炎食品應納入日常飲食。同時，還需要避免吃那些促炎食物，如含糖糖果、含糖飲料、油炸食品，以及可能導致強烈免疫反應的加工食品。

減齡抗發炎飲食的定義：在日常飲食中，攝取這抗發炎食物，開始減少發炎對身體的影響。

疫情前走訪了美國、法國、西班牙、日本與中國等多國國家學術演講，也不忘探索各地的醫學美容與飲食文化，跳脫時空與國度，在醫療、時尚、美容、健康等領域與時俱進、汲取新知。

透過健康講座的形式，分享抗發炎的飲食觀念，「減齡餐盤」的精神傳達能夠延緩老化的飲食習慣，不只活化身體機能、延緩細胞老化，透過身心靈互相融合，達到內外的平衡。享受健康的同時，也可以兼顧細胞減齡的效果。

接下來將根據「美國健康飲食餐盤」、「地中海飲食」等飲食特點，一一為大家分享。

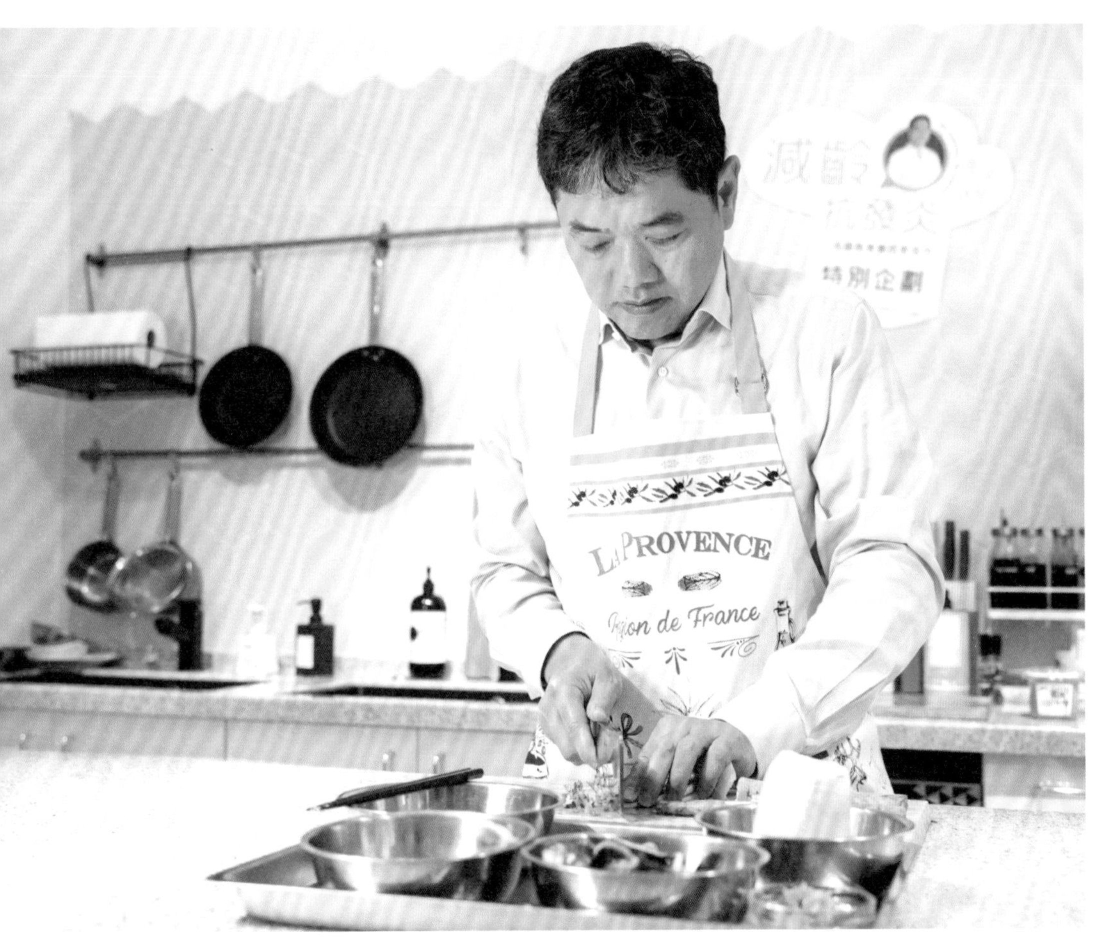

特別企劃——「良醫藥師的防疫飲食」現場紀實。

美國哈佛公共衛生學院「健康飲食餐盤」示意

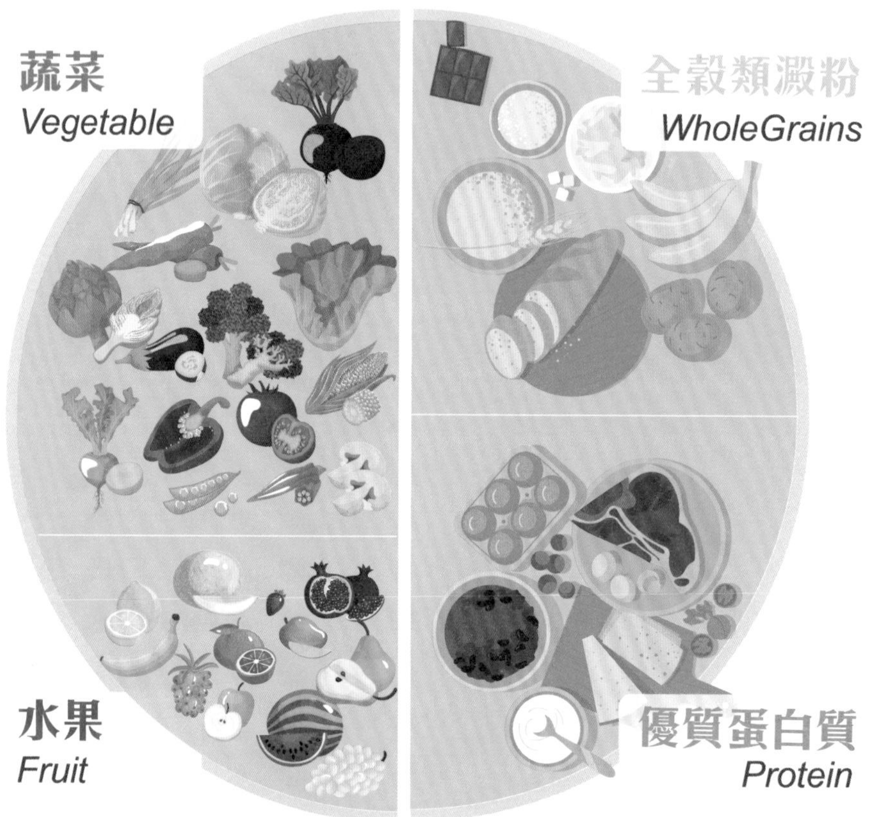

美國哈佛公共衛生學院的營養專家與《哈佛健康雜誌》（*Harvard Health Publications*）的編輯共同編製。

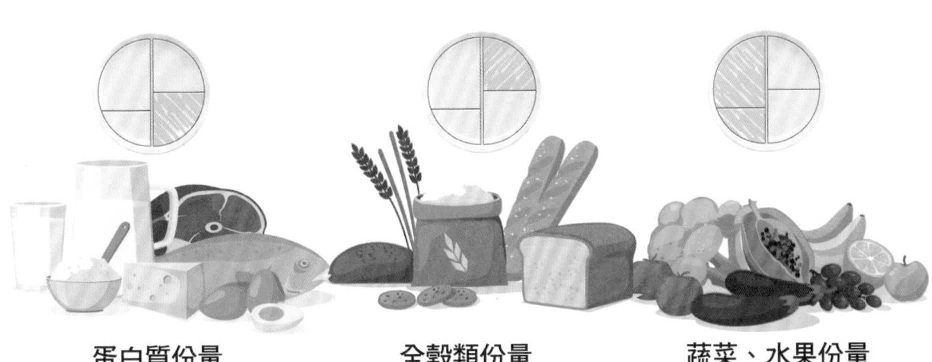

美國健康飲食餐盤——最權威的飲食建議

蔬菜和水果的份量，需佔餐盤的一半：

在餐盤中，蔬菜應以深色蔬菜為主，並且水果與蔬菜的種類越多越好，不過在所有蔬果中，馬鈴薯應踢出在這份餐盤之外，因為對血糖存在負面影響。

全穀物食物的份量，需佔餐盤的四分之一：

全穀物指的是全部、完整、未精緻的穀粒，包含全麥、大麥、糙米、燕麥等，以及用它們所做的食物，例如全麥麵包，並且減少攝取經過加工的精緻穀物所製的白米與白麵包。

不過，並不是所有人都適合吃全穀物，如麩質過敏、消化功能障礙、痛風患者、擁有腎臟疾病、容易脹氣的人等，可以事先尋求營養師的專業諮詢，找出適合的吃法。

蛋白質的份量，需佔餐盤的四分之一：

魚類、雞肉、豆類、堅果都是健康的蛋白質來源，並含有豐富的營養素，並且為了自身的健康，減少攝取加工肉製

適量的茶、咖啡

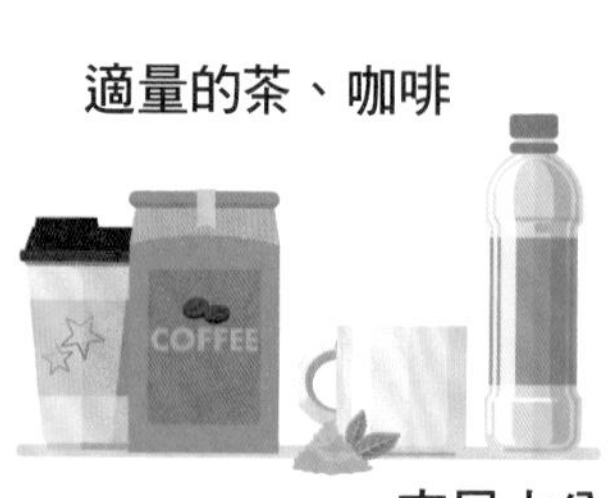

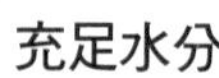

充足水分

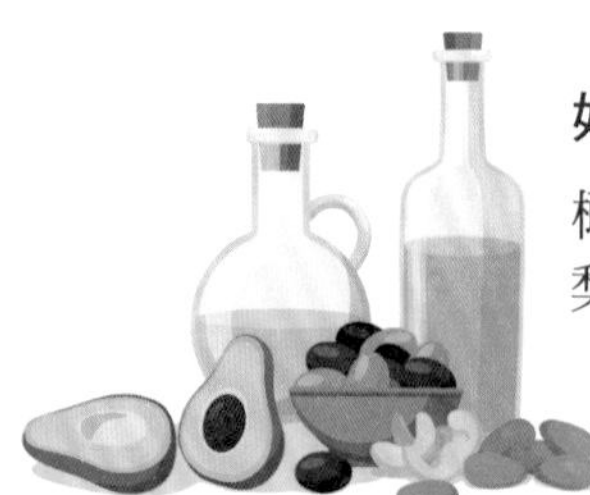

好的植物油

橄欖油、亞麻仁油、酪梨、堅果等

品、少吃紅肉，如香腸、培根、火腿、豬肉、牛肉等。另外，雞蛋的蛋白質含量也很高，一顆約有七、八克的含量。

除了攝取來源，優先順序也很重要，建議以豆類為優先選擇，再來才是魚肉、海鮮、雞蛋，最後才是肉類。

當蛋白質攝取不夠，就容易出現肌少症、傷口易感染、疲倦無力，甚至免疫力降低，容易感染等症狀。

選擇健康的植物油：

油脂是人體所需的六大營養素之一，對於細胞的健康相當重要，而我們日常使用的油類分為植物油與動物油，應盡量避免以動物油為主的不飽和脂肪酸，選擇較為健康的植物油，如橄欖油、亞麻仁油、酪梨、堅果等。

不過選擇植物油時，還有一點要注意的是，避免攝取到「反式脂肪酸」，反而讓身體更不健康！關於好的油脂種類我在2-1章節有進一步說明。

多補充水分，適量攝入咖啡或茶：

「多喝水」已經成為老生常談了，一天要喝足兩千毫升的水；如果喜歡喝咖啡或喝茶，請記得不加糖。

牛奶的營養價值高，但建議每天兩杯馬克杯的容量為上限，過量可能會增加前列腺癌或卵巢癌的風險；水果打成的果汁含有天然果糖，熱量可能也會超標，建議一天以一小杯為限。

保持活力，堅持運動：

經常活動對於控制體重也很重要，想要對身體健康，七分靠飲食，三分靠運動。

《健康飲食餐盤》的重點不在於減重，而是要讓我們注重飲食質量。俗話說：「你吃了什麼，就會消化什麼、吸收什麼，最終變成什麼模樣。」

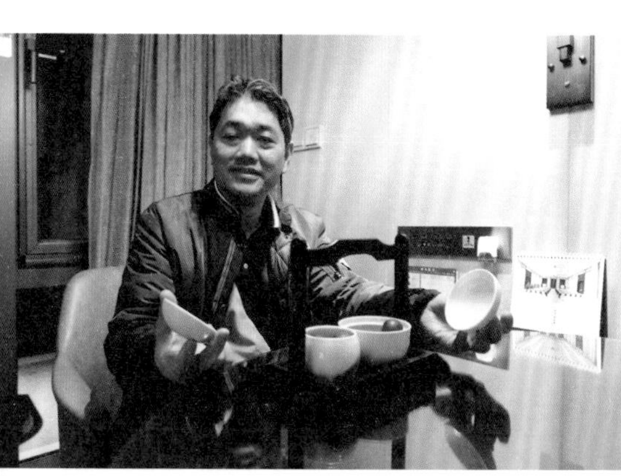

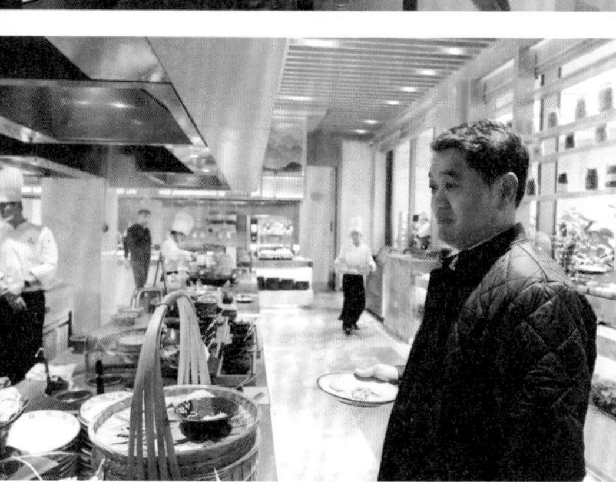

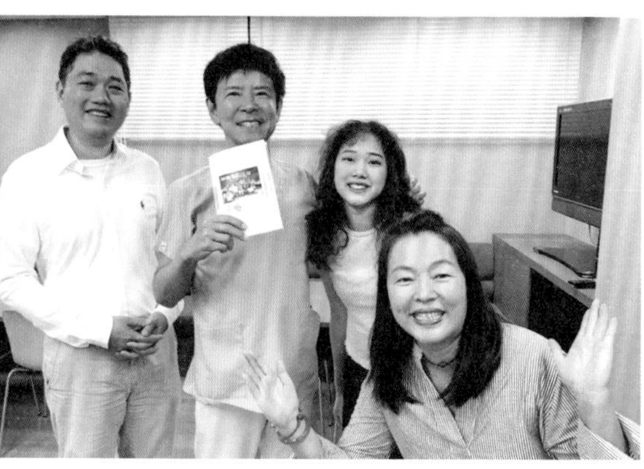

「地中海飲食法金字塔」示意

盡量少吃

甜食

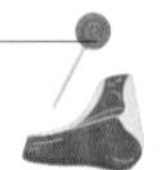

每週偶爾吃

紅肉類
加工肉類

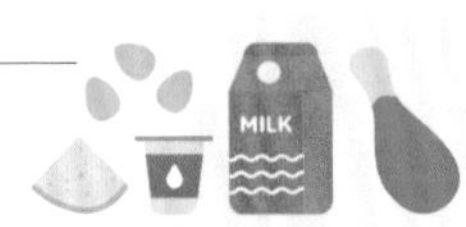

每週吃

蛋豆魚肉類
白肉類
魚類
海鮮類

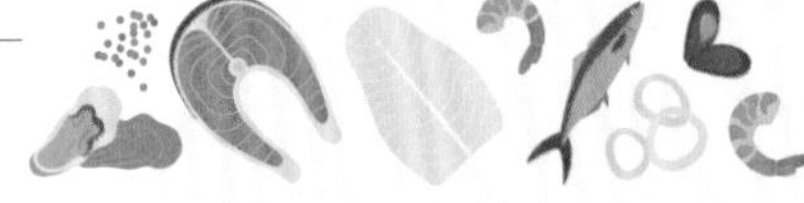

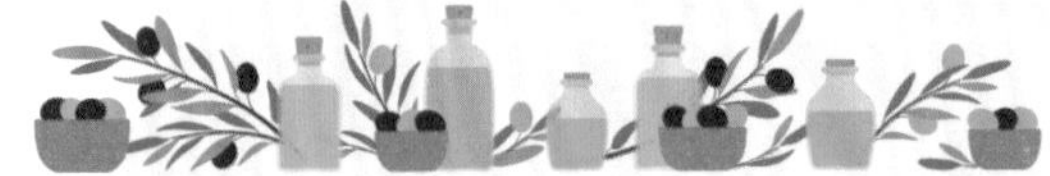

每天吃

蔬菜水果類類
全穀雜糧類
堅果種子類
乳品類

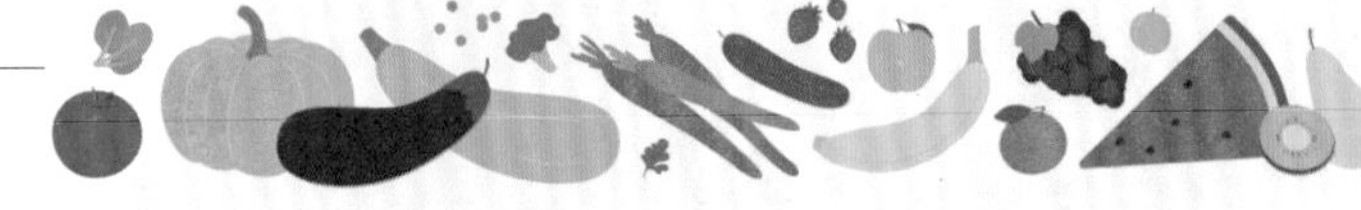

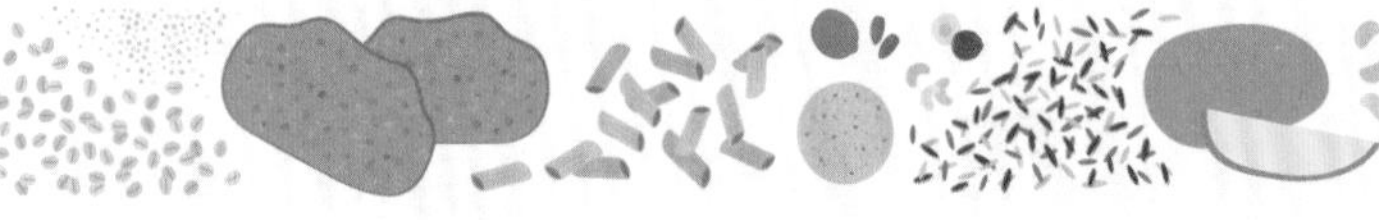

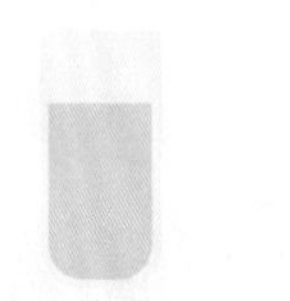

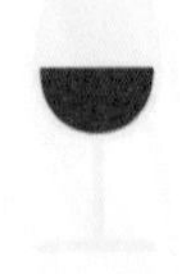

充足飲水 **適量紅酒**

使用好油，如：橄欖油	吃蔬菜水果，增加膳食纖維
全穀類飲食，限制白米精緻飲食	不要加工食品，新鮮、原型食物
適量食用乳製品，蛋白質來源很重要	限制紅肉
多吃豆類、魚、蛋、奶、雞蛋	五顏六色！水果當點心
適量紅酒	每日活動

圖表 2-6　地中海飲食的十大特點

地中海飲食——長壽飲食法

地中海飲食泛指希臘、西班牙、法國和義大利等地中海沿岸國家，選用當季、當地的蔬菜、水果、魚、五穀雜糧、豆類和橄欖油為主要食材的飲食模式，也是所有飲食模式中，被認為是最健康，也是最容易學習的一種。

地中海飲食普遍顏色鮮豔，餐盤上會大量使用紅色的番茄、黃色的橄欖油和綠色的植物葉片，組成豐富的色彩，以種類豐富的植物食材為基底，再輔以適量魚肉、乳製品，代替豬、牛等紅肉。

在烹飪時，提倡使用橄欖油，根據研究發現，地中海飲食之所以可以抗老、抗發炎，與橄欖油有很大的關係。橄欖油富含不飽和脂肪酸，有助於降低膽固醇數值，預防動脈硬化與阻塞，降低心肌梗塞等心臟相關疾病的發生。

地中海飲食遵循適量、平衡的原則，並無指定多少份量，但有建議的食用頻率，另外，對地中海沿海國家來說，除了飲食之外，**保持健康、樂觀的生活態度，也是抗老的關鍵。**

ANNUAL AWARDS CEREMONY

獲邀前往西班牙領獎的同時，也進一步探索地中海沿岸國家特有的「地中海飲食」，強調食材的原味、飲食的均衡、低負擔、健康且回歸自然。

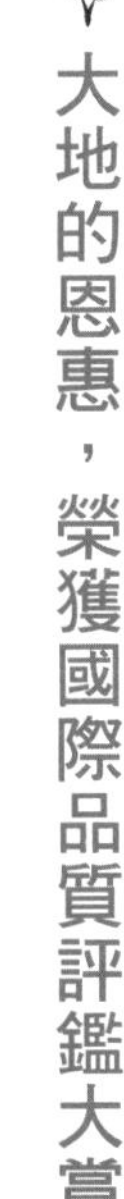

大地的恩惠，榮獲國際品質評鑑大賞

《NATURE GRACE 大地的恩惠》以崇尚自然元素為主的美容系列產品，擺脫傳統化妝品的香料、化學成分，幫助隔絕大自然中的紫外線與空氣汙染，降低肌膚暴露在環境壓力下的傷害，榮獲了二〇一八 MONDE SELECTION 國際品質評鑑大賞共三項殊榮。

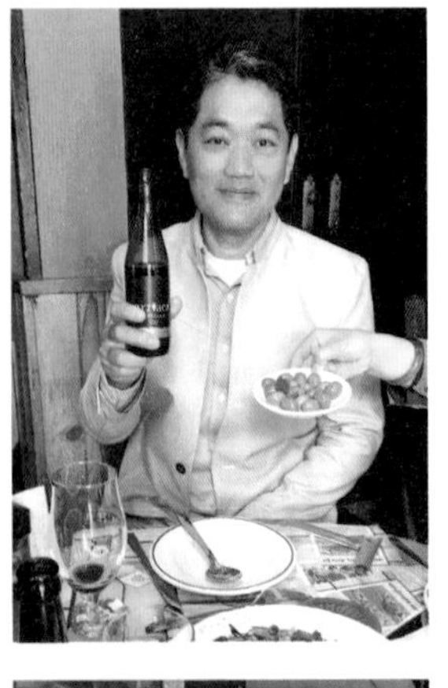

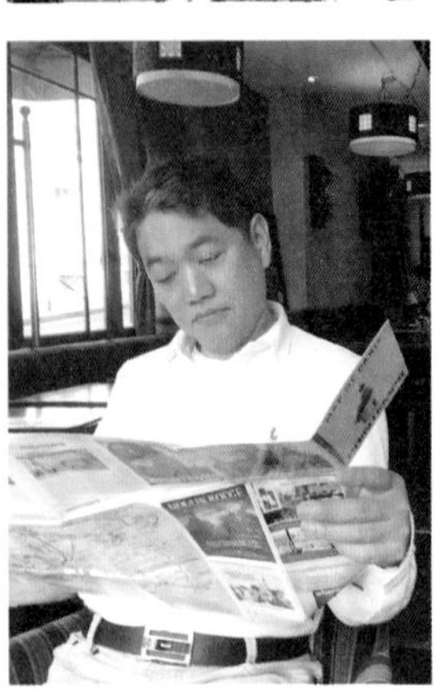

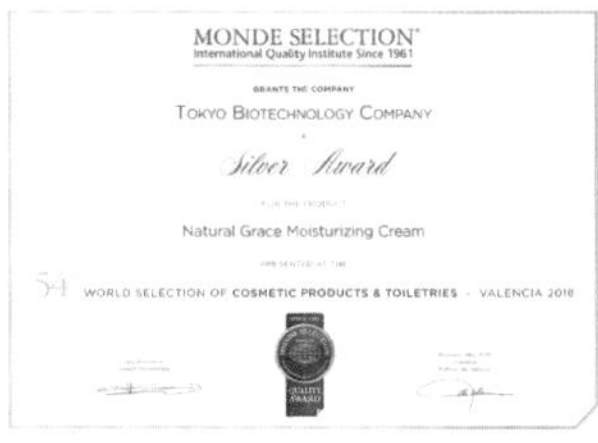

MONDE SELECTION®
International Quality Institute Since 1961

GRANTS THE COMPANY

TOKYO BIOTECHNOLOGY COMPANY

Silver Award

Natural Grace Moisturizing Cream

54 WORLD SELECTION OF **COSMETIC PRODUCTS & TOILETRIES** - VALENCIA 2018

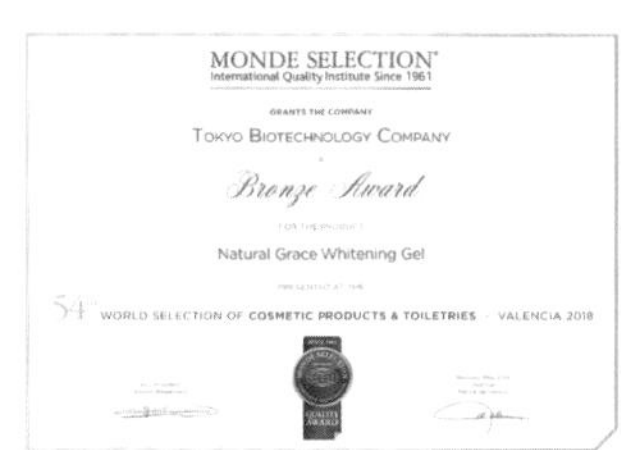

MONDE SELECTION®
International Quality Institute Since 1961

GRANTS THE COMPANY

TOKYO BIOTECHNOLOGY COMPANY

Bronze Award

Natural Grace Whitening Gel

54 WORLD SELECTION OF **COSMETIC PRODUCTS & TOILETRIES** - VALENCIA 2018

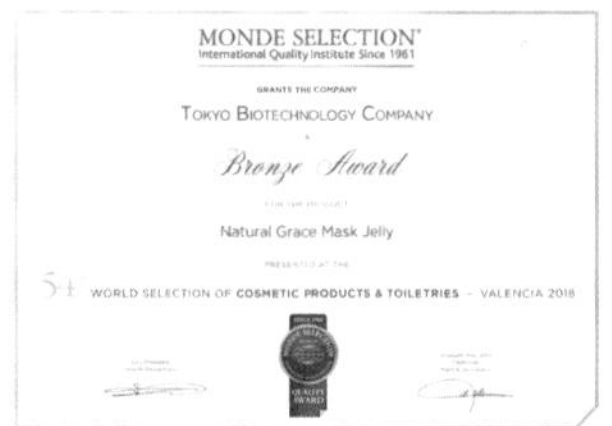

MONDE SELECTION®
International Quality Institute Since 1961

GRANTS THE COMPANY

TOKYO BIOTECHNOLOGY COMPANY

Bronze Award

Natural Grace Mask Jelly

54 WORLD SELECTION OF **COSMETIC PRODUCTS & TOILETRIES** - VALENCIA 2018

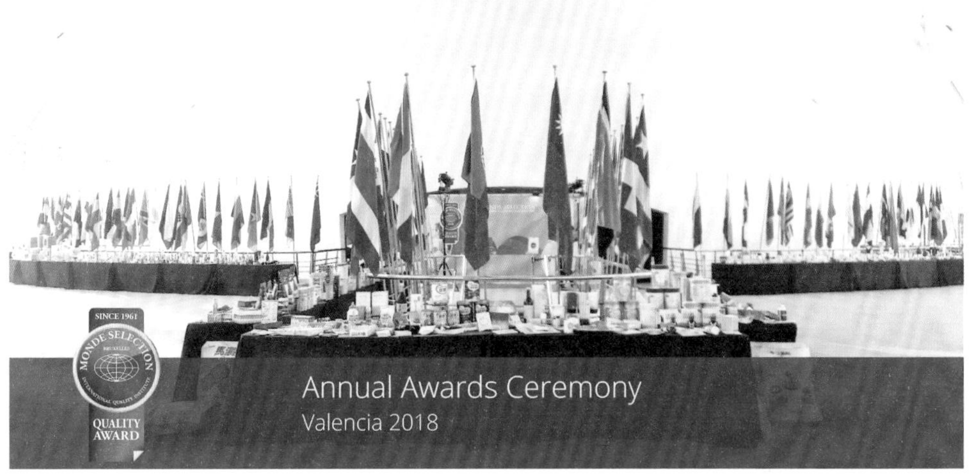

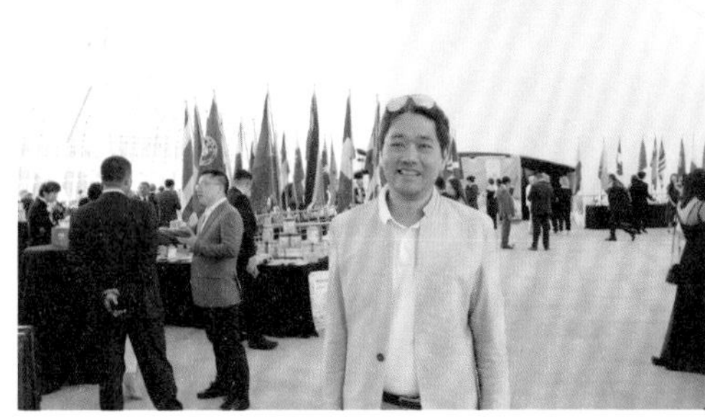

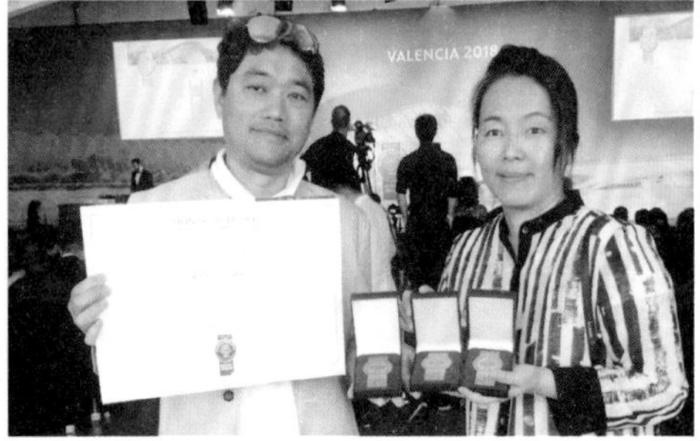

西班牙領獎時，活動留影。

日本厚生省《飲食評量表格》概念說明

日本厚生省有發布《飲食評量表格》，可以自己記錄每日飲食是否平衡。
依照以下幾個條件，計算每日基礎代謝率：
※性別不同：每日基礎代謝率不同。
※每日活動量多寡：每日新增的代謝量。

	女性（沒運動）	女性（有運動）、男性（沒運動）	男性（有運動）
主食	4～5份	5～7份	7～8份
副菜	5～6份	5～6份	6～7份
主菜	3～4份	3～5份	4～6份
牛乳、乳製品	2份	2份	2～3份
水果	2份	2份	2～3份
每日代謝量（Kcal）	1800±200	2200±200	2600±200

再以五種類別：主食（澱粉類）、副菜（蔬菜料理）、主菜（魚、肉）、牛奶製品、水果，計算自己每日食用該類別的總份數後，記錄一週的飲食記錄，是否有飲食類別不均衡的現象。
※主食1份：白飯一小碗、吐司一片、半碗義大利麵。
※副菜1份：沙拉一碗（不含醬）、炒青菜半盤。
※主菜1份：納豆一份、煎荷包蛋、烤魚半條、1/3塊漢堡肉。
※牛乳、乳製品1份：牛奶半杯、起司一塊、優格一杯。
※水果1份：橘子一顆、蘋果半顆、梨子半顆、桃子一顆。

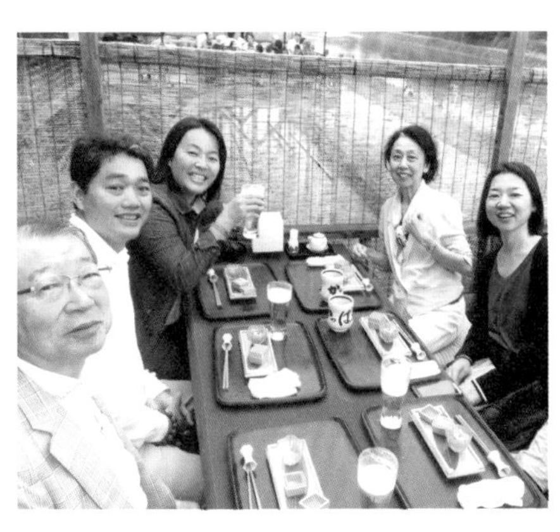

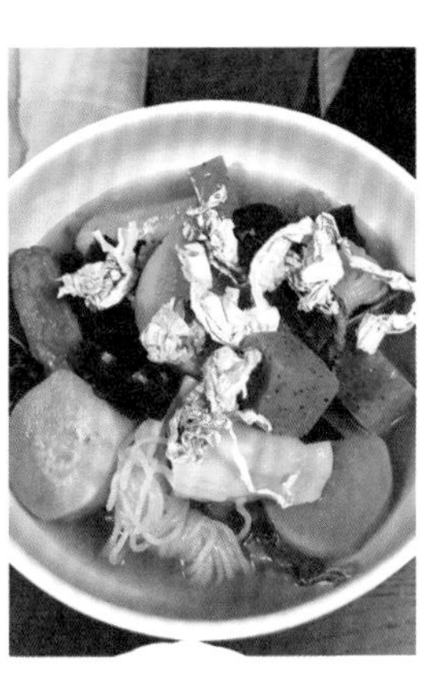

日本的飲食，以簡單原型的食物為主。

根據世界衛生組織的報告顯示，日本人的平均壽命是八十四歲，甚至沖繩的平均壽命比日本的平均壽命還要長，連衰老相關的疾病罹患風險也低，這種現象可以與在地人的生活習慣息息相關。

傳統沖繩飲食——高碳水化合物、低脂肪

傳統的沖繩飲食中，餐盤中的比例大約百分之九來自於蛋白質，碳水化合物的比例是百分之八十五、脂肪百分之六。

「什麼？不是說碳水化合物吃太多不好嗎？怎麼沖繩人吃這麼多還可以這麼健康？」

其實傳統的沖繩飲食中，是以大量的澱粉、膳食纖維等食物構成，以紫心地瓜、大米為主，富含維生素與膳食纖維，相對於精緻澱粉製成的白飯、麵包，有較低的升糖指數。除了碳水的攝取之外，均衡營養也是沖繩飲食最大的特色，他們會透過攝取大量的蔬菜來獲取維生素、通過豆類來補充蛋白質、透過魚類與海鮮獲取豐富的 Omega-3 必需脂肪酸，較少攝取肉類或乳製品。

精緻澱粉與原型澱粉的比較

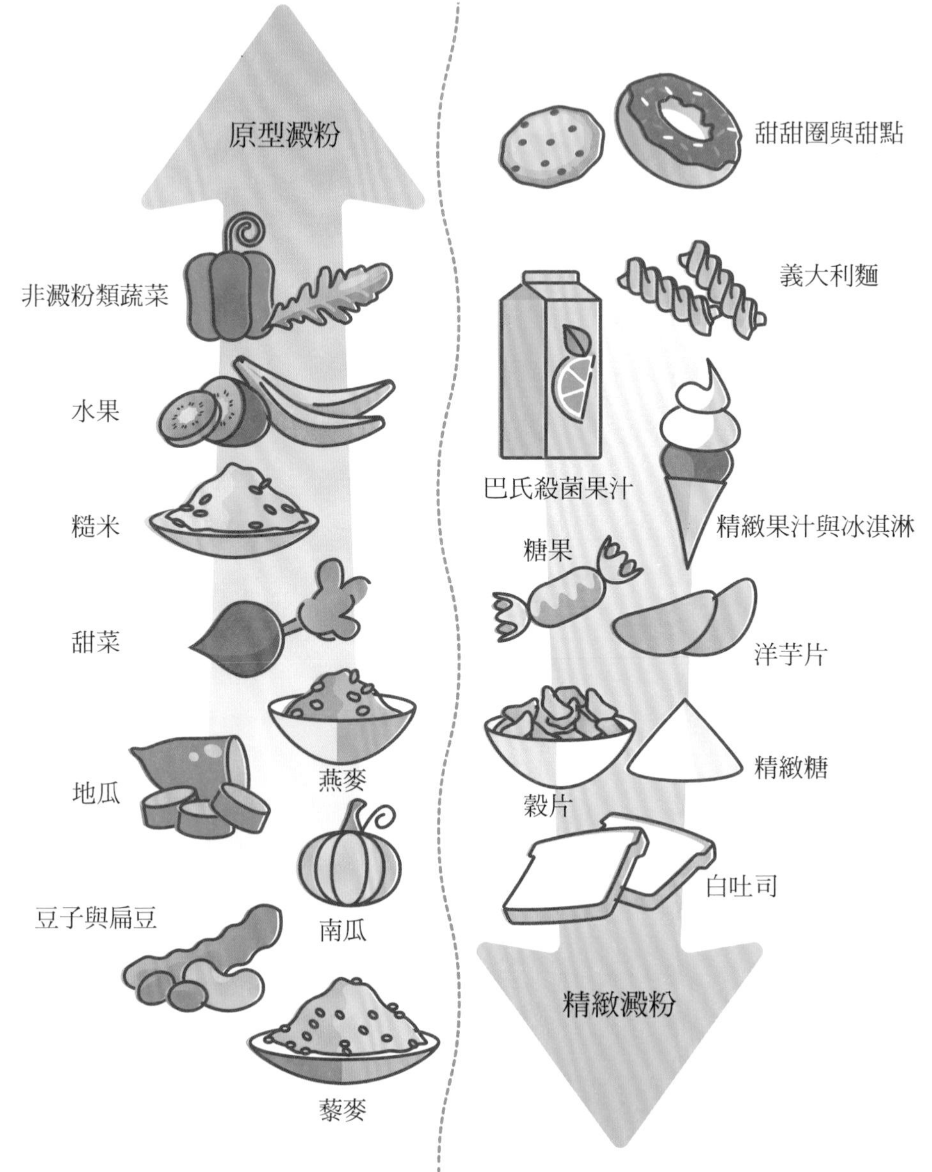

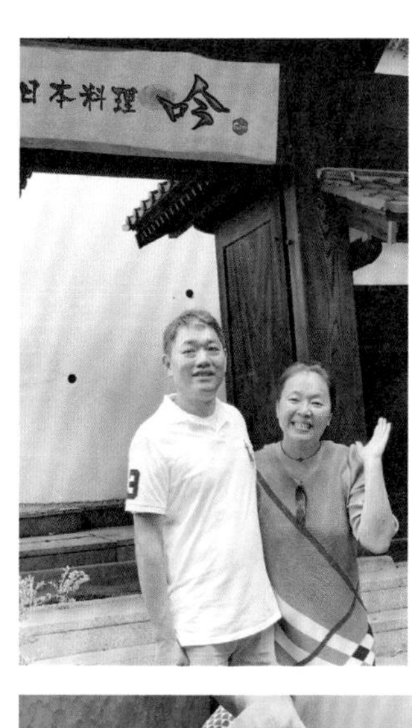
日本料理 吟

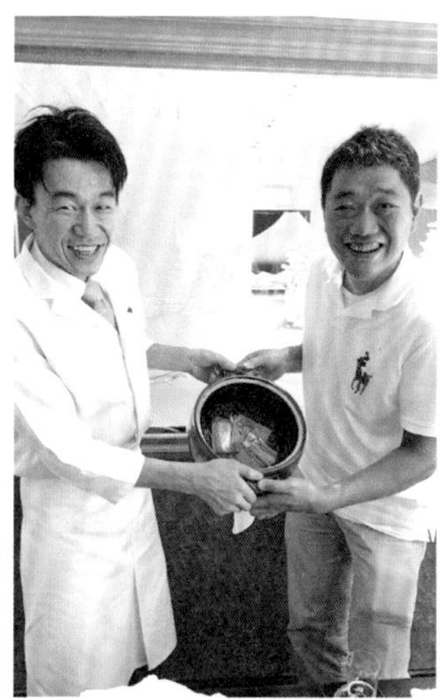

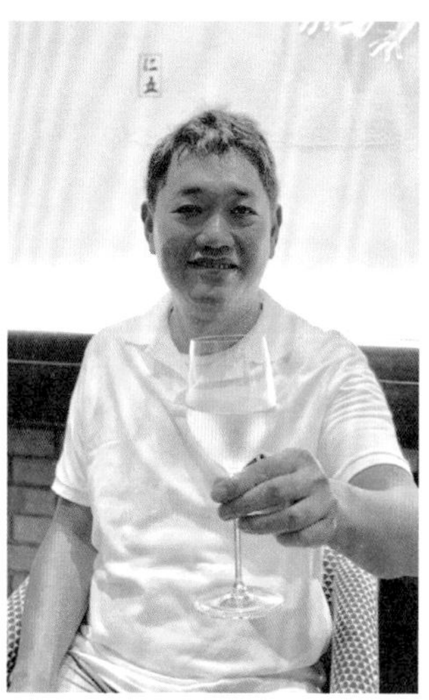

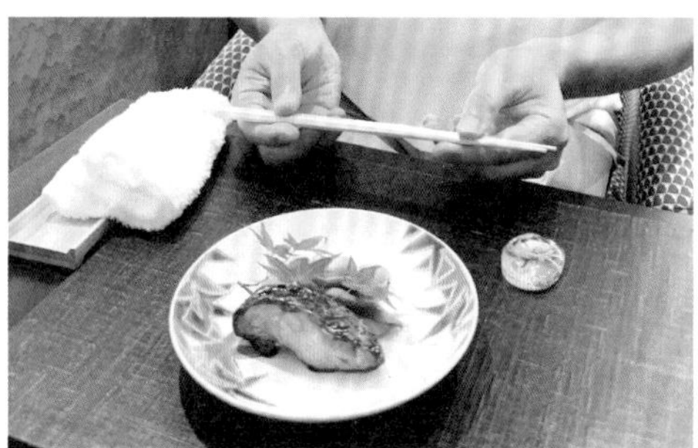

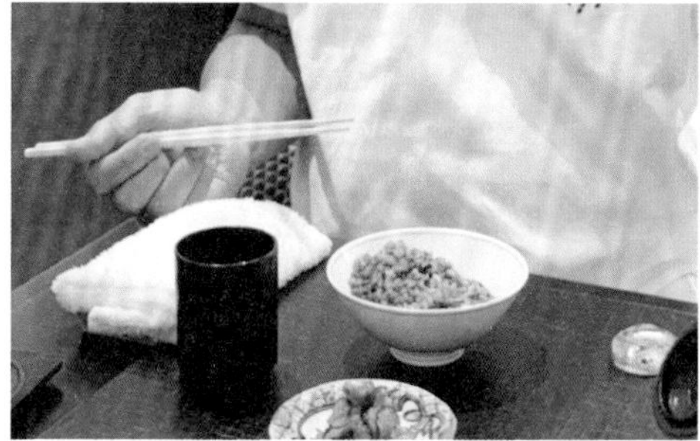

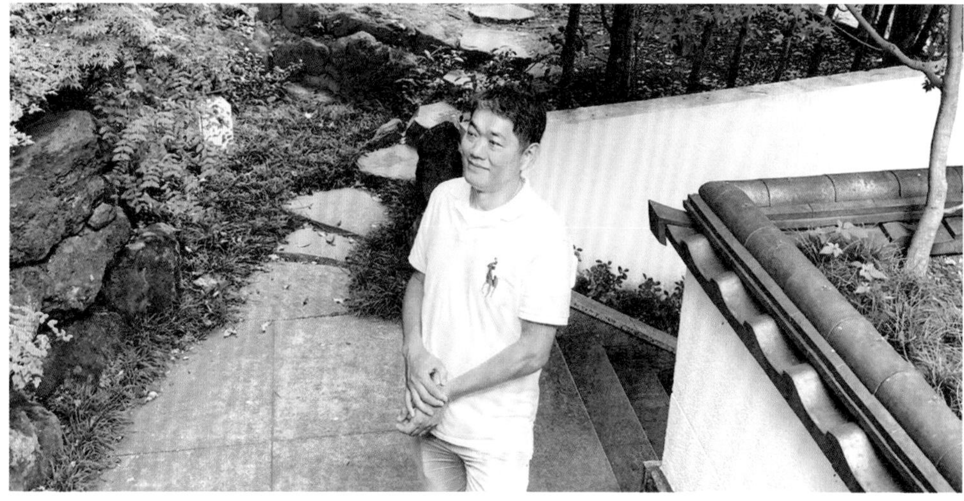

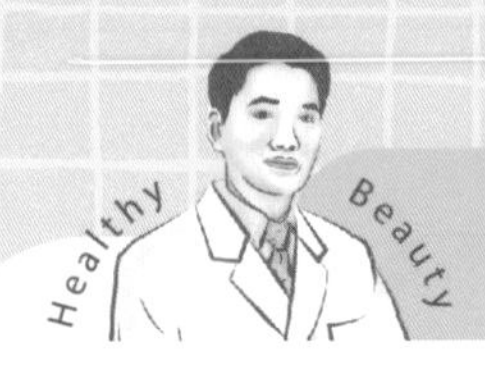

一週均衡飲食記錄表

運用下列表格的內容，檢視你一週攝取的食物種類頻率吧！

O

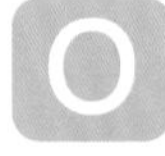
卵類：雞蛋、鵪鶉蛋等雞蛋，包括魚卵。

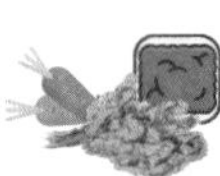
綠黃色蔬菜類：胡蘿蔔、菠菜、海藻等

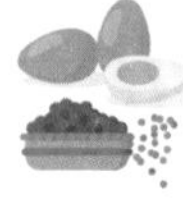
大豆、豆製品類：豆腐、豆製的食品

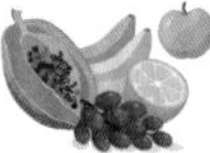
水果類：維生素 C

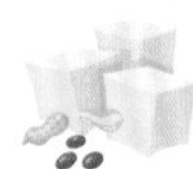
魚貝類：蠔、蝦、蜆等所有魚貝類

甜薯類：甘薯、馬鈴薯、山藥、芋類

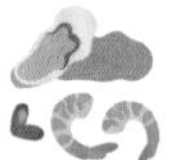
肉類：瘦肉、牛、羊（紅肉類）等所有肉類

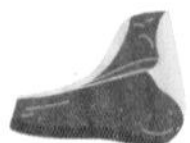

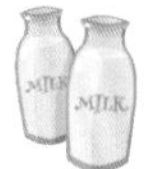

牛奶：鮮乳類

全穀雜糧類：糙米飯、全麥饅頭、紅豆、綠豆

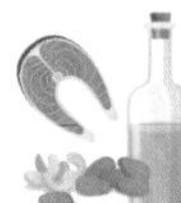
好的油脂：魚類（鮭魚、鮪魚）、堅果、亞麻籽油、奇亞籽、紫蘇油

X

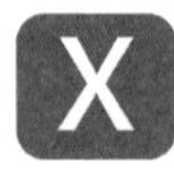
油炸和高溫烹飪菜餚

加工食物

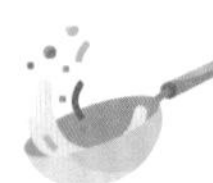
西方速食

人造甜味劑的飲料

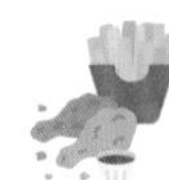
甜食、甜點蛋糕糖和果糖

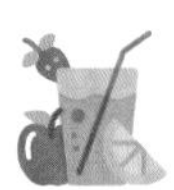
外食族

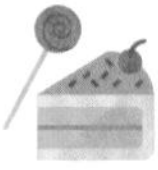

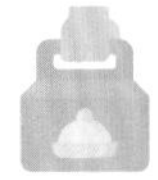

一週均衡飲食記錄表結果判讀

- 五樣以內：太棒了！請繼續保持習慣，建議可以嘗試原型食物的烹調。
- 六～十樣：偶爾的小放縱可以，但不要再更多囉！可注意○的攝取是否達到均衡！
- 十樣以上：建議開始管控！您的飲食習慣正在加劇慢性發炎。建議調整○的比例。

	O	X
星期一	樣	樣
星期二	樣	樣
星期三	樣	樣
星期四	樣	樣
星期五	樣	樣
星期六	樣	樣
星期日	樣	樣

	O	X
星期一	樣	樣
星期二	樣	樣
星期三	樣	樣
星期四	樣	樣
星期五	樣	樣
星期六	樣	樣
星期日	樣	樣

每個人都有適合自己的飲食法，不論何種飲食法，食物多樣性的攝取才最為重要，利用評量表來檢測自己，一週攝取的食物種類頻率吧！

2-3

醫師美妍教室：減齡的健康護照

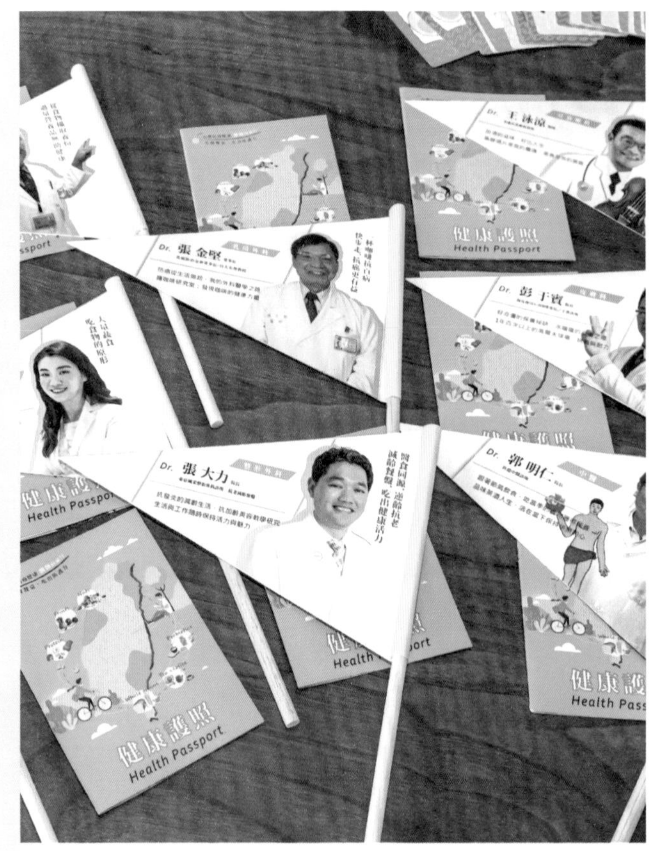

「健康護照」是減齡抗發炎的四個準則：營養均衡、適度運動、充足睡眠、壓力管理。

世界各國的生活環境、飲食文化、宗教信仰和社會發展，都會影響飲食、生活習慣、流行病與健康型態，結合各國嶄新的健康定義與認知，設計「健康護照」，從醫學美容的經驗，由內到外實踐健康長壽的生活。

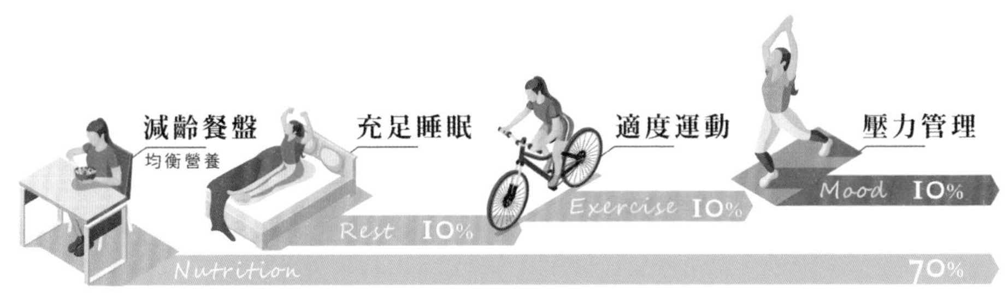

圖表 2-7　抗發炎減齡生活四大目標

除了挑選適合自己的飲食方式，同時從運動習慣、心靈層面和飲食結構，三方面一起落實健康管理。

運動、心情、飲食、睡眠是抗發炎生活計劃的主要四大準則，這些年持續整合不同專業的健康講座與記錄，學習新的健康認知，實踐減齡生活計劃，透過建立良好生活習慣降低身體發炎、釋放生活壓力，傳遞正向信念：

- 飲食：吃對食物，活化細胞，吃出活力保持青春。
- 運動：走入大自然，吸收新鮮氧氣與芬多精。
- 睡眠：充足睡眠保持愉悅，活化ＮＫ細胞及免疫系統。
- 心情慢活：自然而然紓壓身心、釋放壓力。

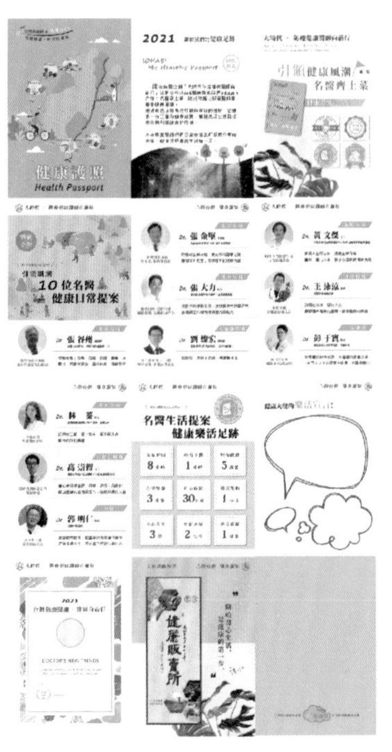

健康護照

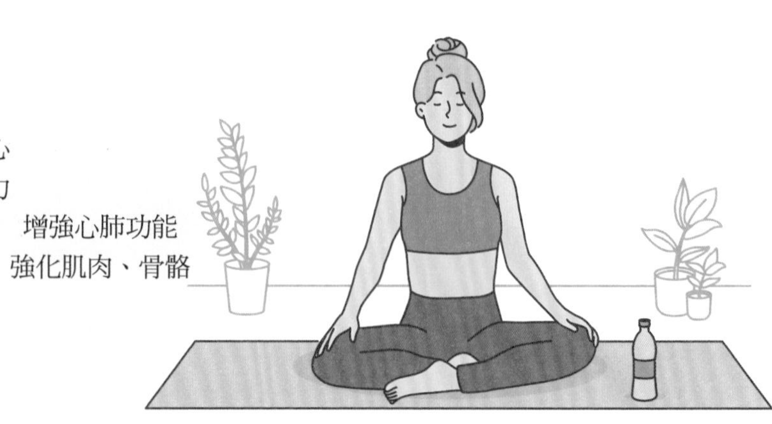

堅持運動，延續青春保鮮期

人們在運動的同時，身體會分泌多巴胺，能夠促進體內環境平衡，加快新陳代謝速度，將體內的毒素更好的排出身體，起到美容養顏的效果，延續青春與活力的保鮮期。以下介紹入門簡單的運動：

跑步

跑步是許多人的紓壓方式，其運動門檻低，許多人開始藉由跑步來鍛鍊心肺、養成恆毅力，是維持身心健康的好運動，堅持跑步鍛鍊可以越跑越年輕、美麗，達到逆齡的效果。

快走

剛開始運動，一下子進展到跑步覺得困難，可選擇快走。

快走是有效又容易執行的運動，可促進血液迴圈，增強代謝能力，還能鍛鍊腿部，預防骨質疏鬆。每次至少持續六十分鐘，對預防失智、延緩老化有顯著的功效。

游泳

根據英國愛丁堡大學的研究，經常游泳的人，早亡風險降低百分之二十八，且死於中風或心臟病的風險降低百分之四十一。

除了跑步之外，游泳也是對心肺功能有著明顯改善的運動，還能協調全身肌肉，加上水有浮力，對關節不好、體重過重、慢性疾病的人群，也是很友善的運動。游泳姿勢不限，但速度不宜過快、時間不宜過長。一般而言，以每日一次或每週三次為宜。

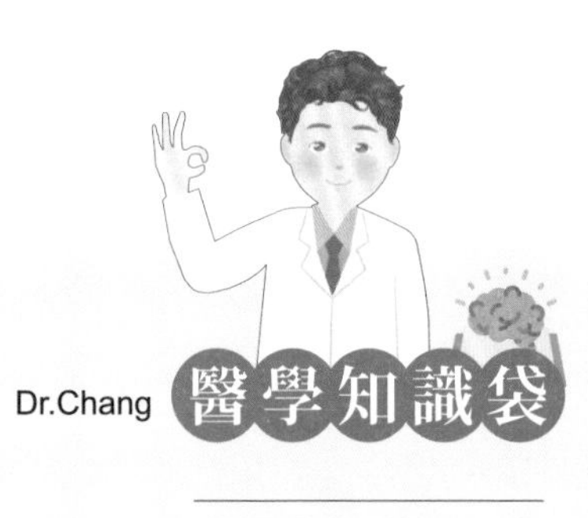

每日的飲水量

身高（公分）＋體重（公斤）×十毫升，例如身高一百七十公分，體重七十公斤的人，每天喝水量約（一百七十＋七十）×十＝兩千四百毫升。美國國家科學院公布，以九盎司（約兩百四十毫升）的水杯，女性應喝十一杯水，男性喝十五杯水。健康的人口渴時，就代表要喝水，不過這時所補充的水分，只能補身體需求量的三分之二。

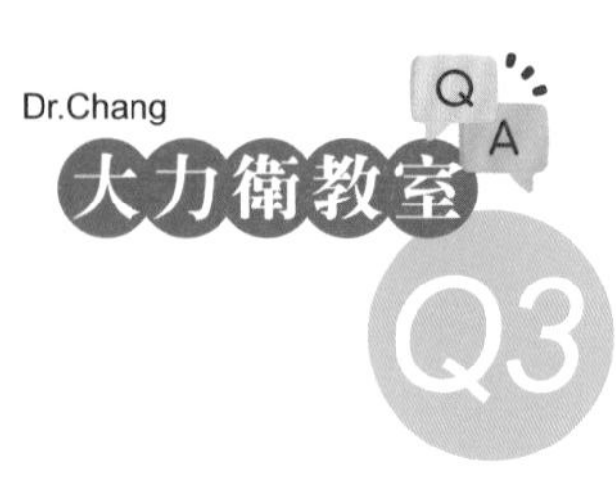

健康伸展操怎麼做？

環節式彈力帶可以幫助肌肉伸展、放鬆，利用其彈性、韌性來訓練肌肉的伸展與延展性。開始伸展操前，可進行適度溫和的暖身（五至十分鐘），尤其是胸大肌的位置，讓肌肉增加一點彈性，比較不會受傷。

一、雙手扣好伸展帶，手舉高時深呼吸（吸氣），兩手緩緩往上舉過頭，不需出力，只要撐住就可以，再慢慢回到水平。這個上抬動作會加深腋下的淋巴伸展。

二、慢慢吐氣，左手慢慢往後側下方，帶動到腰部時，可慢慢向後旋轉停留三至五次後，回到原處。（切記手部只要撐住，不要出力拉伸展帶，右側亦然）。

三、進行伸展操時不要憋氣，每一口氣深吸深吐，依呼吸與伸展的狀況循環，建議一次伸展可進行五個循環。

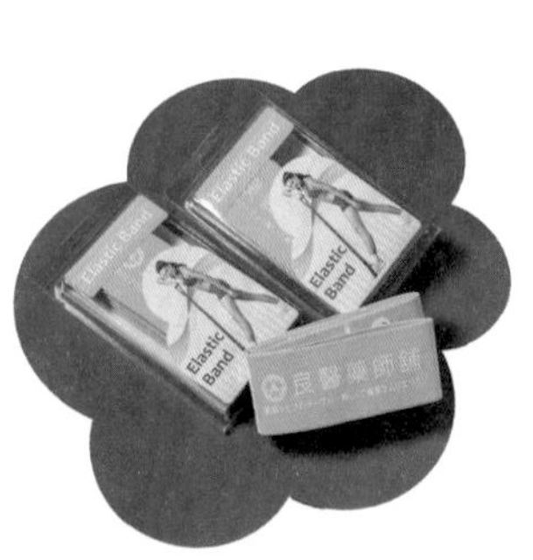

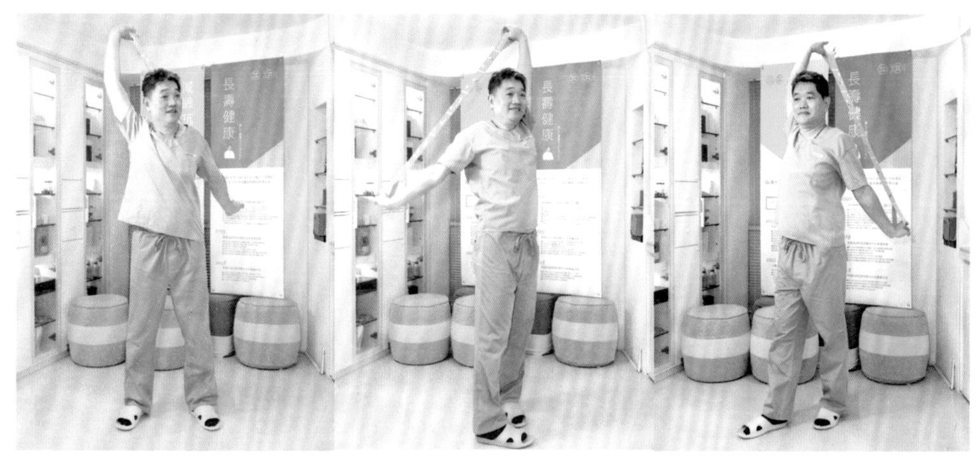

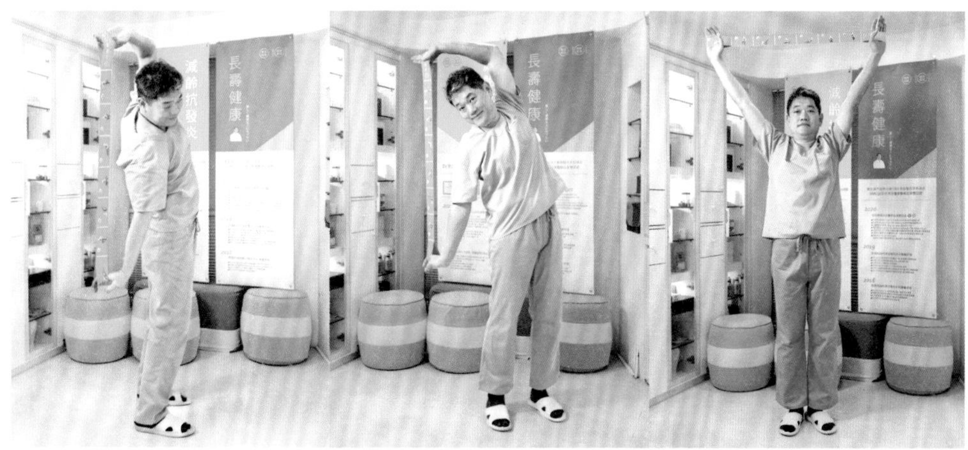

依照可負荷的強度調整磅數（綠色：輕磅數／黑色：重磅數）。

補充色胺酸
注意通風
睡前儀式感
保持昏暗燈光
幫助睡眠的方法

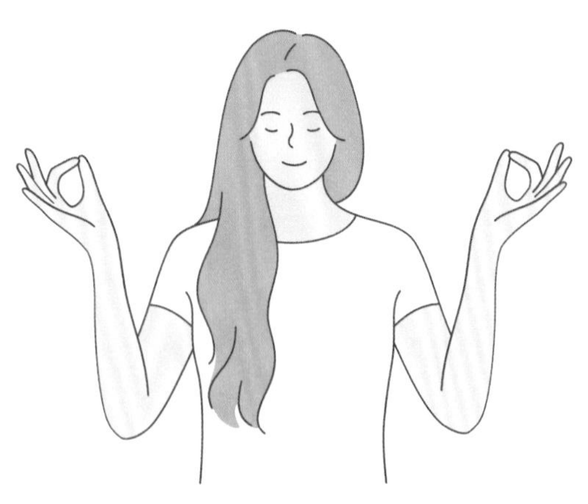

睡好覺，天然的抗老方法

保持充足的睡眠，是預防老化的關鍵。根據美國睡眠基金會的研究，成年人每天應睡夠七到九個小時，最短不低於六個小時，最長不超過十一小時。然而很多人睡得足夠了，睡眠品質卻很差，因為無法好好休息，常常比別人還要疲憊，看起來就更老了！

如果想要擁有好的睡眠，就不要做以下這些讓你變老的事！

⊘ **睡前吃太飽：**食物還沒消化就去睡了，消化系統還在運作，無法好好休息，刺激大腦，進而影響睡眠品質。

⊘ **睡前玩手機：**手機的藍光會讓大腦處於興奮的狀態，且刺激交感神經，讓你為數不多的睡意都被亮光趕跑了！建議睡前兩小時就放下手機、電腦，改成聽音樂、看書、寫手帳的方式，讓大腦知道該休息了！

⊘ **睡前出現不良情緒：**焦慮、緊張、憤怒都會讓神經感到興奮，反而容易在睡眠中出現多夢、惡夢的情況，反而影響到睡眠品質。如果長期都以負面情緒入睡，可能會導致內分泌失調，進而加速老化。

「但是我經常失眠，該怎麼辦？」幫助睡眠的色胺酸為人體必需胺基酸，無法靠身體自行合成，可挑選含有蛋白質、鈣、鎂等食物，如小魚乾、乳製品、昆布等，有助於防止失眠。

另外，晚上十一點至三點是睡眠黃金四小時，這段時間是細胞新陳代謝的最佳時段，體內也會藉由這段時間來修復受損的器官！

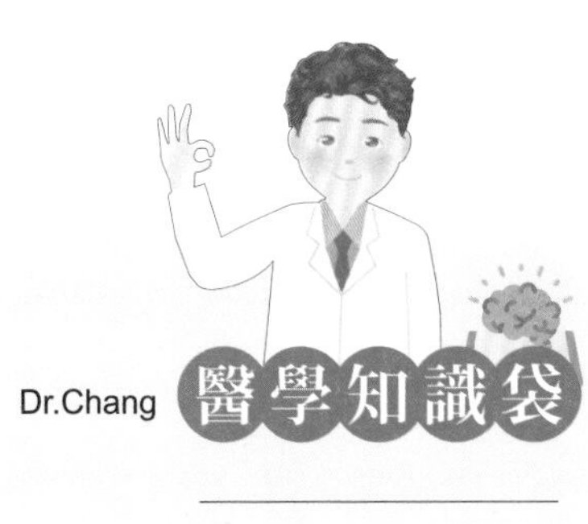

良質睡眠是什麼？

「良質」指的是良好的品質，睡眠品質除了重視足夠的時間外，睡眠的質量也很重要。

鶴見隆史《「酵素」が免疫力を上げる！》（《「酵素」增強免疫力！》暫譯）一書中提到，人體睡眠與休息時，正是體內酵素的生成時間。

回歸自然，體會山水之美

都市生活使我們越來越忙碌，離大自然越來越遠，你已經有多久沒看到繁星點點的夜空？多久沒有感受過大自然的芬多精了呢？

請放下手邊的工作，與我們一起走出戶外，感受大自然的療癒力量！

樂觀慢活，對生活保持熱情

俗話說：「笑一笑，十年少。」心情愉悅也是減齡良方。平時我們保持一顆樂觀的心，即使遭遇不悅或是困難的事物，也能轉化情緒，輕鬆地迎刃而解，而不是像被霜打蔫的茄子一樣，無精打采。

如果想要保持心情愉快，就要對生活保持熱情。探尋自己喜歡的事情，進行有益於身心健康的活動，例如爬山、認識新朋友、喝茶等，慢活是讓身心變得更好的生活態度。

情緒與樂觀的心態會影響人的整體狀態，負面情緒過多，會令大腦大量分泌有害的神經遞質，對神經系統乃至免疫系統造成不可逆的損害，在外觀上就是看上去比實際年齡更老。

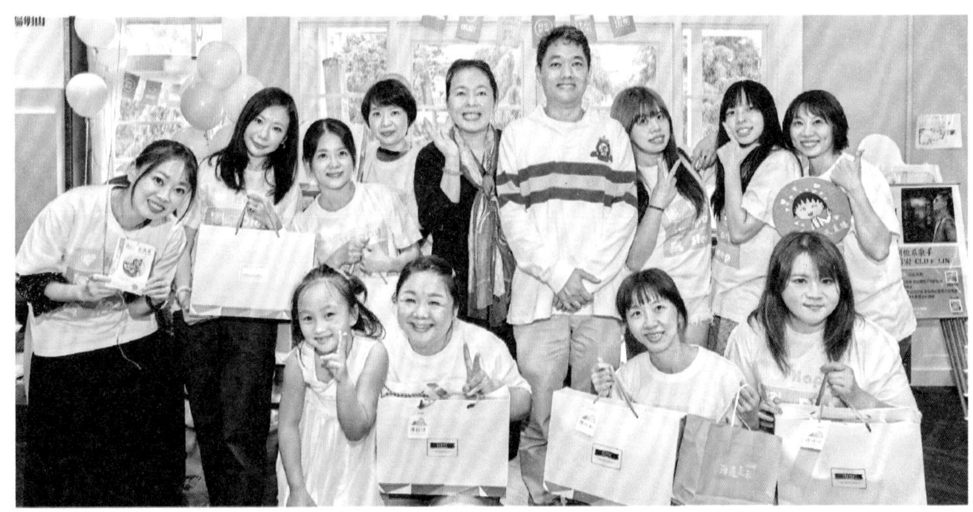

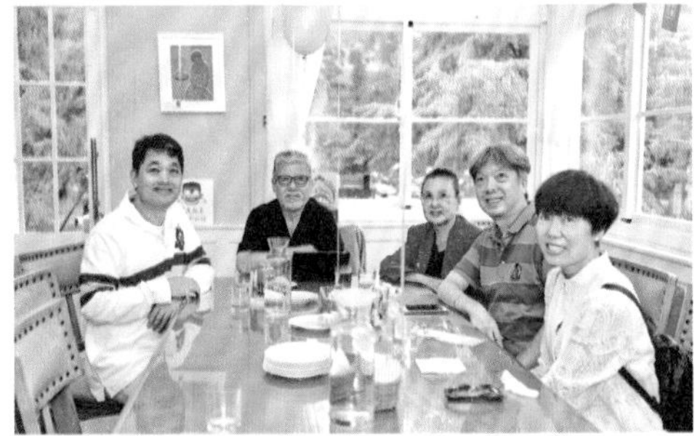

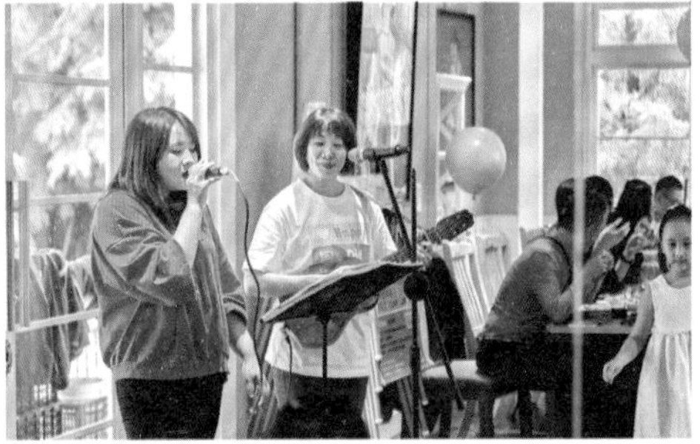

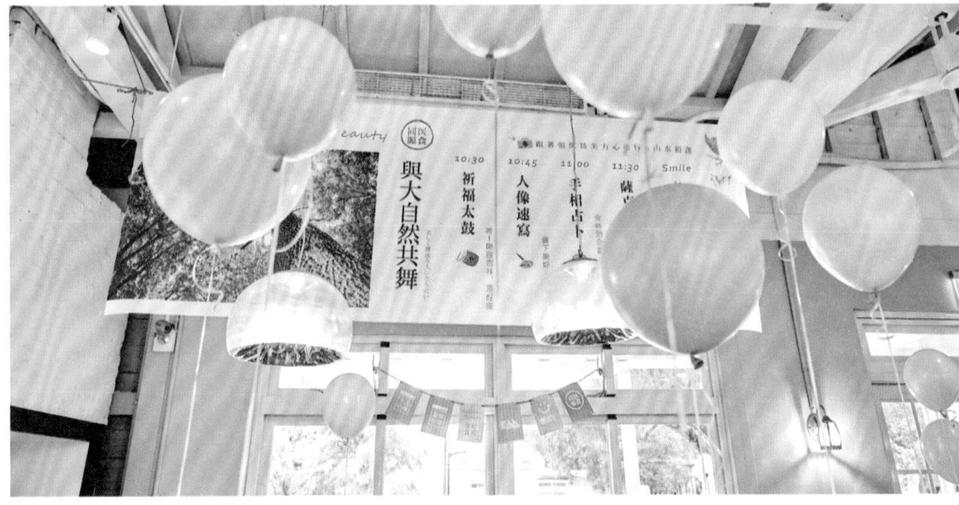
同源醫食
與大自然共舞
10:30
祈福太鼓
10:45
人像速寫
11:00
11:30
Smile

2-4

茶、咖啡的抗氧化明星成分

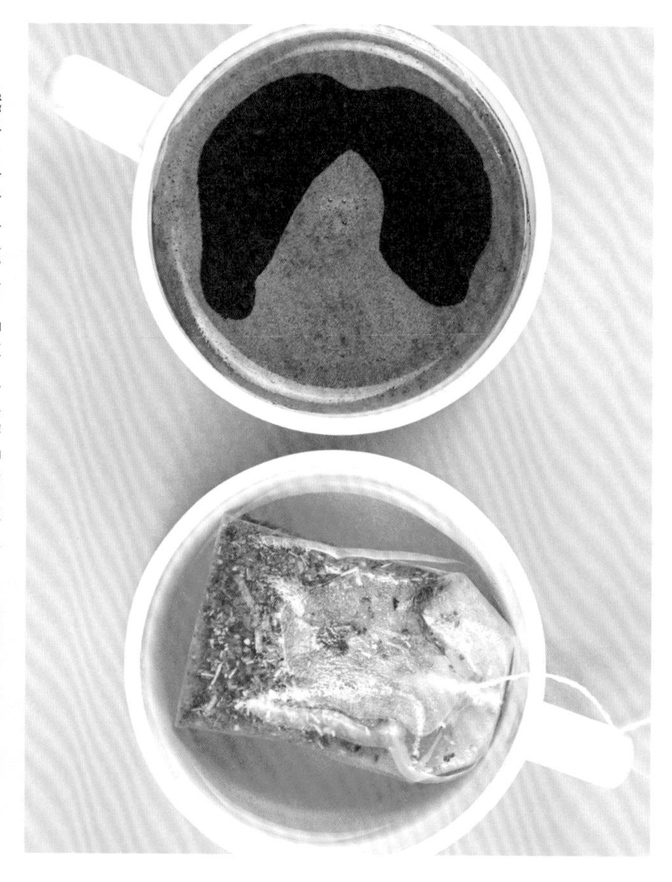

幾乎人手一杯的「茶」或「咖啡」，熱門程度已成為生活中不可或缺的飲品。

從古代開始，茶就被視為一種有益健康的飲品，更有學者將茶納入飲食指南中，每天喝三杯綠茶可降低血壓和中風的風險；咖啡可回溯至西元六世紀，歐洲人將咖啡豆或果殼、果肉烹煮成汁飲用，當作宗教中的提神飲品或湯藥治病。

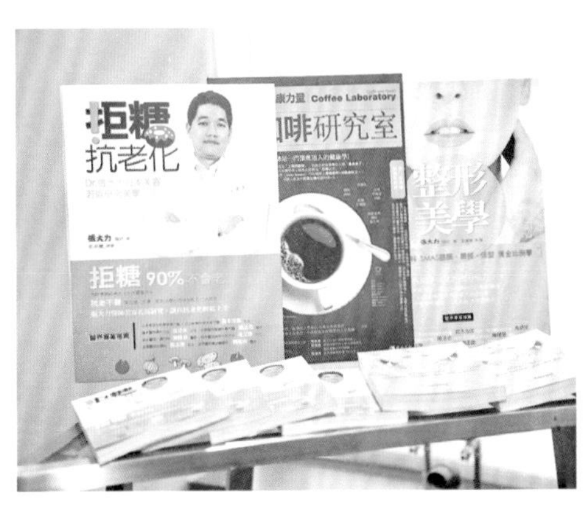

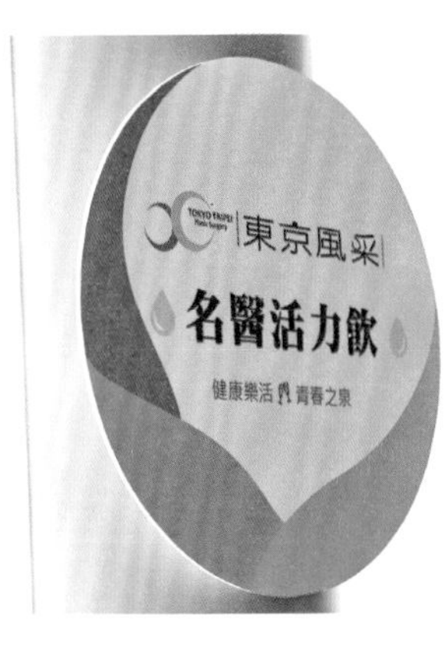

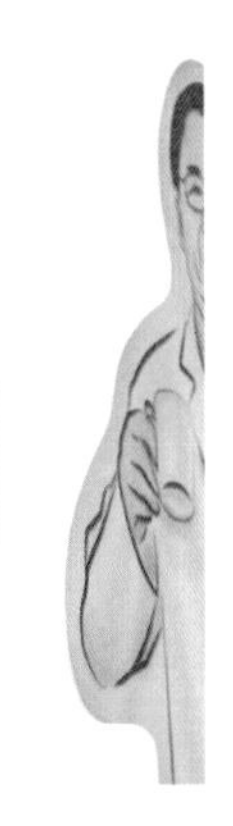

喜歡茶還是咖啡？今天我們將介紹這兩種飲料的好處，可以選擇最適合自己的一種。

茶還是咖啡？我們的選擇通常取決於我們的個人品味，咖啡和茶的特性或效果。飲用這兩種飲料對健康有很多好處，過量飲用會導致睡眠問題。假設劑量適當，它們可以預防疾病，並且通過健康的生活習慣和均衡的飲食，抗氧化的優點可以降低慢性發炎和疾病發生率。

茶和咖啡的明星抗老化成分：咖啡含有咖啡因，茶含有茶鹼兒茶素。兩者都具有抗氧化特性，可以保護我們免受自由基的侵害。然而，在茶的情況下，這種作用會降低膽固醇水準，而在咖啡的情況下，它可以調節血糖水平。

咖啡與茶的養生之道

茶富含兒茶素，兒茶素是類黃酮家族中非常強大的抗氧化劑，有助於保護我們免受許多疾病的侵害。各種類型的茶對健康非常有益，其中綠茶含有的兒茶素，是在其他植物中都找不到與其相比的含量。

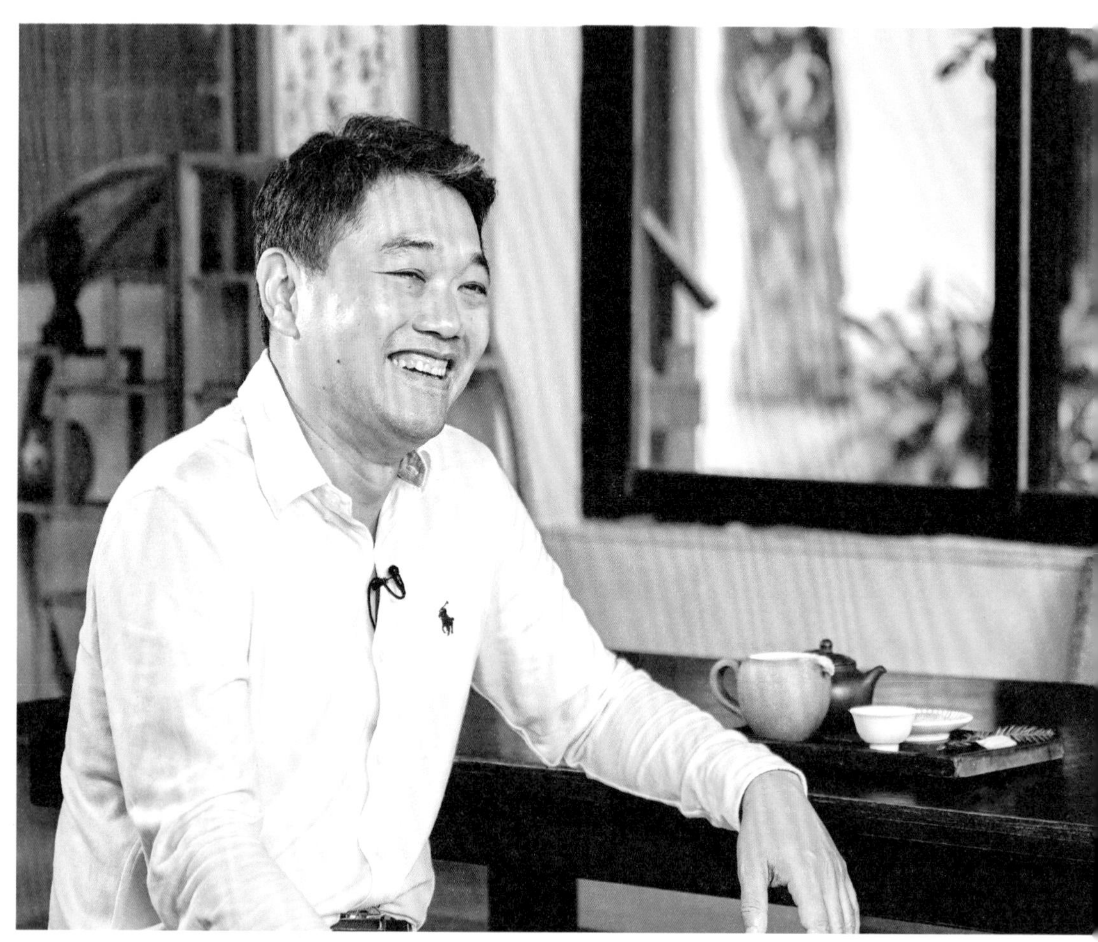

美的 in 台灣拍攝——「分享飲茶的好處」側拍。

由於茶含有類黃酮，因此有助於預防心血管疾病：這些分子改善血液流動和動脈的靈活性。每天三杯茶，綠茶可降低百分之三十六的心血管疾病風險（紅茶可降低百分之十三），像是助於降低動脈斑塊的形成、防止低密度脂蛋白膽固醇氧化，也降低智力因年齡增長而下降的機率。

茶中的單寧酸在用餐期間攝取時，會降低身體百分之六十至七十對鐵的吸收率。因此，對於缺鐵的人來說，要避免在用餐前喝茶，以免富含鐵的食物和茶的單寧酸相互抵銷，可以於飯後半小時再喝茶。

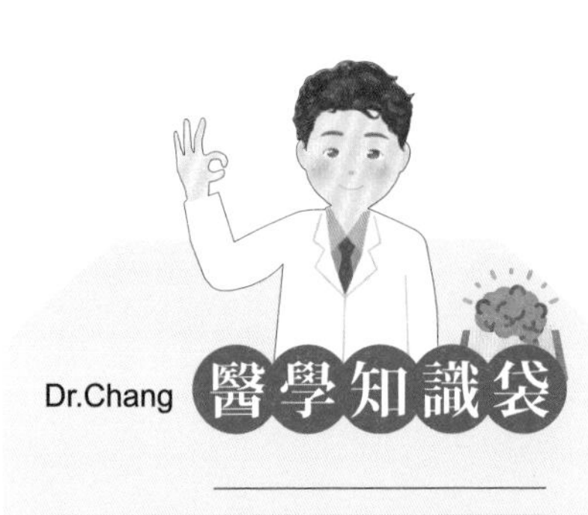

這樣喝出茶的抗氧化成分

茶葉中含有的兒茶素會隨著發酵過程被氧化掉，發酵越久的茶，兒茶素越少，喝綠茶是兒茶素含量多的好方法。

飲茶時可以添加檸檬、薄荷、醃梅子等，增加兒茶素的吸收率。

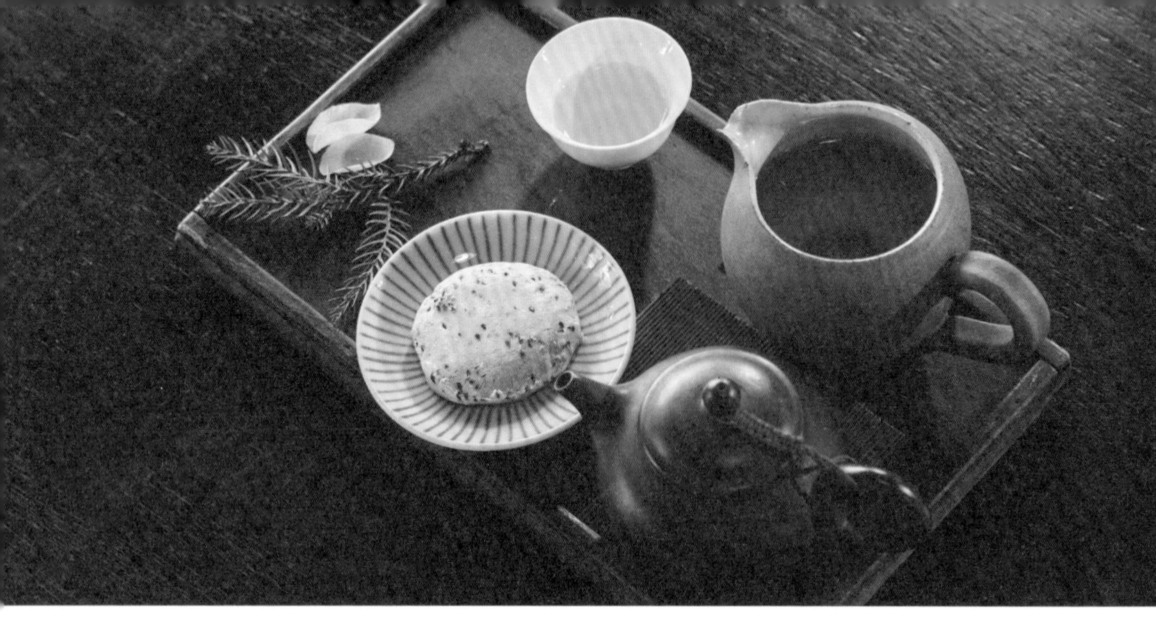

每天三杯茶，變得更年輕？

在這個追求快速的年代，泡茶能夠讓身心靈緩慢下來。在台灣，茶飲一直都是多數人選擇的飲料，無論是手搖飲料店、便利超商，茶飲一直都是熱銷飲品，顯示茶飲文化深植台灣人的心。

前面有提到，人的老化與自由基有關，而**茶葉裡的多酚類化合物就具抗氧化的作用**，因此喝茶可以起到抗老化的效果。多酚類（Tea Polyphenols）在茶葉中佔百分之二十至三十五左右，按照化學結構可以分成黃烷醇類、花色苷類、黃酮類、黃酮醇類、酚酸類等，其中又以含量最高的百分之七十的黃烷醇類物質兒茶素最廣為人知。

茶葉的成分主要除了兒茶素之外，亦含有咖啡因、礦物質、胺基酸及維生素E、B、C、K等營養物質，喝過的茶葉更可以再利用當空氣中的芳香療法與殺菌除臭，而茶葉中的多項珍貴元素，更可以養顏美容、紓壓。

有多項研究發現，喝茶可降低膽固醇濃度、降血壓、改善心血管疾病、減少黑色素沉澱、抗氧化、預防骨質疏鬆、預防蛀牙等作用。

此外，有「天然人體保鮮劑」之稱的兒茶素是茶類當中最重要的健康成分，約佔百分之十八至三十六的含量，是茶葉中最主要的抗氧化物質。除了具有抗氧化、降低血管硬化風險，穩定、控制血糖，部分研究還發現，兒茶素還有抗癌潛力。

在我們常飲用的茶類中，以綠茶、烏龍茶以及紅茶最為常見，但這些茶的多酚類含量都不一樣，綠茶的兒茶素含量最多，烏龍茶次之，兒茶素含量最少的是紅茶，因此想要抗老化，以綠茶最為有效。

喝茶、喝咖啡前，可以多注意！
避免用剛煮沸的水
bio
選擇有機
茶葉選擇原片
每天控制咖啡因攝取量
記得喝水補充水分

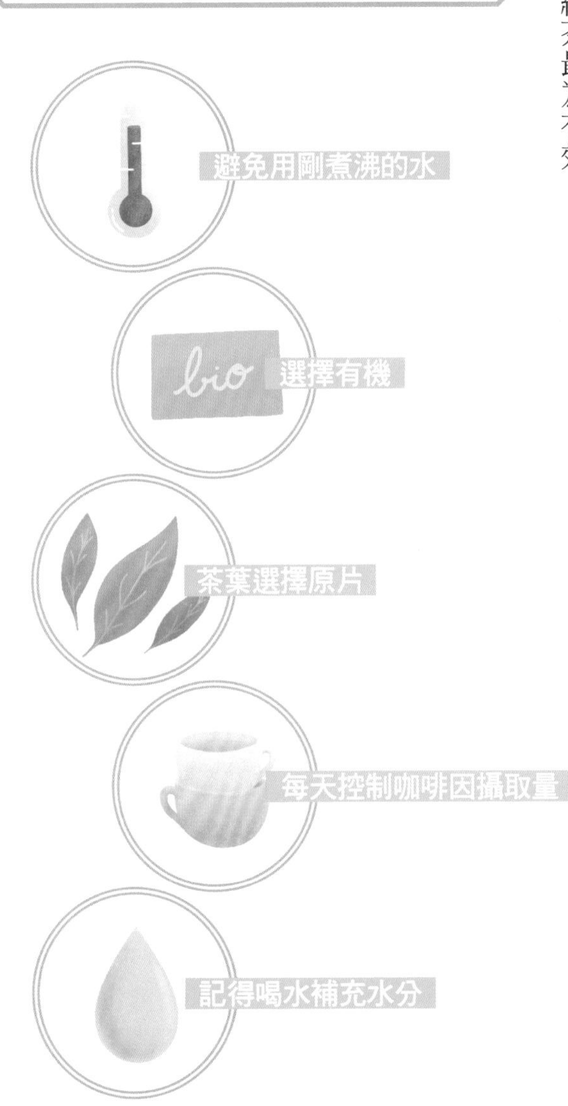

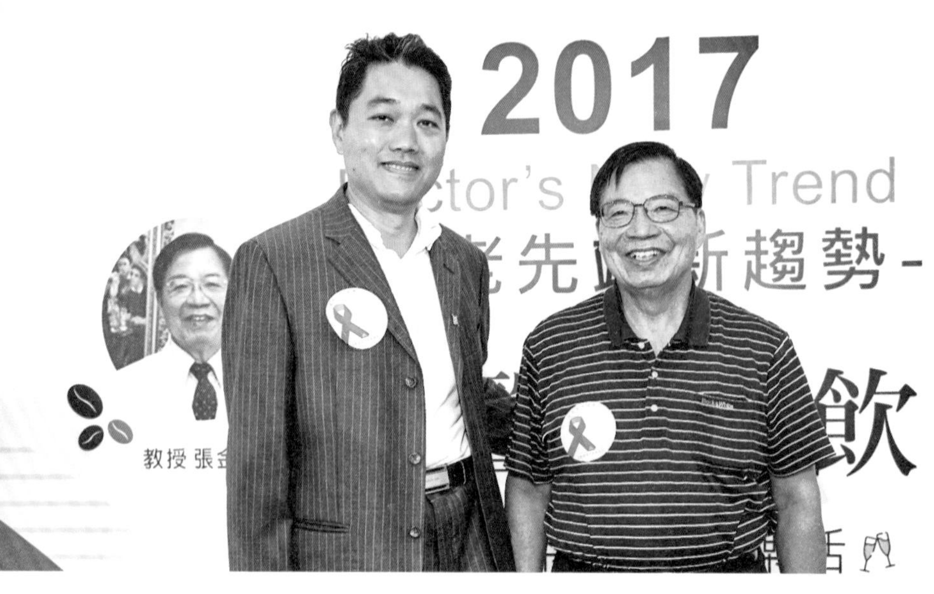

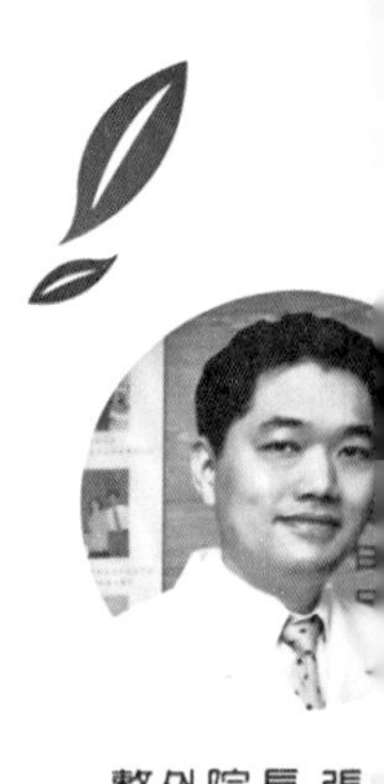

健康抗老，名醫活力飲

張金堅教授有句口號，是這麼說的：「喝咖啡、快步走，抗癌更有益！」

張金堅教授並不諱言，他在多年前一喝咖啡，胃就不舒服，後來卻因為一杯好咖啡而有所改變，從此投入鑽研咖啡的天地。

不少人認為咖啡因具有刺激、成癮作用，而認為喝咖啡並不太健康，張金堅教授指出，近來已有越來越多探討咖啡與人體健康的研究，從這些研究的結果得知，咖啡具有降低血脂肪作用，但不常飲用的人，攝取咖啡因可能會造成血壓暫時上升。

針對咖啡對心血管、中風、冠狀動脈心臟病、神經系統疾病、癌症等探討，像是乳癌患者還是可以適量飲用咖啡。

走訪世界各地瞭解咖啡的張金堅教授，在會中除了分享如何分辨適合自己的咖啡豆，還打破我們對喝咖啡的迷思，不強調咖啡有多好，而是以個人經驗分享咖啡的養生法。

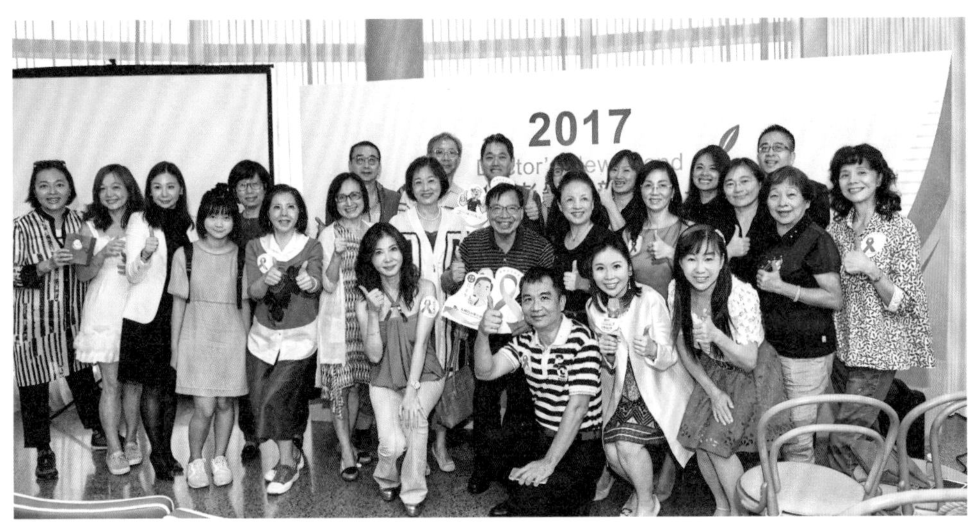
2017

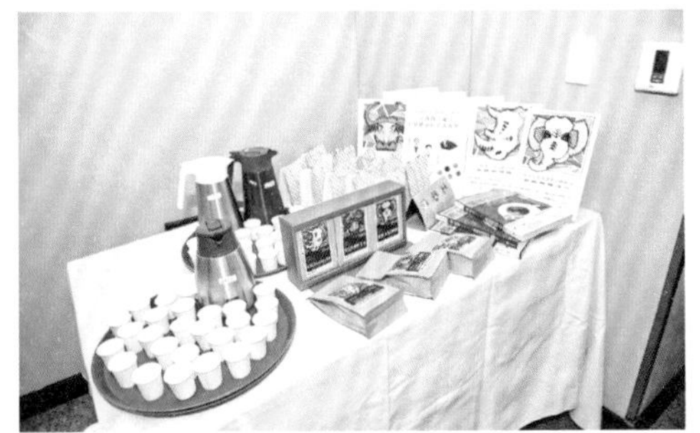

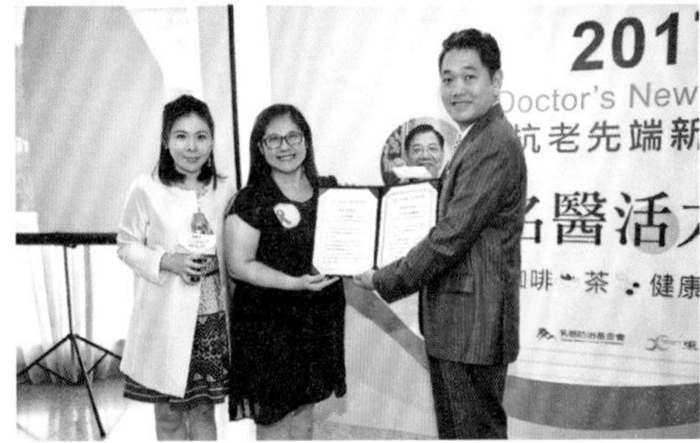
Doctor's New
抗老先端新

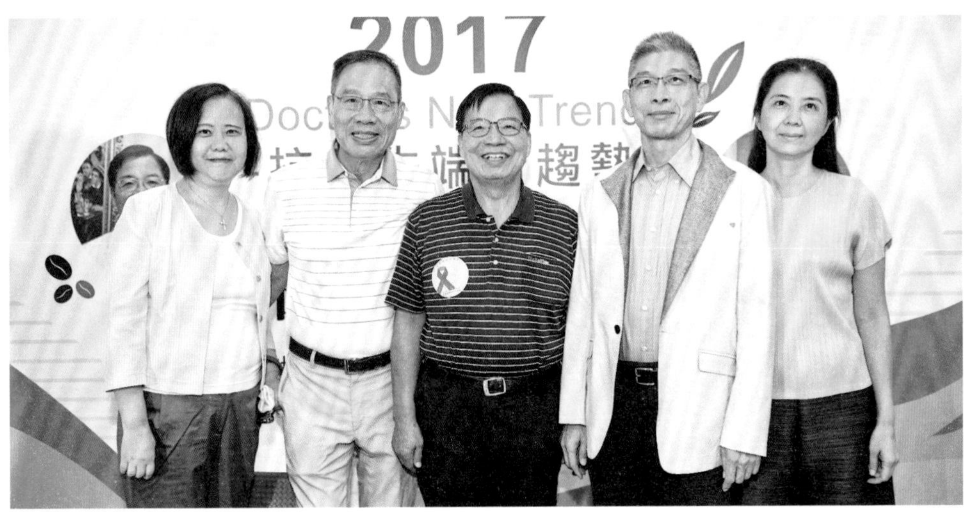
2017

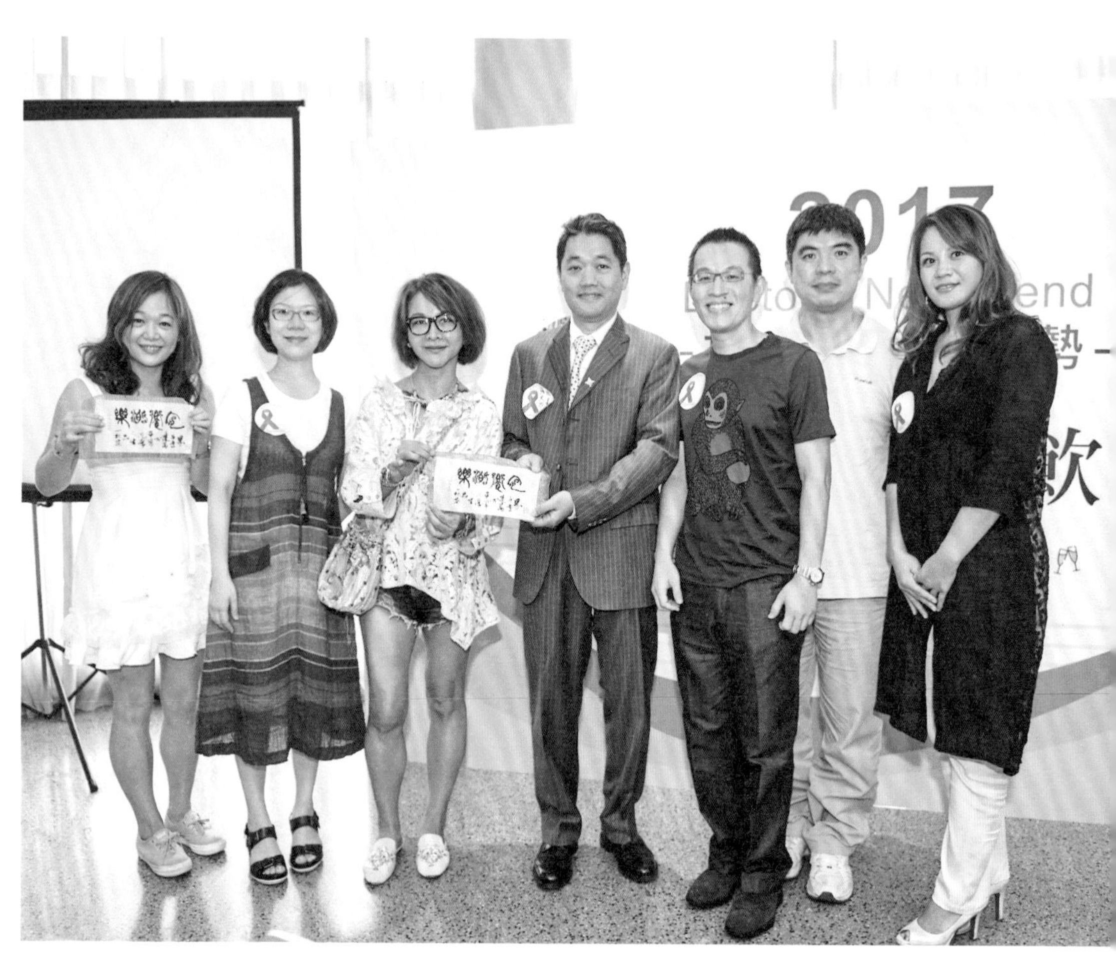

健康講座——「名醫活力飲」照片分享。

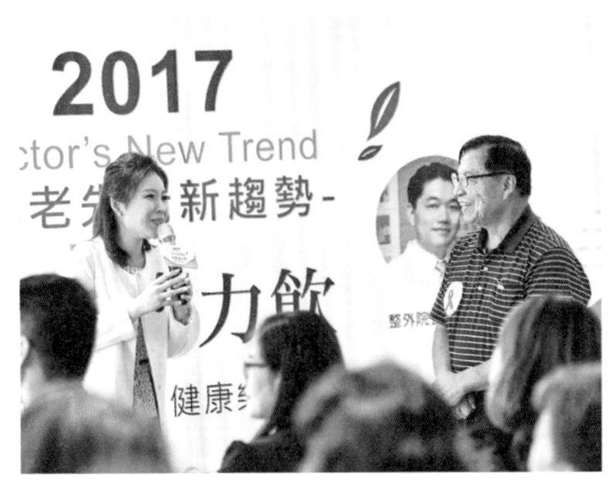

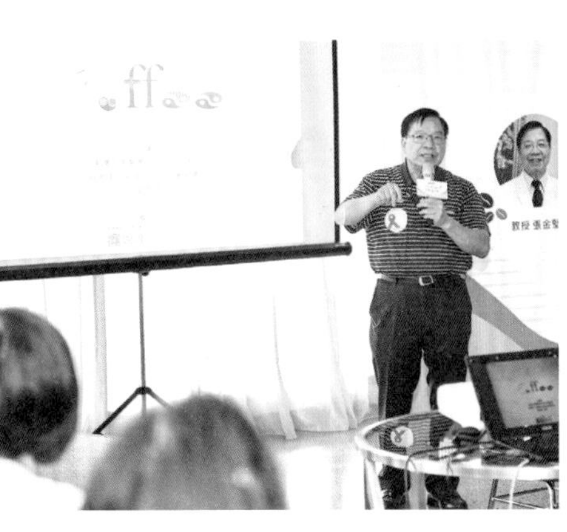

喝對咖啡，幫助減齡、對抗自由基老化

「前段時間發現自己皺紋變多，就上網查減少皺紋的方式，網路說咖啡非常有效，這是真的嗎？」一名客戶到診間詢問醫美相關事項時，提出這樣的疑惑。

一提起抗氧化食物，腦海中馬上浮現的就是藍莓等抗氧化水果，但很少人知道咖啡也有相同的功效。不少人認為咖啡具有刺激、成癮作用，認為喝咖啡並不太健康，但是近年來，已經有越來越多人開始探討咖啡與人體健康的研究。

咖啡中含有不少對人體有利的營養素，如咖啡因、咖啡酸、綠原酸等成分，這些抗氧化物可以有效消除自由基，防止發炎、衰老，由氧化壓力引起的疾病。

雖然咖啡有這麼多好處，過量飲用還是會造成負擔，根據歐盟食品科學專家委員會評估，成年人每天攝取的咖啡因量不超過三百毫克；青少年和平常不喝咖啡的人，建議攝取量不超過一百毫克；另外，孕婦與有心臟疾病患者的攝取量，不超過一百毫克到兩百毫克，甚至應該避免飲用。

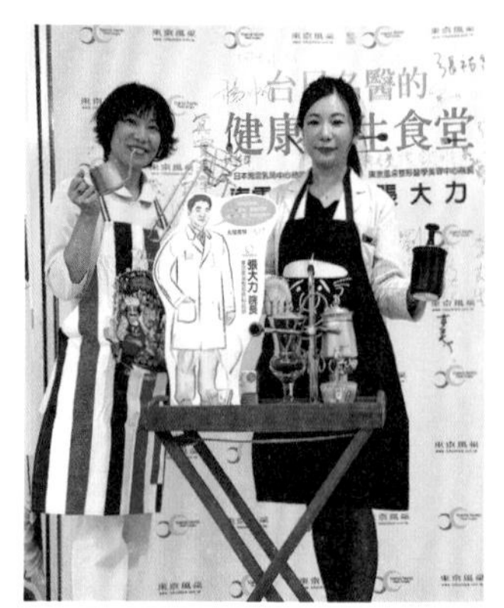

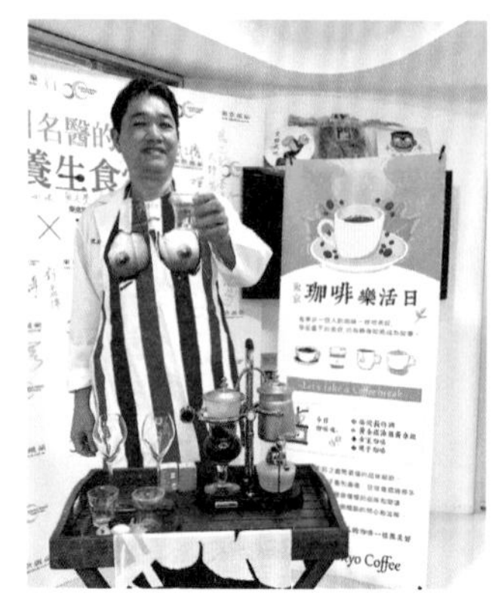

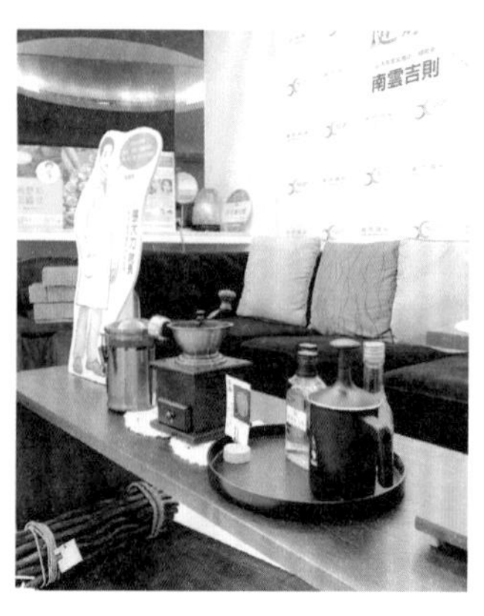

過度攝入咖啡因，可能會導致咖啡中的好物質轉換成壞物質，危害到神經系統、心血管系統與消化系統，導致心悸、焦慮、失眠、頭痛、疲勞、頻尿等，長期大量喝咖啡還會有成癮傾向，若是突然停止攝入咖啡因，可能就會引發身體的不適，反而會加快老化速度。

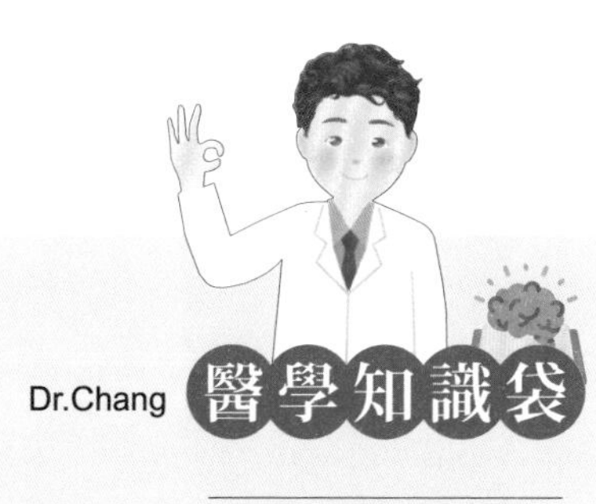

咖啡因標示這麼看！

每個人的體質不同，代謝咖啡因的能力也不同，但我們的生活中處處都存在著咖啡因，除了咖啡之外，茶類、能量飲、熱可可、可樂、巧克力棒也都含有咖啡因，若一天中攝入多種的含咖啡因的食物，就需注意總攝取量。

衛生福利部已於二〇二二年六月公告，自二〇二三年一月一日起，任何含有咖啡因成分的飲料或現場調製飲料（手搖飲），應於個別產品外包裝，或 QR Code 等其他電子化方式，標示咖啡因含量供消費者選購參考，因此我們可以透過紅黃綠的標示，來區分咖啡因的含量。

Coffee
> 120 mg
100~120 mg
< 100 mg

咖啡因含量示意圖

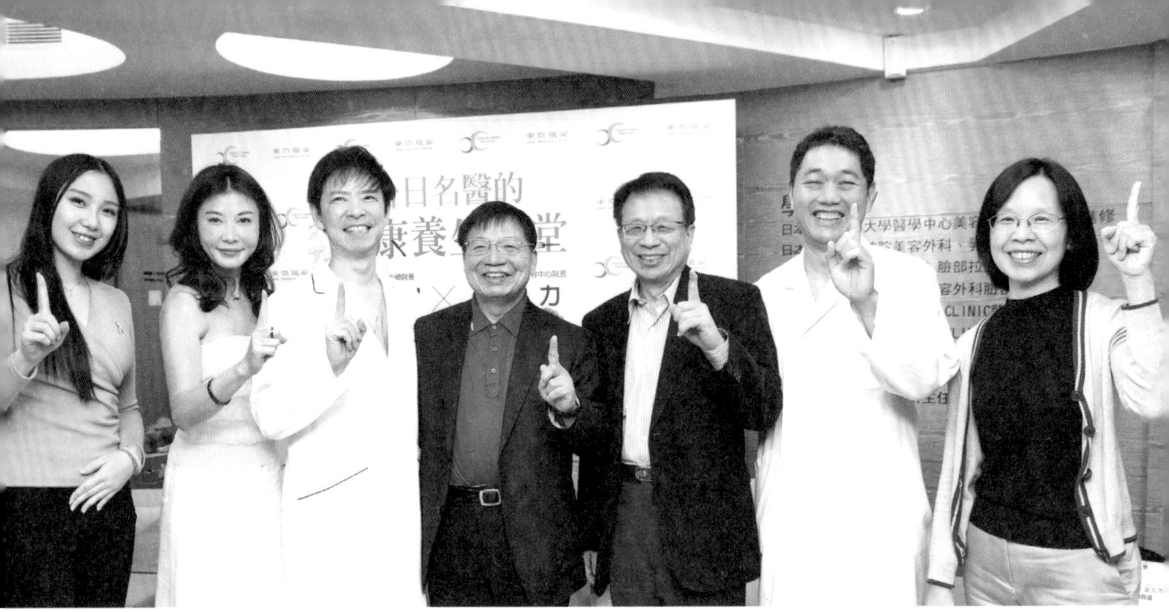

健康飲食有助於預防各種形式的營養不良，以及慢性發炎、疾病老化。「台日名醫的健康養生食堂」講座，從醫學觀點以及健康食療的角度，分享「醫食同源」的重要性。

醫食同源，飲食是良藥

在東京研修期間，日本東京乳房總院南雲吉則博士推廣醫食同源、健康飲食的理念，二〇一六第四屆乳房學術研討會中，台日學術交流在東京總院參觀一日，從病院到醫師實踐指導的健康養生食堂，南雲吉則博士在日本是知名抗癌專家，所著作的書籍是從病友經驗中結合食療的觀念。源自於他觀察到乳癌病人逐年增加，且發生率上升與年輕化，根據臨床經驗發現，很多乳癌患者的生活習慣不良、飲食缺乏正確觀念，因而在醫療過程中，實踐保健指導與健康講座！

簡單吃

杜絕加工

回歸天然食材

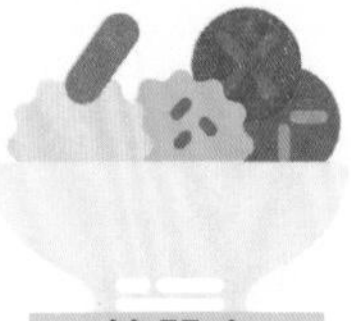

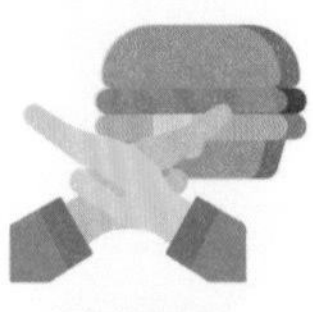

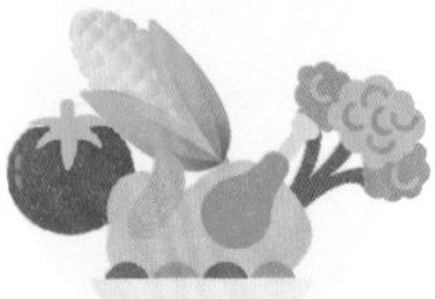

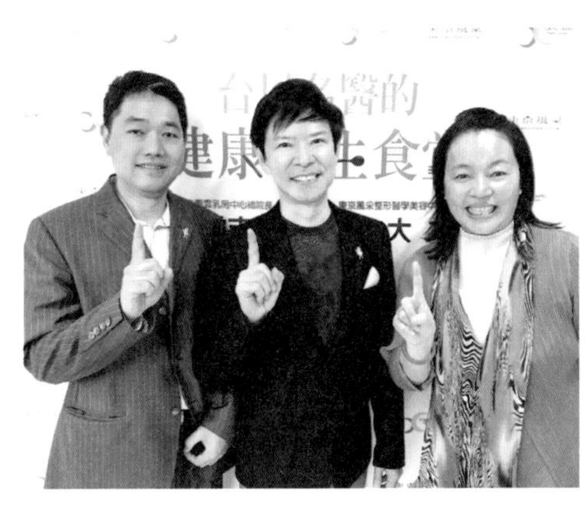

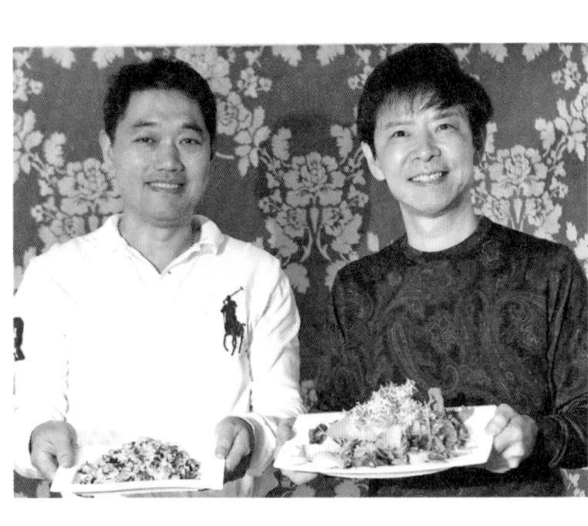

飲食科學觀——吃出抗氧化力，延緩細胞老化

正確養成「健康生活套餐計劃」的理念，可從入門觀念著手，簡單吃、杜絕加工、回歸天然食材。

一般而言，現代人飲食常大量攝取不好的脂肪、動物性蛋白質、糖分等，我們攝入的這些食物會經過消化道代謝，並透過氧化產生能量，氧化過程中則產生自由基（Free Radical），那麼該如何對抗自由基？可多多食用具有抗氧化功能的營養素，如維生素A、維生素C、維生素E、番茄紅素、胡蘿蔔素、葉酸、花青素等抗氧化營養素，**這些營養素可以提供讓自由基變得穩定**，從而減少自由基對細胞的傷害。

對於減齡菜單的設計，挑選富含營養成分的「當令食材」，呈現台日不同文化的「飲食方式」，以符合現代人方便又快速的簡易烹調，透過我與南雲博士的醫學養生觀點，來分享本次的健康養生料理，希望從食材選擇與搭配，瞭解到「減齡餐盤」的實踐方式。

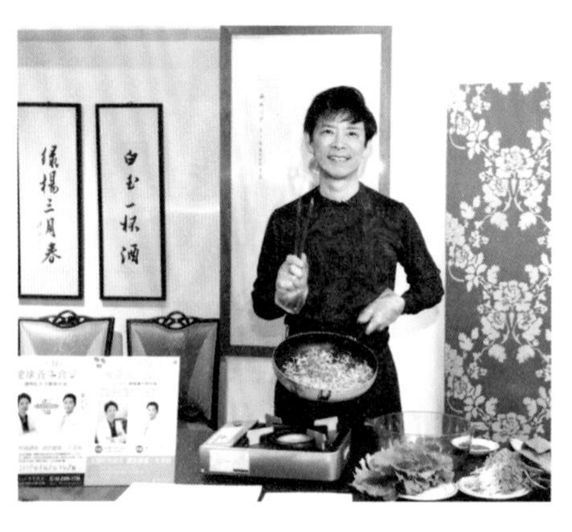

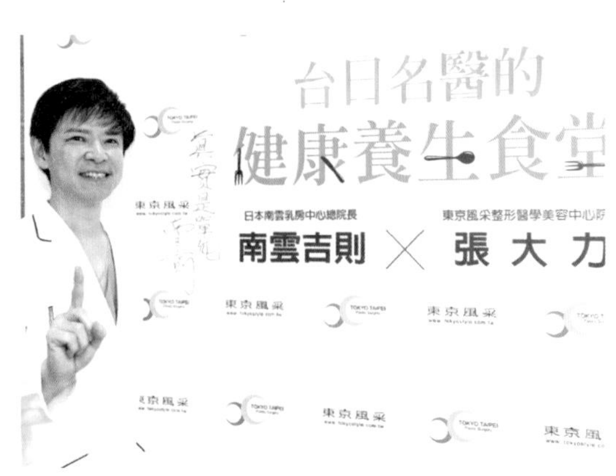

全營養葡萄醋沙拉，清爽開胃菜

南雲博士現場分享「全營養葡萄醋沙拉」，加入適量的陳年葡萄醋與荏胡麻油，嚐起來十分清爽，又富有層次變化。

陳年葡萄醋能夠抑制過酸化脂質的產生，促進細胞代謝，有助改善血液循環，讓膚色更加紅潤，呈現白裡透紅的自然感；亞麻仁油是一種高不飽和度的天然油脂，含有百分之六十七的α－亞麻酸，對降低膽固醇、降低血脂、防止動脈粥狀硬化、降低腦血栓和預防心血管疾病的發生有極大的幫助。另外，α－亞麻酸可以在體內代謝為腦黃金ＤＨＡ，有助於促進腦細胞活力，提高記憶力，預防失智。

菠菜、酪梨富含人體所需的營養，包括維生素Ｃ、抗氧化劑、葉黃素。抗氧化劑能保護你的身體免受自由基的傷害，減緩身體老化，有助預防癌症及降血壓；櫻花蝦含有豐富的蝦紅素，蝦紅素是類胡蘿蔔素的一種，去除活性氧的能力高，具有強大的抗氧化功能，加到沙拉中一起吃，便可以攝取足夠的營養，降低身體發炎的機率。

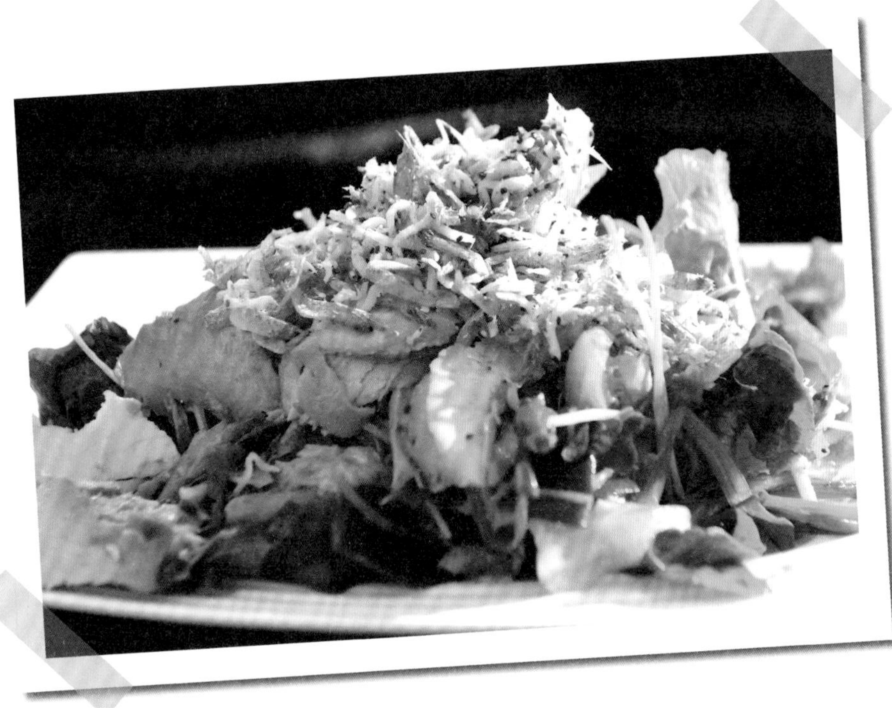

南雲博士（Dr. Yoshinori NAGUMO）

示範健康養生料理

全營養葡萄酒醋沙拉

食材

菠菜……………一把
豌豆嬰…………一盒
酪梨……………一個
櫻花蝦乾………一份
奇亞籽…………適量
紫蘇籽…………適量
川燙過的吻仔魚……一份
紫蘇籽油或亞麻仁油……適量
陳年葡萄醋………適量

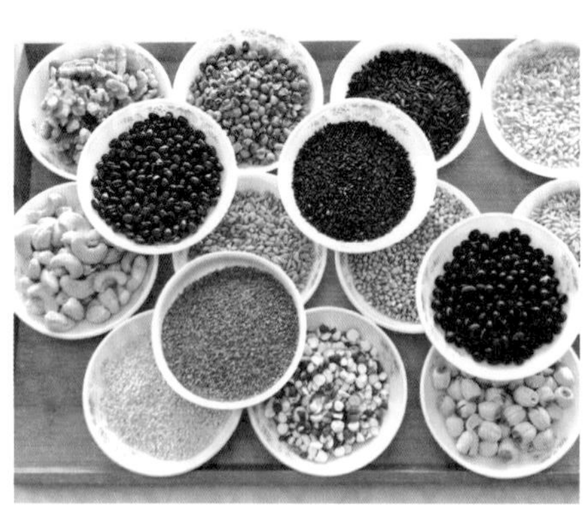

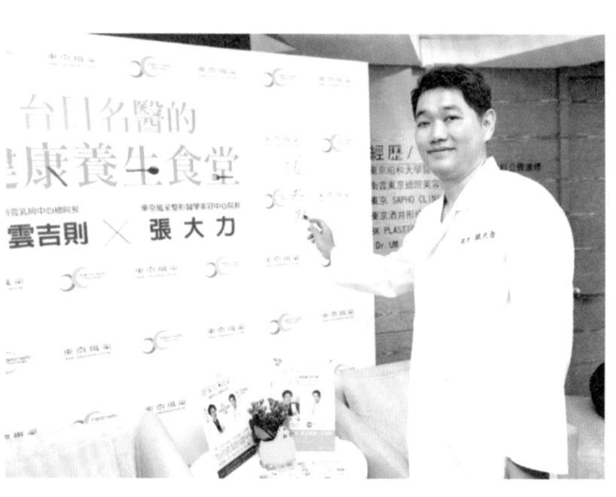

菠菜鮭魚蘆筍蛋炒飯，預防心血管疾病

我則準備了多穀類堅果穀物做出「紅藜十穀飲」，補充好的植物性蛋白，以及加入黑木耳、菠菜、鮭魚、蘆筍的「養生什錦蛋炒飯」，做成全營養健康餐。

「菠菜」含有豐富維生素C、胡蘿蔔素、蛋白質及鐵、鈣、等礦物質；「鮭魚」富含百分之五十五的單元不飽和脂肪酸，還提供必需脂肪酸EPA和DHA，因此具有清血、降低血膽固醇、預防視力減退、活化腦細胞，以及預防心血管疾病等功效。

「蘆筍」所含多種維生素和微量元素的質量，優於普通蔬菜；另外，「黑木耳」富含膳食纖維、多醣體和抗凝血物質三種成分，能降低體內膽固醇及飽和脂肪酸，減少產生血栓的機會，亦可減緩醣類吸收，調節控制血糖濃度。

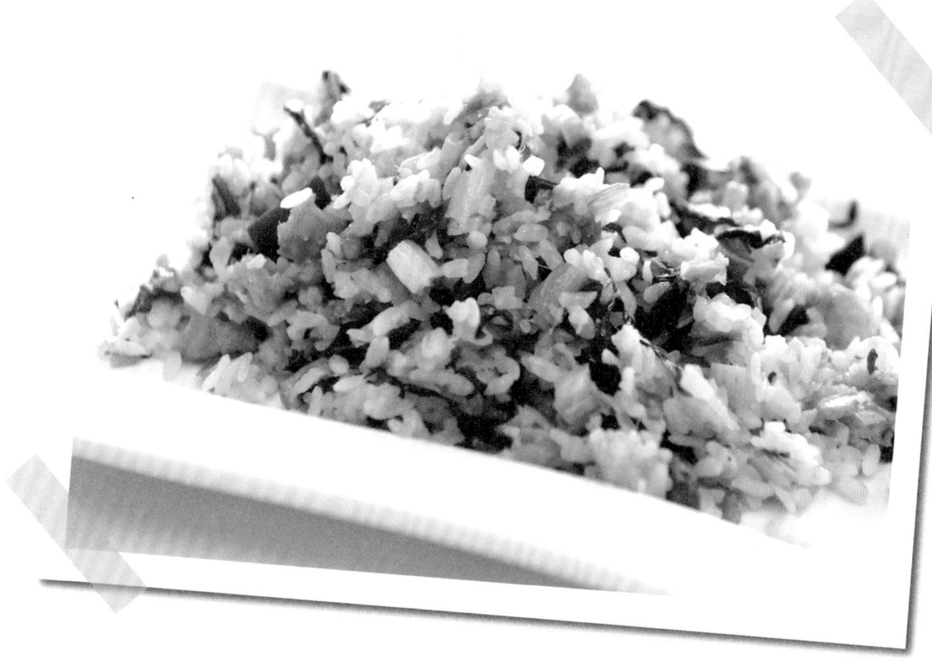

張大力院長（Dr. Chang）示範健康養生料理

菠菜鮭魚蘆筍蛋炒飯

食材

- 去骨鮭魚……一塊
- 菠菜……三把
- 黑木耳……一片
- 蘆筍……三份
- 蒜頭……兩顆
- 雞蛋……兩顆
- 糙米飯或五穀飯……一碗
- 醬油……一大匙
- 胡椒鹽……適量

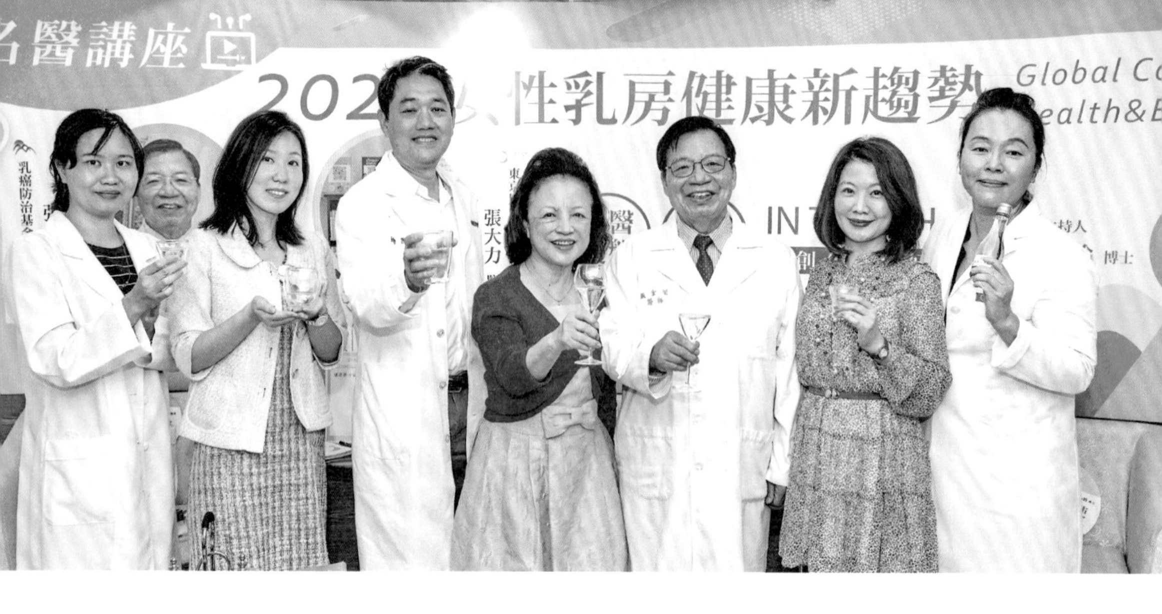

健康密碼，名醫座談齊推廣

十月在「國際乳房關懷月」的背景下，與乳癌基金會董事長張金堅教授共同出席乳房關懷活動，從不同面向進行整合，推廣健康公益、逆齡抗老等觀念。我與乳癌防治基金會董事兼台大醫院張金堅教授共同發起「二〇二〇女性乳房健康談」，並提出「女性乳房健康新趨勢」。

我們可以將美味的飲食，同樣變成好的能源，期望為個人、家庭、社會和地球貢獻出更美好的健康力量，分享面對二十一世紀與後疫情時代下的常見疾病新常態（New Normal Disease），以及從事醫療關懷應有的態度與方法，共同推動飲食照護和減齡餐盤等精彩內容……，在張金堅教授、雷小玲營養師與我的接力分享下，獲得觀眾熱烈的迴響。

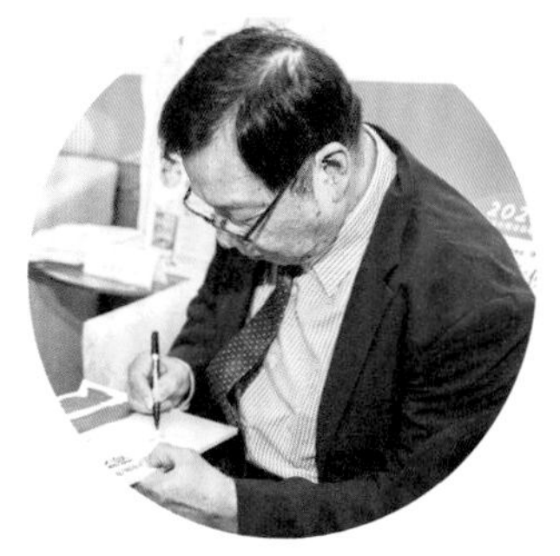

張金堅教授

乳房醫學中心兼任主治醫師

- 台大醫院兼任主治醫師
- 台灣大學醫學院榮譽教授
- 台大醫學院兼任教授
- 財團法人乳癌防治基金會董事長
- 醫療財團法人徐元智先生醫藥基金會遠東聯合診所兼任主治醫師

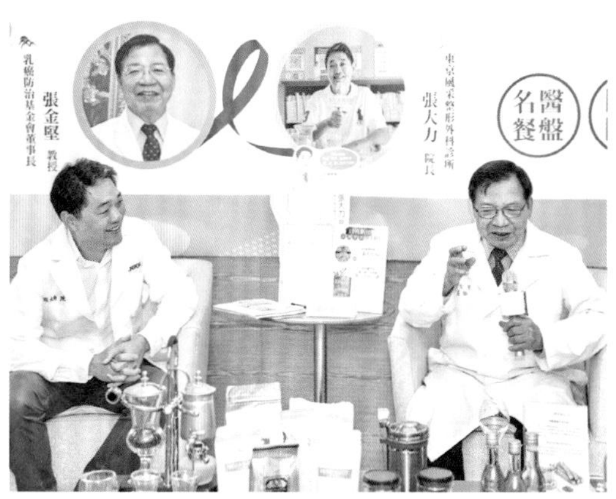

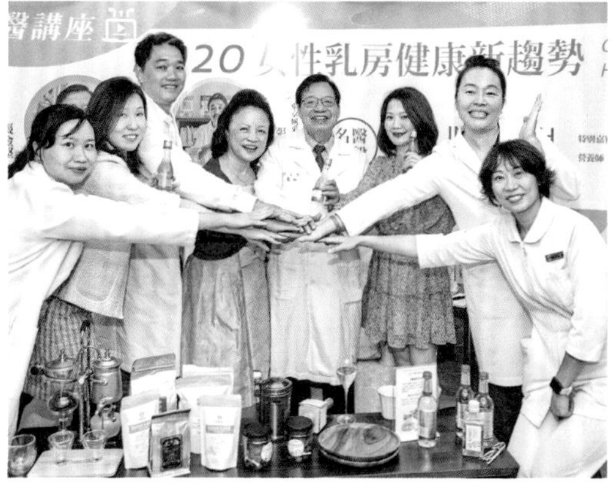

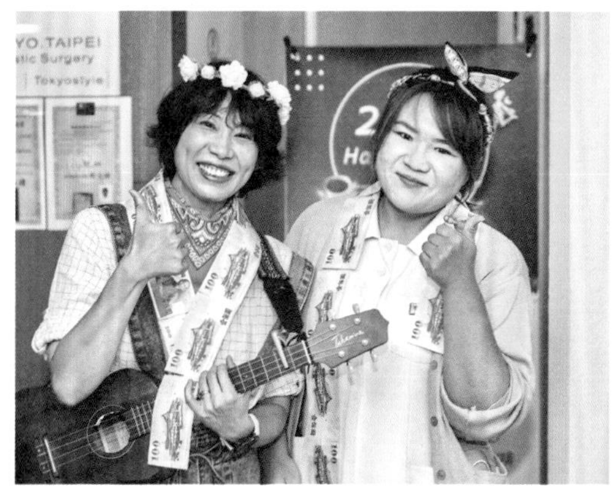

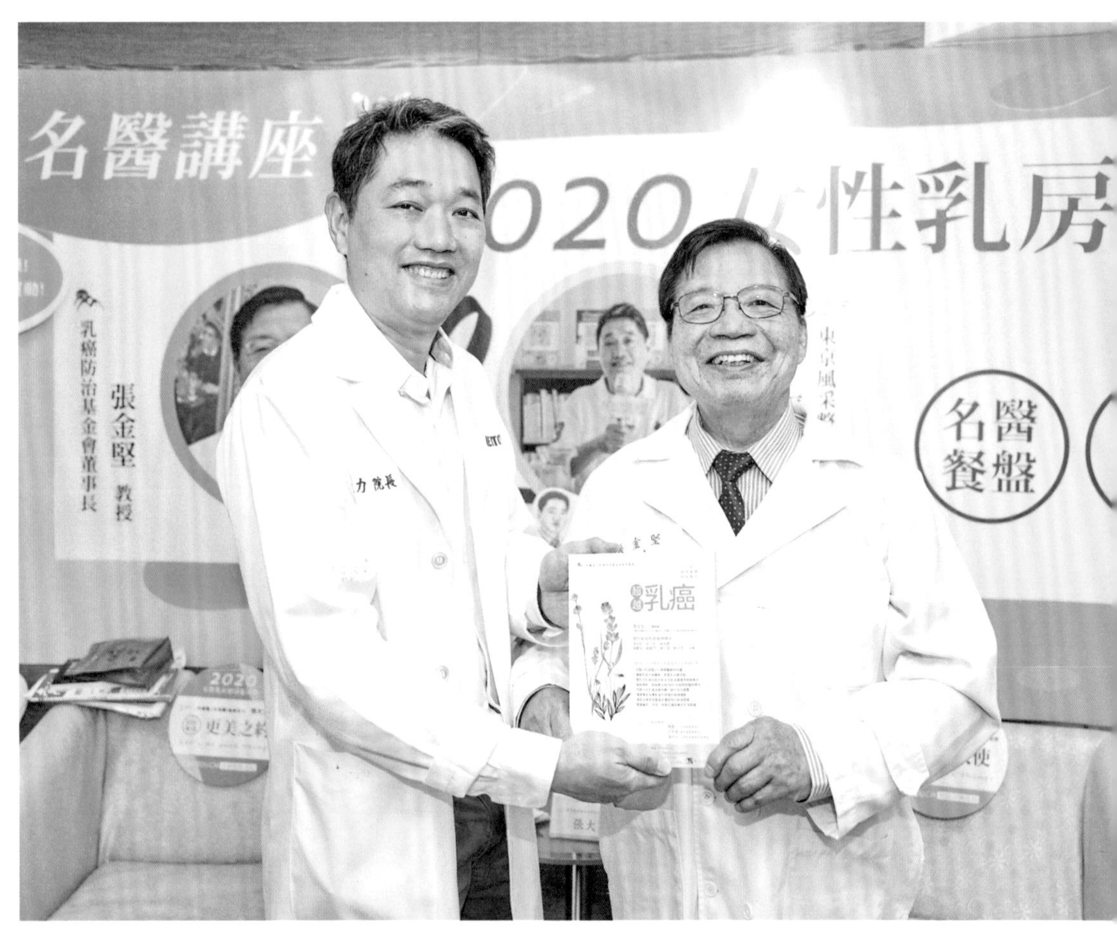

健康講座──「女性乳房健康新趨勢」現場紀實。

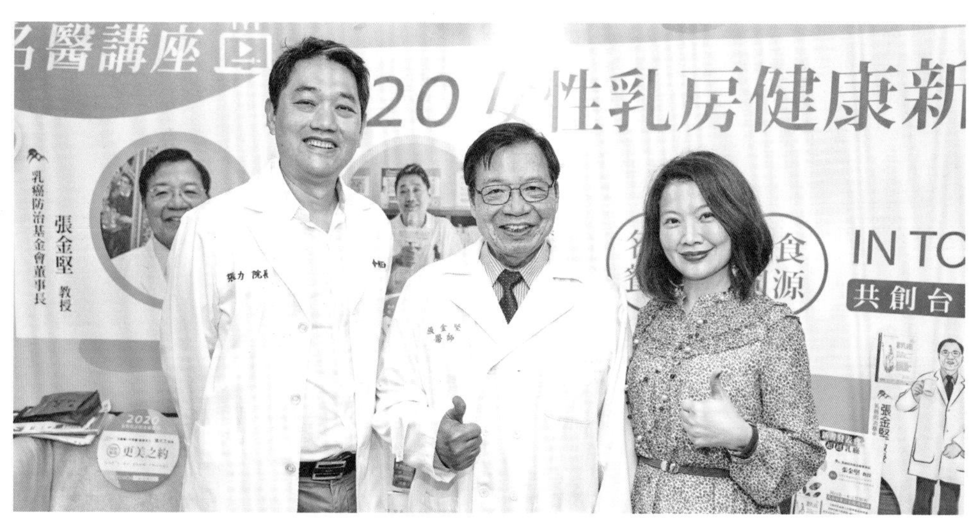
名醫講座
2020 女性乳房健康新
乳癌防治基金會董事長
張金堅 教授
IN TO
共創台

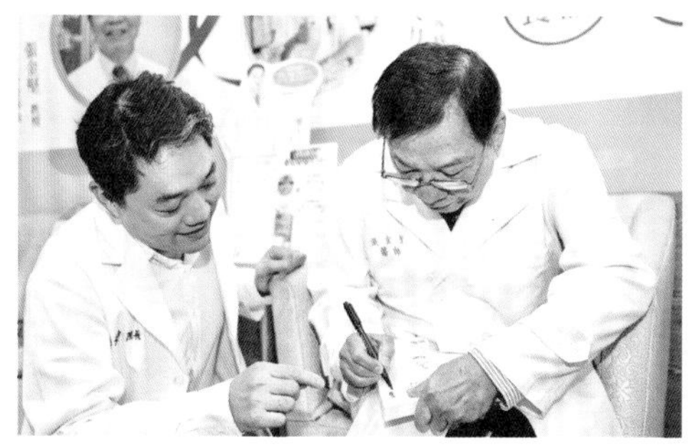

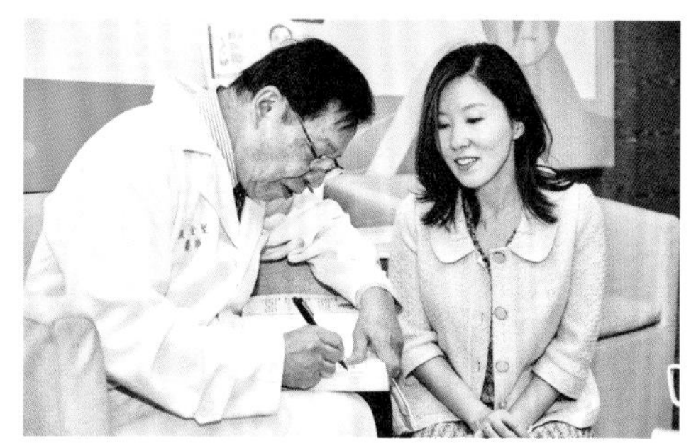

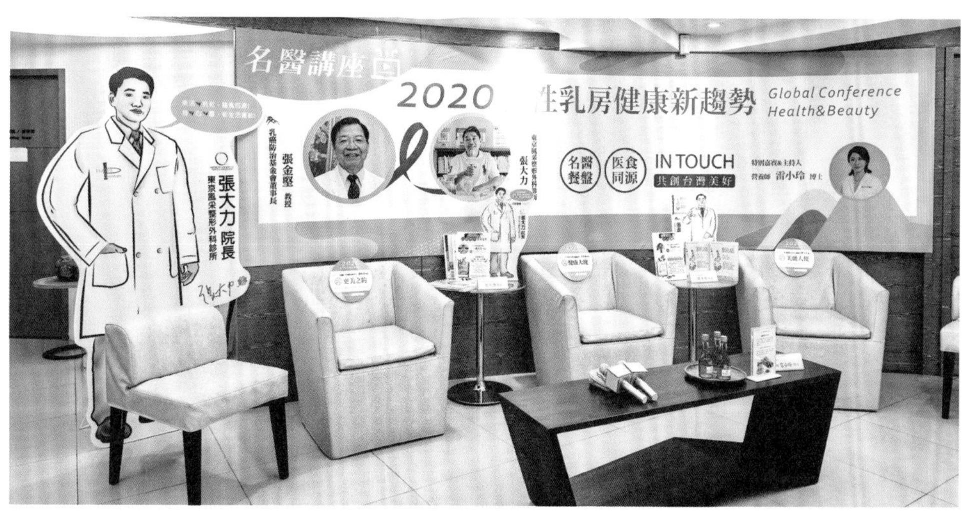
名醫講座
2020 女性乳房健康新趨勢
Global Conference
Health&Beauty
乳癌防治基金會董事長
張金堅 教授
張大力
名醫餐盤
医食同源
IN TOUCH
共創台灣美好
雷小玲 博士
張大力 院長
東京風采整形外科診所
更美之約

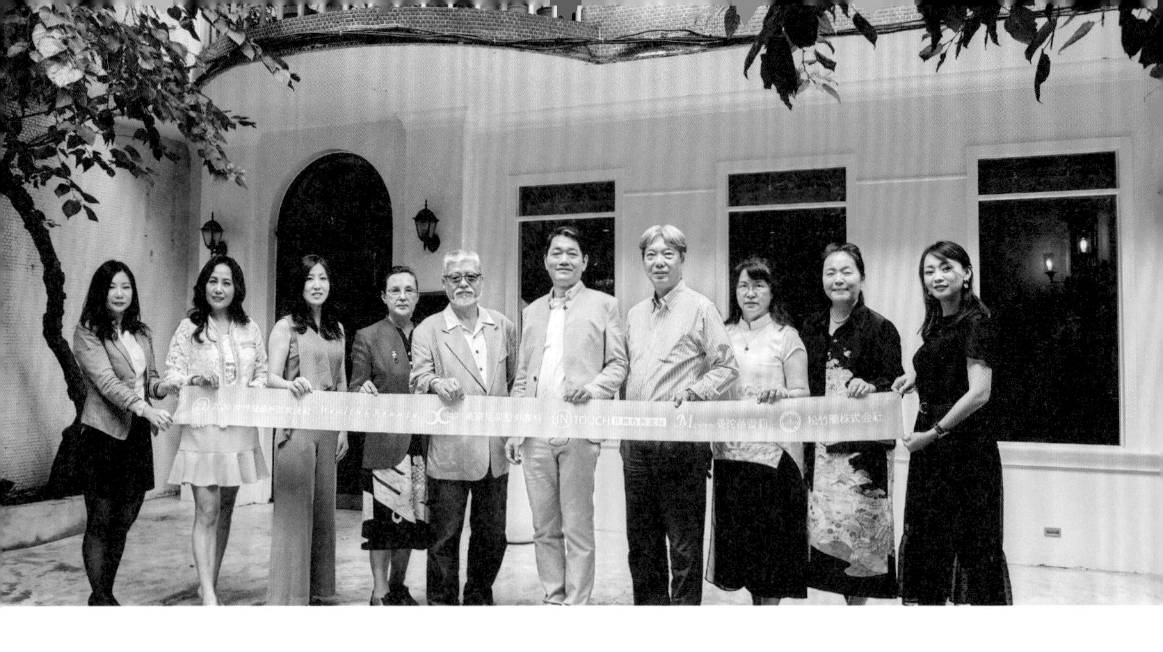

在追求美麗的當下，從內到外改變自己的生活型態，找到生活的儀式感，有了健康，自信與美麗也會隨之而來。

民以食物為天，喝好的水和攝取對身體有益的營養，才能維持健康的活力。研究指出，在快樂正面的情緒下攝取食物，才能讓身體的內分泌達到好的平衡與吸收，吃出健康力再搭配好的運動和心情，還有足夠的睡眠，以上這是四大關鍵有助提升免疫力。

跨界整合健康講座，記錄減齡生活、樂活足跡

美麗不只是外在，身心靈的健康也需同步提升，才能啟動並活化身體的免疫力。定期舉辦的健康講座，跨界邀請整合各科別的專家，希望可以透過有溫度的食物，共融美好的體驗。

從五感美學出發，將醫學觀點結合在日常生活，宣導民眾正確的飲食知識，記錄疫情時代的足跡。

獨一無二的「女性健康美容新飲食運動——名醫餐桌・健康上菜」活動，盛大展開，從不同角度去探討每個年齡層所

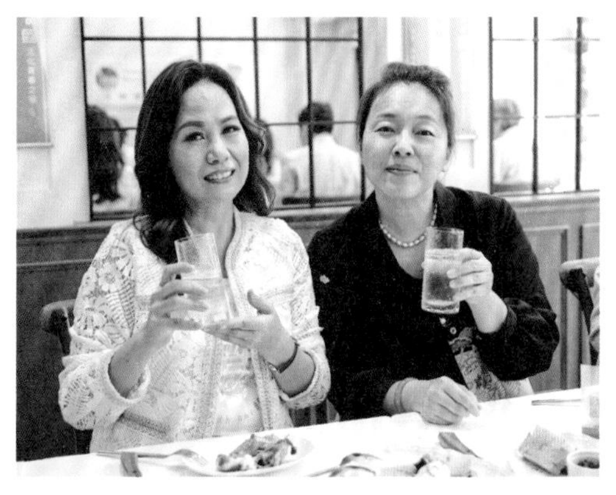

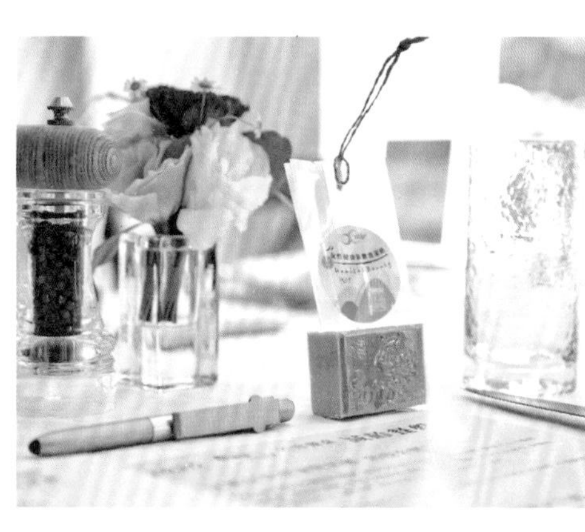

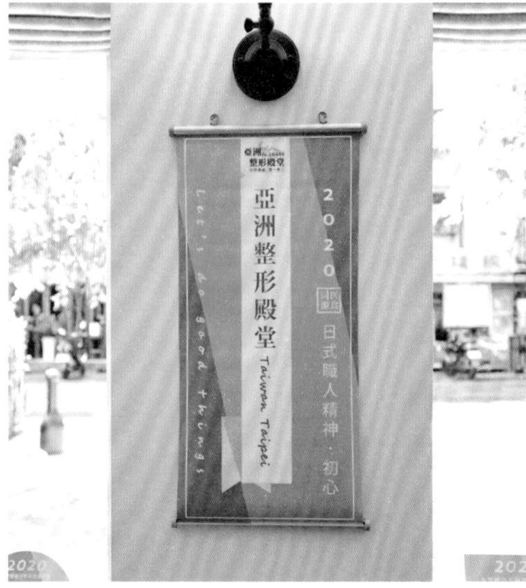

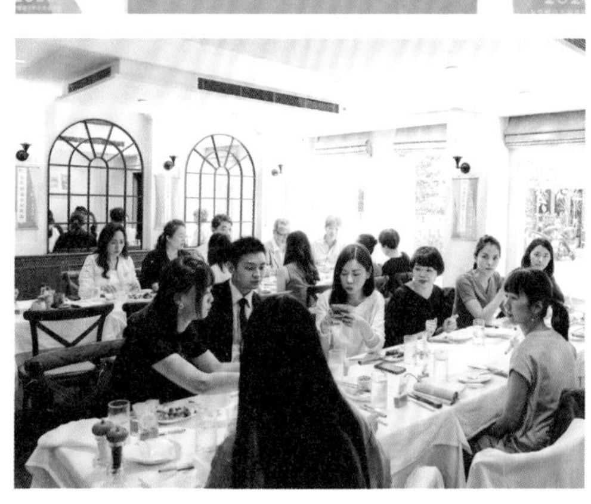

需的飲食習慣，建立良好的生活習慣、降低身體發炎反應、釋放生活壓力等現代熱門話題，傳達名醫健康形象價值，善盡社會責任，現場互動溫馨，體現了醫者仁心的風範。

結合企業跨界合作不同領域的角度，推廣身心靈同步提升。此次IN TOUCH活動共創健康美好新價值，主打「美麗，還可以很健康」，讓健康美容具有生命力。

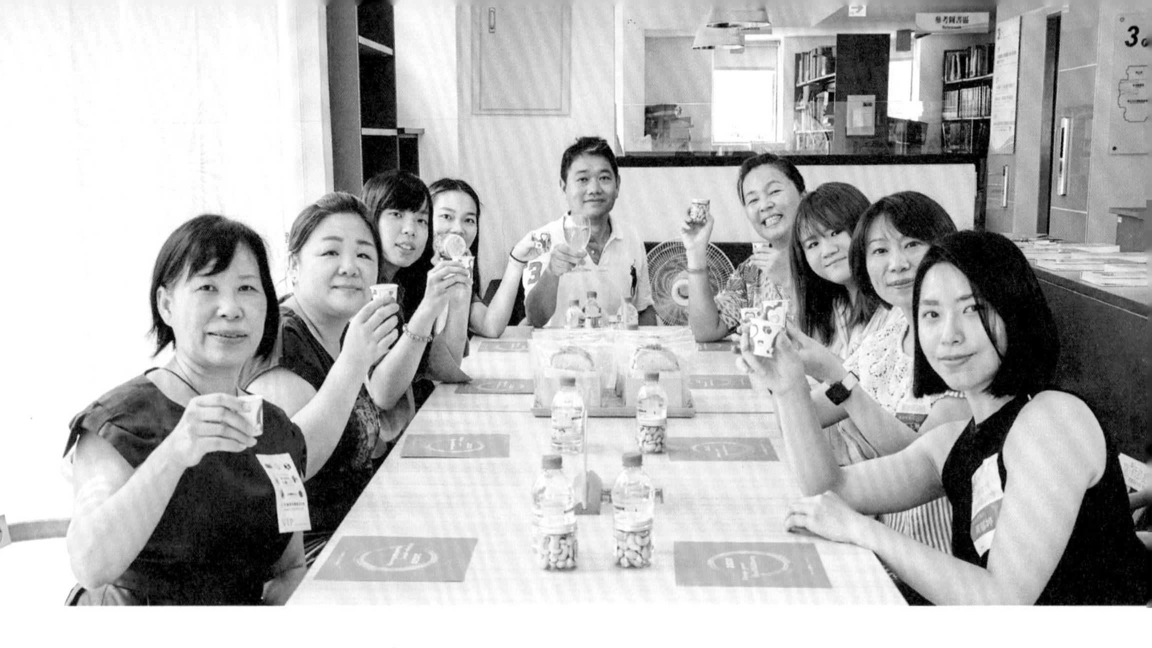

東京美人三十六計，美的健康有活力

營養對發炎反應很重要，每日飲食的攝取成分和比例與人體發炎有直接關聯，不只是免疫系統功能、慢性疾病、皮膚暗沉和老化等。

選擇對身體有益的食物，例如：穀類吃糙米或是多穀米，動物蛋白質就選擇鮪魚、沙丁魚等富含豐富 Omega-3 多元不飽和脂肪酸，幫助腦部集中注意力和思考，深綠色蔬菜、水煮花椰菜內含維生素 K，可以降低認知退化風險，如果要喝飲料，植物性蛋白含量高的豆漿，也是優先推薦的選擇。

減齡餐盤，不只關心吃的營養！

抗發炎飲食注重的是控制營養均衡，飲食的習慣與過程同樣重要！膳食纖維不易被人體消化吸收，因此要注意進食的順序，依序為蔬菜類、蛋豆魚肉類、米飯與水果，注意少量入口，而且需要細嚼慢嚥，愉快的進食，感受食材的原味而非調味的口感。

透過足夠時間與正確的咀嚼方式，能夠幫助消化，並且

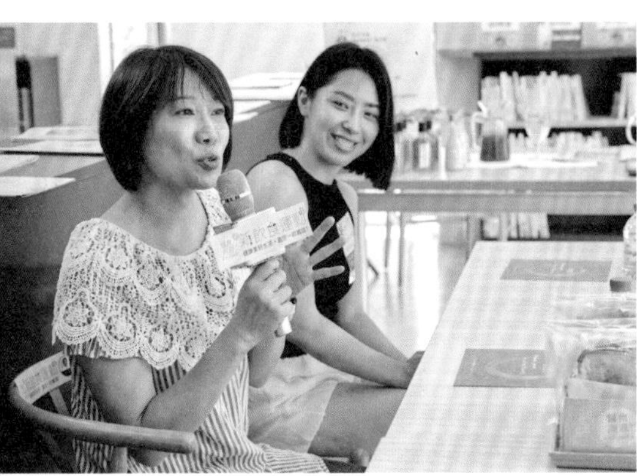

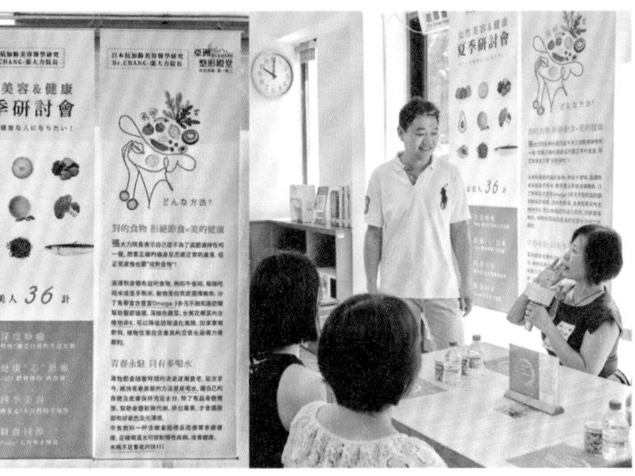

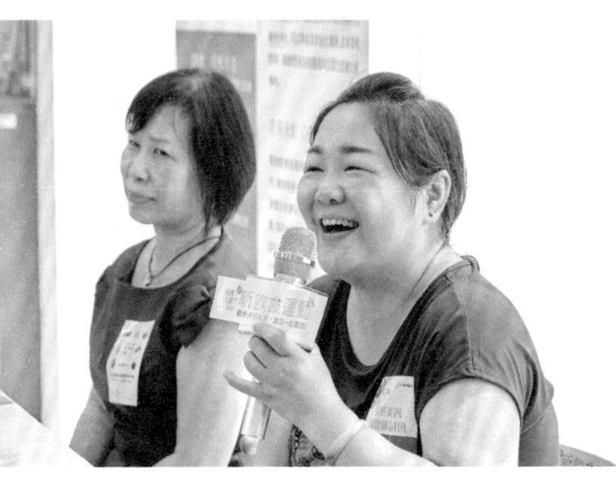

注意攝取足量蛋白質及熱量，避免因為進食量不足，而造成「蛋白質－能量營養不良」的狀況，嚴重影響免疫抵禦能力，同時也會影響調節發炎、抗氧化等功能的保護能力。

對於愛美、想要變美的女性，在日常控制體重時，可練習透過分辨飢餓是「生理」還是「心理」想滿足吃的慾望，在進食的過程中要能感覺得到胃飽足的過程，而且只需要吃「七至八分飽」，練習有意識地吃，還能減少代謝相關疾病。

同桌共食的正念力量也值得實踐，運用感恩的心出發，保持放鬆、感謝與分享的心情來享用美食，除了感受胃部的食物，發送到腦部的正面訊息，對健康也同樣重要！

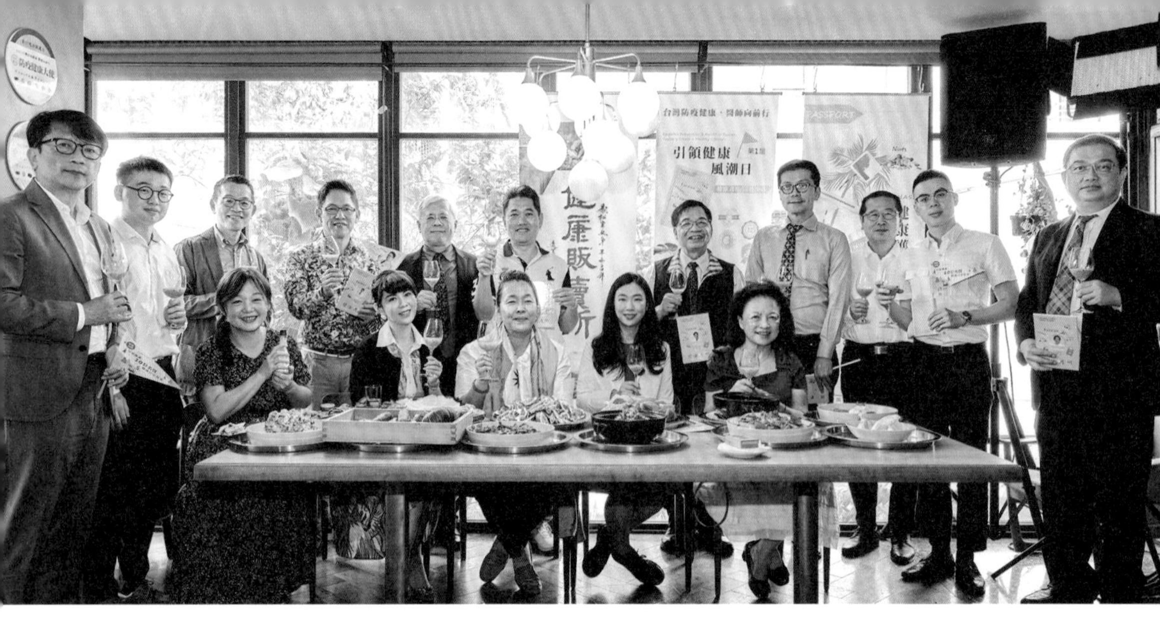

防疫健康醫師向前行

有鑑於全球防疫健康與預防醫學的重要，在疫情期間跨界整合各科別專家，引領健康風潮共襄盛舉「台灣防疫健康·醫師向前行」健康講座。

健康世代，醫界齊心推動健康風潮，「台灣防疫健康·醫師向前行」邀請各界專科醫師參加，引領交流健康觀點結合醫療體系、醫學美容等領域專家共襄盛舉，在「醫食同源·健康長壽」的目標，帶動現場別開生面的亮點。其中「健康護照」、「名醫齊上菜」、「減齡餐盤」等活動，備受矚目。

從飲食角度融合健康盛會，內容結合各領域專家，醫者的角色傳遞食材營養價值、現場搭配聆聽音樂與藝術賞析、品茶、酒、咖啡等儀式感，食物結合桌遊等腦力活動，豐富內容為健康喝采與加分。

本次健康護照活動，透過有溫度的食物，共融美好的體驗，從醫食同源出發，醫學、營養學、烹飪學三者結合健康生活，宣導正確營養健康知識，共同展現名醫健康養生風潮。

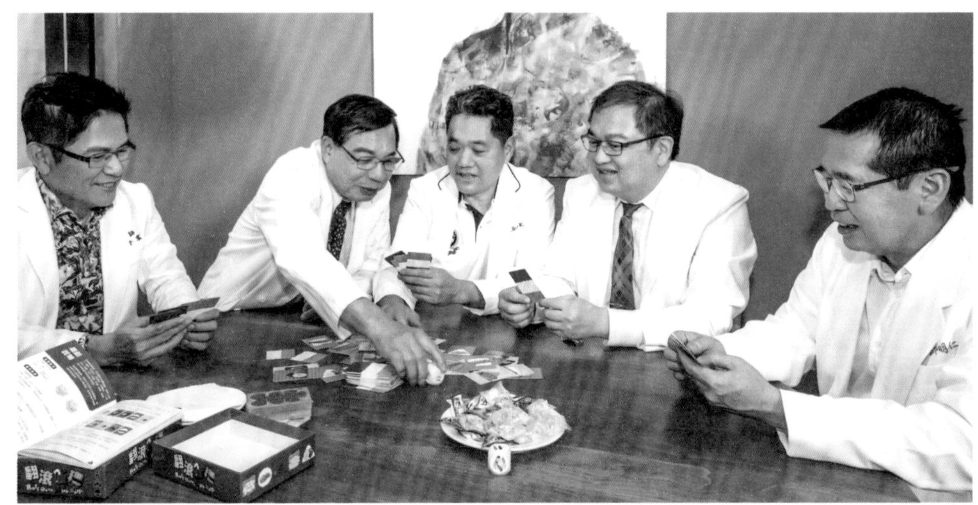

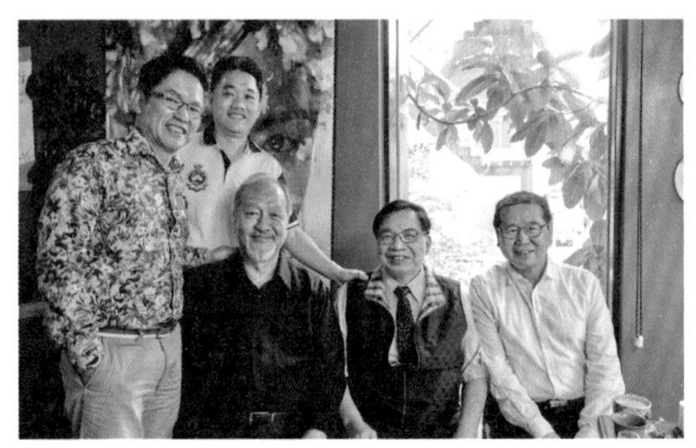

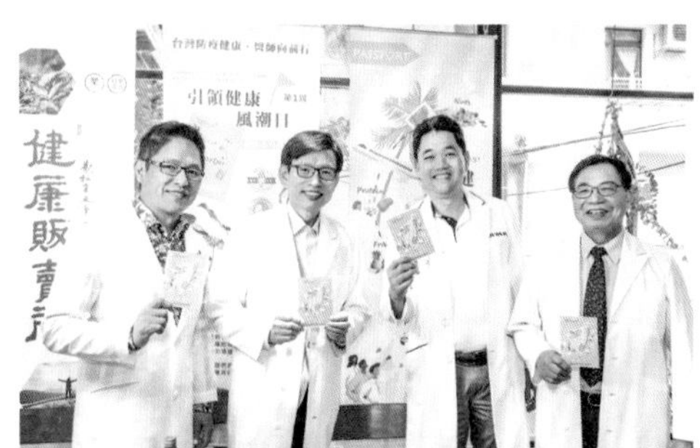
引領健康
風潮日

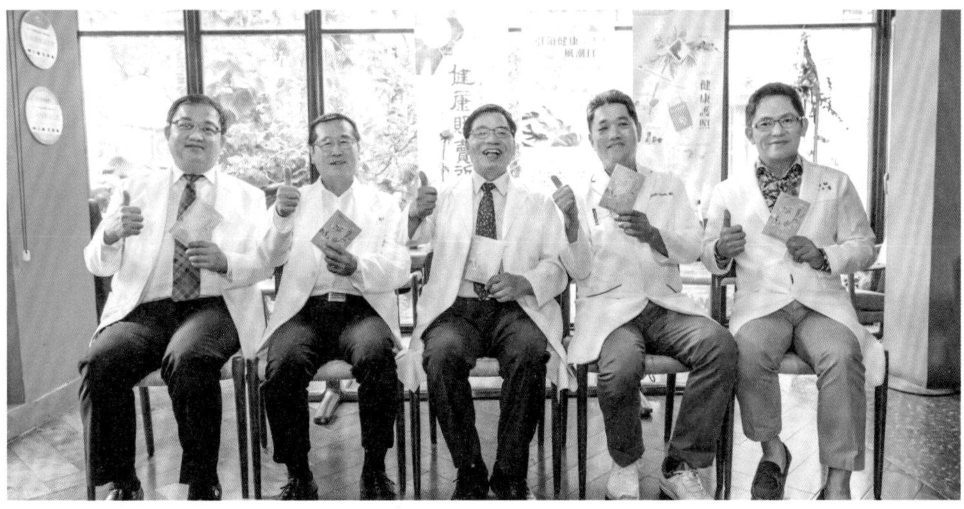
引領健康
風潮日
健康護照

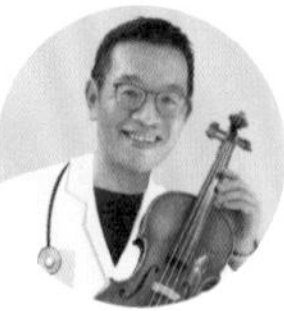

少吃多動
音樂能療癒人心

耳鼻喉科

Dr. 王泳涼 醫師

景德耳鼻喉科診所

甜酒的滋味，好比人生
黑膠唱片是我的靈魂，美食是我的興趣

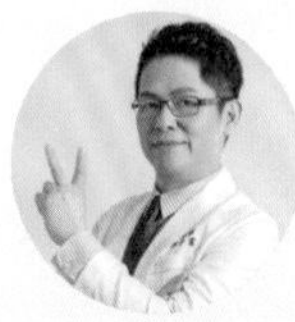

每日足量水
喝對水!功效加倍

皮膚科

Dr. 彭于賓 院長

海皮會SEA-DEM理事長　于賓診所

好皮膚的保養祕訣，水噹噹的皮膚之道
1年百次以上的高爾夫球場，挑戰與耐力

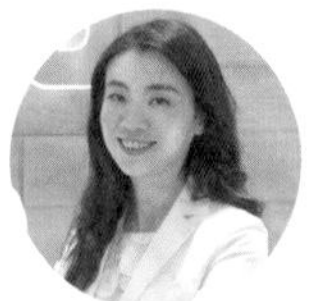

大量蔬食
吃食物的原形

整形外科

Dr. 林　蓁 院長

成美集團總經理／你不是胖，是壓力大

記得吃三餐，至少其中一餐不要外食
由內而外的美麗

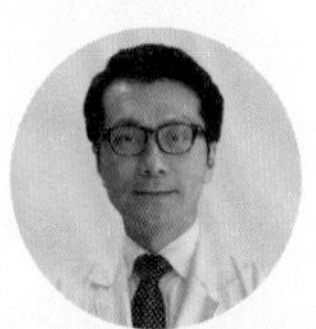

運動能訓練意志力
保持熱情

小兒心臟科

Dr. 高崇智 主任

童綜合醫院小兒心臟科／小兒加護病房主任

童心未泯很重要，品茶、品酒、品咖啡
翻山岳嶺的生活與工作，造就淬鍊的人生

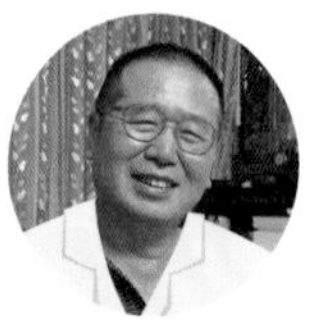

善良的力量
針灸保持初心

中醫

Dr. 郭明仁 院長

玖德中醫診所

跟著節氣飲食，吃當季的食物獲得營養
品味茶酒人生、活在當下保持快樂的心

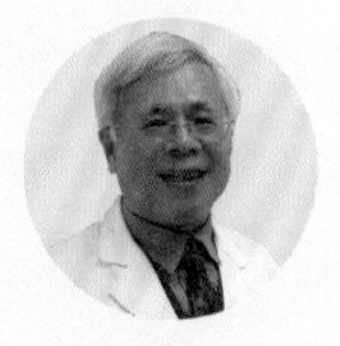

從食物攝取養份
過量營養品無助健康

神經內科

Dr. 張谷州 副教授

高雄長庚醫院／神經內科副教授主任

控制五高：血壓、血脂、血糖、體重、及壓力，活動量足夠，清淡飲食，遠離菸酒。

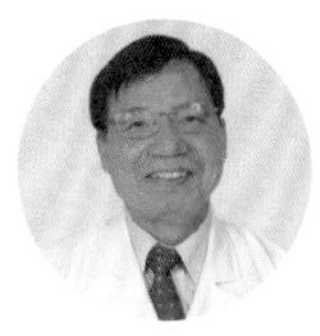

一杯咖啡抗百病
快步走，抗癌更有益

乳房外科

Dr. 張金堅 董事長

乳癌防治金會董事長/台大名譽教授

防癌從生活做起，我的外科醫學之路
癮咖啡研究室：發現咖啡的健康力量

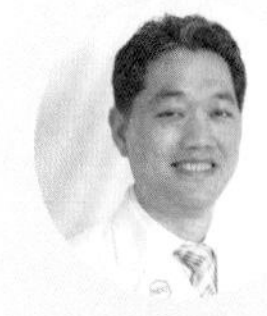

醫食同源，逆齡抗老
減齡餐盤，吃出健康活力

整形外科

Dr. 張大力 院長

東京風采整形外科診所／抗老減齡餐盤

抗發炎的減齡生活，抗加齡美容教學研究
生活與工作隨時保持活力與魅力

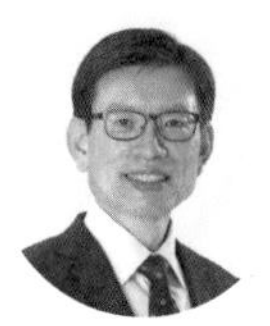

蛋白質不可少、少糖
堅果適量、水果蔬菜充足

復健醫學科

Dr. 劉燦宏 副院長

雙和醫院 教學副院長／慢養功能肌力

放輕鬆，忘恩不忘過，情境轉移法

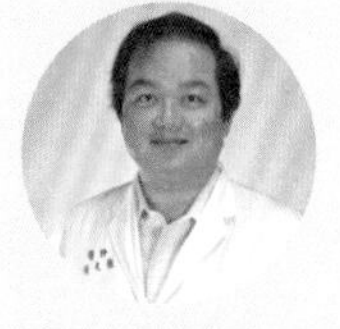

開懷大笑歡樂生活
提高健康品質

胸腔外科

Dr. 黃文傑 主任

台北馬偕紀念醫院外傷科／台灣心胸外醫學會理事長

美酒人生好滋味，提高生活品質
鷹眼、靈巧小手、獅子心培養熱情與勇氣

日本採訪院所相關介紹合輯

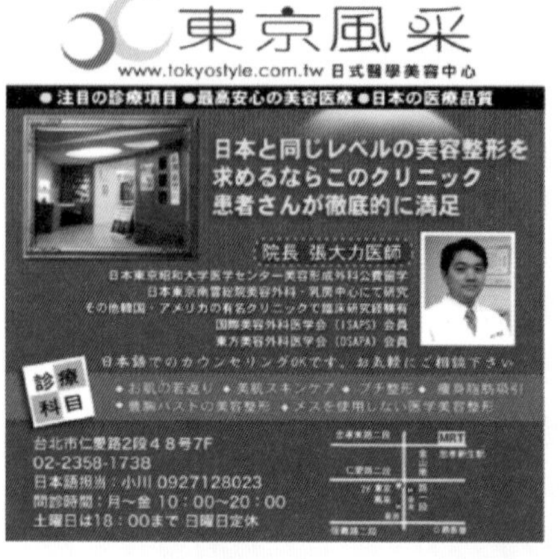

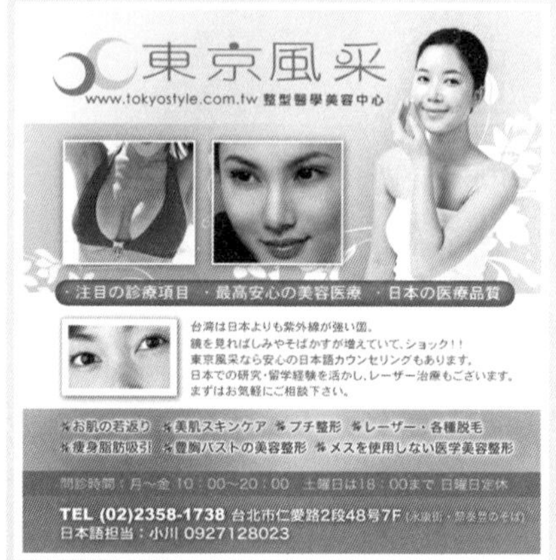

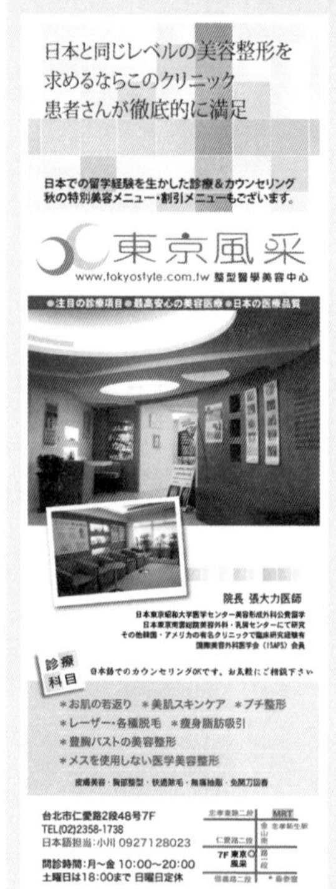

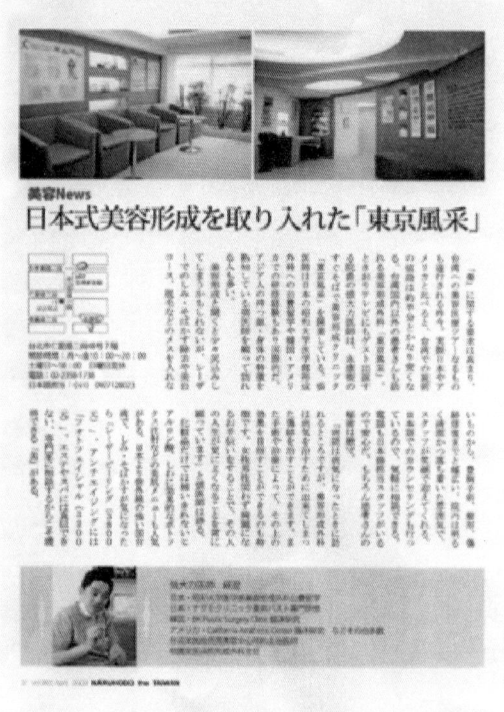

美容News

日本式美容形成を取り入れた「東京風采」

第 3 章

日本同步的醫療品質——安心注目的美容醫療項目

3-1

精準美容醫學，個案管理實證

全方位醫療流程中，專業經驗團隊結合醫師、藥師、護理師、個管師共同健康管理，在術前、中、後三期，從自身條件、潛在風險、發炎指數、抗發炎護理處方，降低疼痛、腫脹、發炎感染等併發症，縮短恢復期。《減齡．抗發炎》結合醫學美容與外科手術，活躍細胞、代謝活力，延緩慢性發炎與老化，促進健康美容。

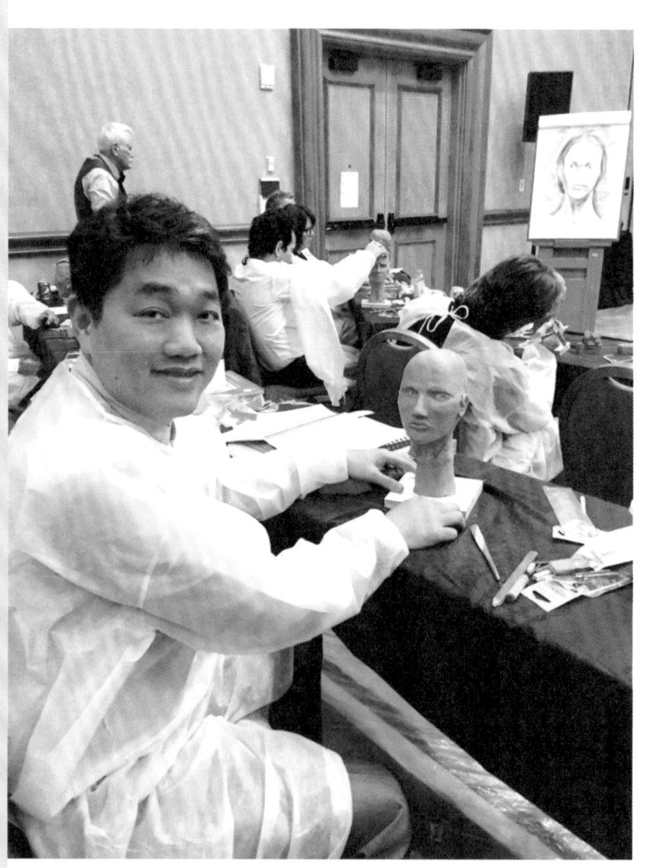

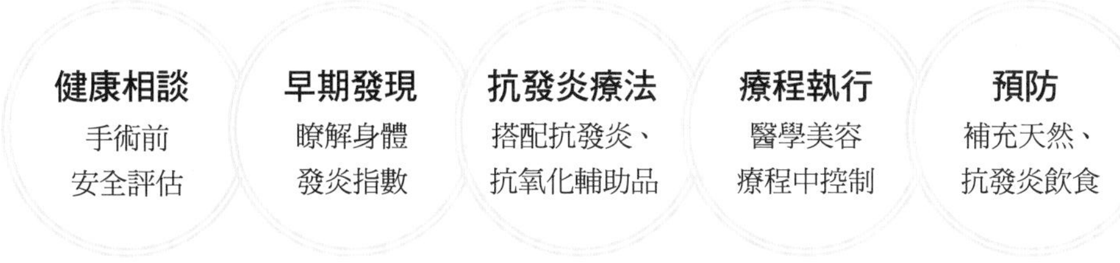

健康相談
手術前
安全評估

早期發現
瞭解身體
發炎指數

抗發炎療法
搭配抗發炎、
抗氧化輔助品

療程執行
醫學美容
療程中控制

預防
補充天然、
抗發炎飲食

圖表 3-1　醫學美容結合日常健康管理

醫學美容個案管理，對於全期促進健康美容非常重要。個案管理評估安全機制有三個步驟：

◎第一階段：健康美容相談評估

衛教指導目標是抗發炎管理，從飲食的均衡營養和適度運動、良質睡眠、壓力管理，來建立健康免疫力的品質。這些預防保健衛教，包括接種各種疫苗、控制慢性發炎措施及藥物藥理作用。

◎第二階段：早期發現及預防

一般個人專業化健康抽血檢查，利用各項檢查瞭解自己的身體狀況很重要。此外，通過掌握「檢查狀況」，可注意到「與標準不同」和「異常」的項目。

◎第三階段：治療和預防調控

從檢查報告中預防初期潛在風險、疾病風險，盡量降低發炎反應，在一定程度上控制發炎指數，可以減少併發症，得到安全的效果。

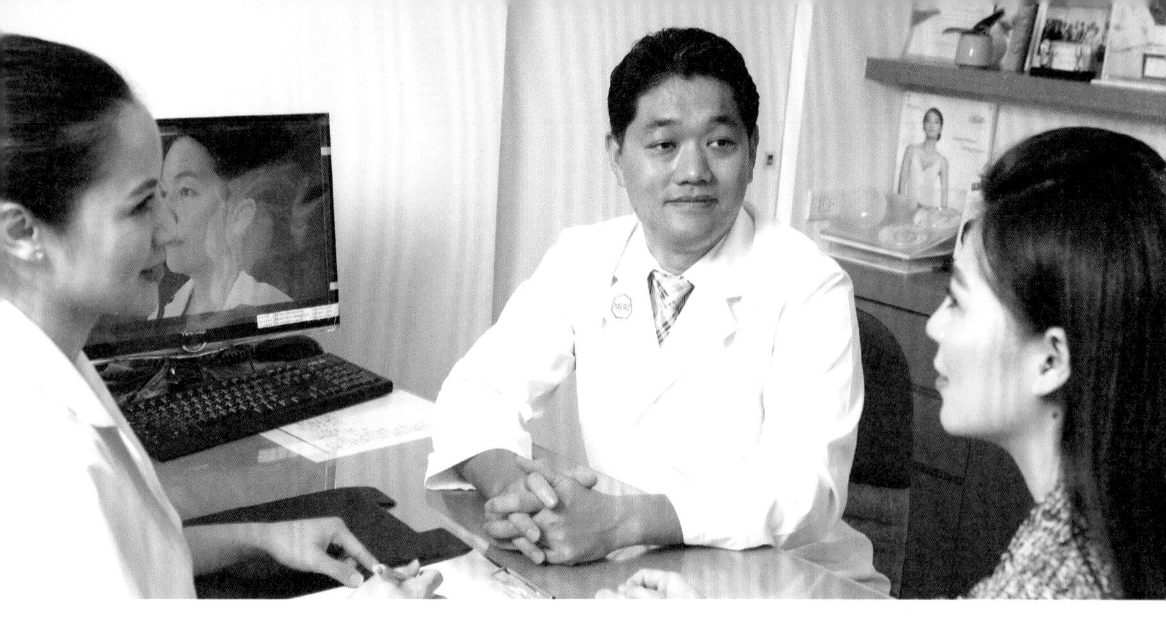

精準美容醫療：個人化療程規劃

對於醫療產業來說，講求「精準」被奉為圭臬，美容醫療也不例外。那麼，「美容精準醫療」是什麼？即根據客戶的期待與狀況，精選出最適合的方案，從客戶的角度思考，更加貼近客戶的需求，瞭解需求之後，再去探討客戶的日常習慣，讓術後呈現更好的效果。

逐年增加的經驗告訴我：「**越做越要貼近客戶的角度思考，傳達並運用醫療專業，幫助客戶的意念。**」美容精準醫療就是希望透過預防醫學的角度去思考，如何預防術後會產生的各種併發症，讓醫師與團隊都可以幫助到客戶。

美容治療可透過療程，減輕衰老的外部痕跡，醫學美容分階段的目標，依不同面相提供幾種人氣治療模式。

目標一：年輕的皮膚有高飽水度、色澤光亮、高彈性的特質，保養皮膚且維持皮膚年輕是基礎，包含足夠的保濕度，進而增加光亮、色澤，和彈性的養分等。

目標二：透過激光儀器的美容方式，搭配適度的皮膚雷

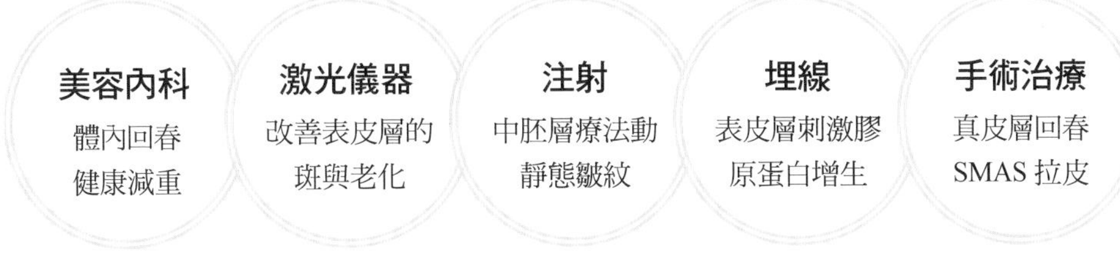

美容內科	激光儀器	注射	埋線	手術治療
體內回春 健康減重	改善表皮層的 斑與老化	中胚層療法動 靜態皺紋	表皮層刺激膠 原蛋白增生	真皮層回春 SMAS 拉皮

圖表 3-2　醫學美容各階段的治療方針

射（脈衝光、淨膚、皮秒、飛梭等）來減輕老化斑，鬆弛無光澤的肌膚。

目標三：搭配填充物的注射，可改變部分凹陷、動靜態皺紋、下垂等老化現象。不同填充物的軟硬分子特性，也可互相搭配，改善複合型治療的結果。

目標四：儀器的拉皮（音波、鳳凰電波等）刺激表皮層的膠原蛋白增生，可改善部分鬆弛、下垂的肌膚。

目標五：進一步皮膚的深層拉皮手術，可幫助組織、筋膜老化的提拉。

不同的機器與填充物等治療方法，可以相互結合，獲得複合型治療的結果。在臨床實務的這些年來，許多看起來年輕又健康的客戶，在術後常會有併發症發生，這是為什麼呢？經過長年的研究，除了與本身的基因、疾病史有關之外，還發現生活與飲食習慣，也佔了很大的影響。

飲食與營養是影響健康的重要指標，不論是哪一個年齡層，多半都有「亞健康」症狀，超過六十五歲的銀髮族，更是常見蛋白質不足的肌肉流失（肌少症），長期處於這樣的情況下，容易引起各種慢性發炎、疾病、加速老化與癌症等各種疾病。

臨床上，曾遇到很多因為皮膚、老化、暗沉、斑點、慢性疲勞、失眠、情緒易怒、憂鬱、肥胖、過瘦，而感到困擾的客戶，希望藉由美容醫療專業，來讓自己可以變得更好、更有自信。每當在諮詢時，都會詢問他們的飲食與生活習慣，才發現原來都是因為營養不均衡所造成的結果。

	年齡	整形手術項目	健康管理內容說明
1	22Y	隆乳	◎容易瘀青、有吸菸習慣、服用身心精神科相關共九種不等藥物 ・搭配輔助品(降低發炎反應)
2	70Y	眼袋	◎高血壓病史與年紀較大 ・搭配輔助品(降低發炎反應) ・營養補充(全穀類營養素、麩醯胺酸)
3	30Y	隆乳	◎多項美容手術、憂鬱症病史 ・搭配輔助品(降低發炎反應)
4	45Y	微整	◎高階主管高壓環境、外食族 ・術前－面部導入／術後－面部保養 ・飲食健康衛教
5	25Y	隆乳	◎服用多種麻疹和痤瘡藥物、蟹足腫、二尖瓣脫垂、曾確診 COVID-19 ・搭配輔助品(降低發炎反應) ・免疫力相關衛教

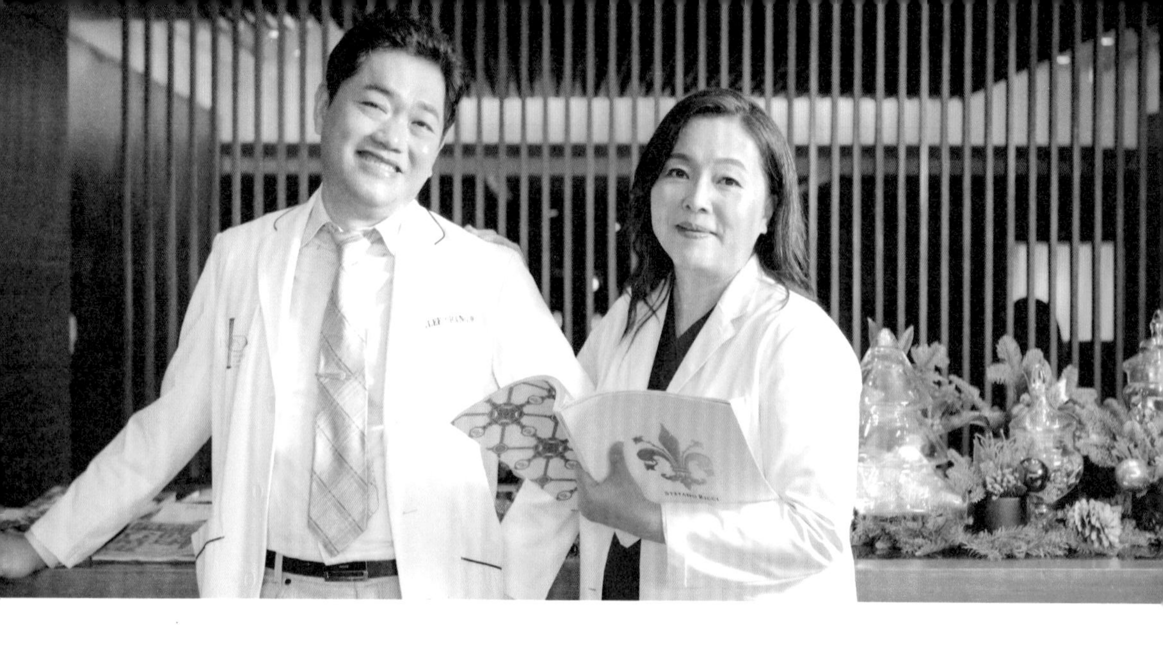

醫藥合作抗發炎，實踐預防醫學

透過醫藥合作的「預防醫學保養」，加入「營養」面向來降低發炎，延伸抗發炎處方箋。

從手術前後的安全評估，包括抽血檢查白血球、單核球等，瞭解身體的發炎指數，血管抗發炎（限制菸、酒、鹽、糖、脂肪、反式脂肪）結合預防醫學保健指導，由藥師擔任第一線「衛教師」，與醫師協力發揮專業健康管理，落實精準醫學的品質。對藥師來說，教人吃藥是常態，從說明藥物及保健品的「健康管理」、注重日常飲食中攝取足夠的「均衡營養」，再到提倡心靈排毒與壓力管理的「運動生活」，依各層面的衛教，讓客戶更能貼近健康生活。

醫師完成醫療專業與開立藥物，再透過藥師的衛教，雙方盡到各自專業的責任，對健康狀態與藥物治療共同合作，達到全方位的照護目標，讓客戶不只外表改變增加自信，更能調養身體內部器官，讓客戶由內而外散發減齡的風采。

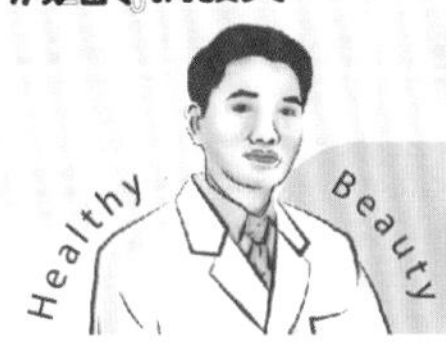

抗發炎管理評估表

從不同個案中觀察發現，現代人的生活型態與飲食習慣，結合醫藥合作的「抗發炎處方箋」的概念，從個人化的條件狀況進行管理，不只搭配輔助品，飲食與生活習慣的衛教也是其中一環，共同達到抗發炎管理的效果。

血液檢查	□ 1. 血壓觀察與管理 □ 2. 貧血問題 □ 3. 抽血檢查白血球、單核球等（瞭解身體的發炎指數，透過造血、肝腎功能、血脂血糖指標、血壓等各項指標）
健康管理	□ 1. 生活習慣：有抽菸／喝酒／熬夜習慣（頻率說明） □ 2. 職業習慣：日夜顛倒／高壓環境 □ 3. 運動習慣：健身重訓／空中瑜珈（頻率說明） □ 4. 飲食習慣：手搖飲品／油炸／燒烤／辣（刺激性食物） □ 5. 本身保健食品服用說明：膠原蛋白／活血類評估
醫療管理	□ 1. 手術項目 □ 2. 過敏史／家族疾病史／藥物史／手術史 □ 3. 容易瘀青、易流血 □ 4. 免疫力低下

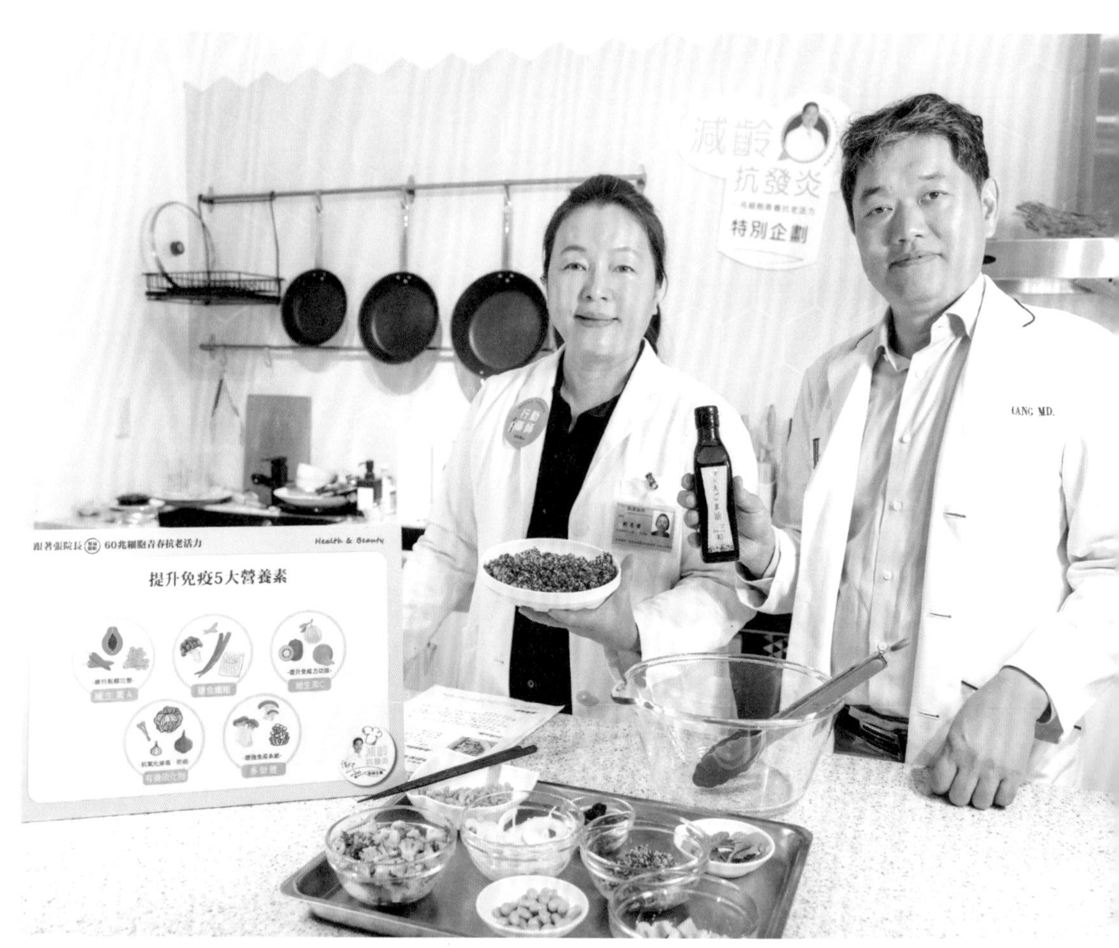

健康飲食有助於預防各種形式的營養不良、慢性發炎和疾病老化。

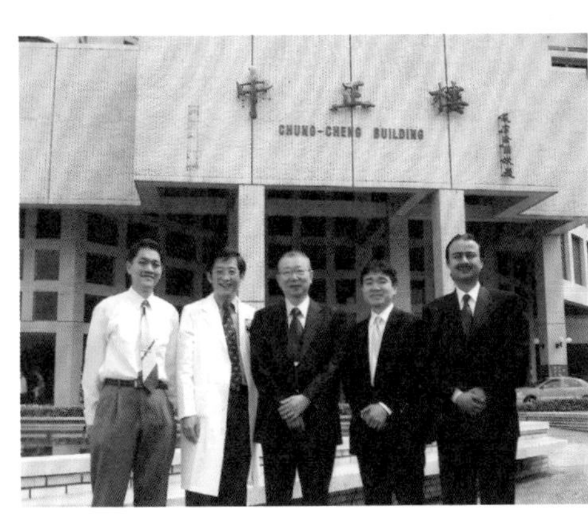

東京研修間，與保阪善昭（中）教授合影。

客製化的美容專業技術，打造幸福感

醫師的專業導向，對於客戶有很大引導作用。

有些人對自己某一個部位不滿意，但他們也許並不清楚專業上會有怎樣的改變，這個時候，醫師需要瞭解他們的需求，以及他們的個性與生活習慣，在問診時做詳細的瞭解與評估。

好的醫師能專業地說明可以如何施作，而不是客戶想怎麼做就怎麼做，美容醫療是客製化的專門技術，關鍵是「美學安全的領域」，如同創造美。

我在公費留日研修期間，曾在昭和大學醫院（形成外科最大體系）及日本東京總院NAGUMO乳房中心受訓。就我所知，日本民族性具備保守、仔細的特性，因此在日本進行整形美容的女性，會花費許多的時間在與醫師溝通，巨細靡遺地告知自身需求，並瞭解手術後的照顧適應，以及如何無痛、無副作用、低風險等資訊，讓自己也同步評估是否要做這項手術。

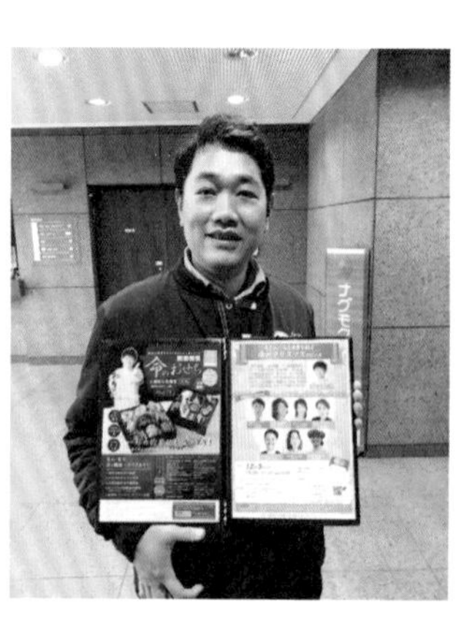

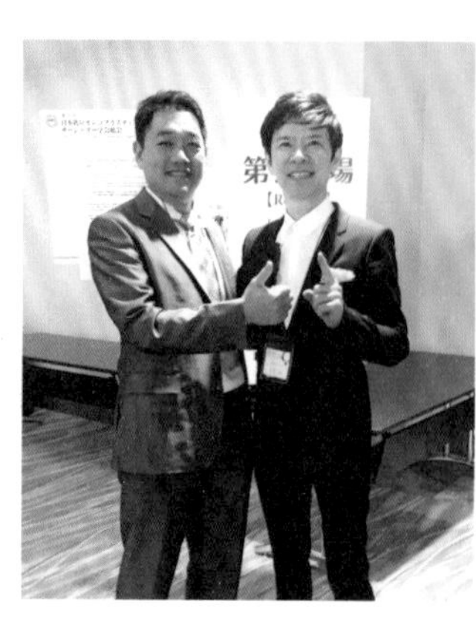

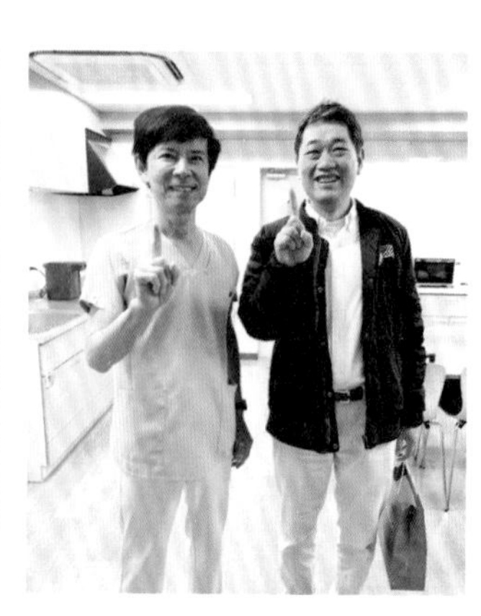

有鑑於以往美容手術帶來的疼痛與術後不適，讓想變美的朋友望之卻步，「無痛美容」也在快速的變化演進中，發展出注射式美容妙方，相當受到歡迎。

修業期間，屢屢看到美容後，受術者欣喜感激的畫面，讓我深深覺得，因為外貌、體態的調整與雕塑，竟為人們帶來更理想、完滿的生活品質，這種感受是讓我進入此領域的精神目標。

在琳瑯滿目的醫美療程選項中，醫師、藥師、護理師共同攜手合作，實行安全管理，從術前、術中、術後，提供安全的照護。同時，擁有專業的護理師，以及最用心的藥師教導藥物安全和相互作用，提供吃的安心！

從事醫療工作，深深感受到客戶在手術前後的焦慮，美容手術更是如此。醫療通常缺乏簡單、正確且容易理解的資訊，這也是造成焦慮與誤解的重要原因之一。

客戶期待值的正確性及合理性，需要團隊花時間耐心地說明，從術前、術後的各項解說，同時搭配衛教，就是要減

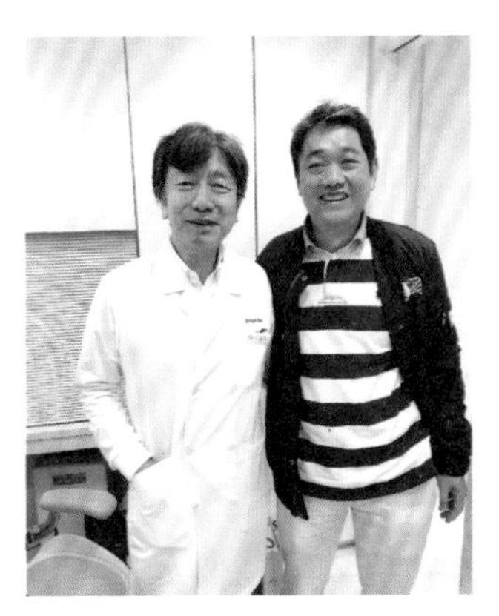

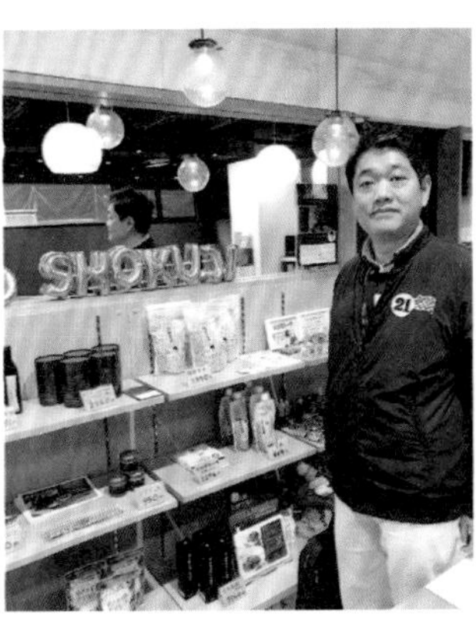

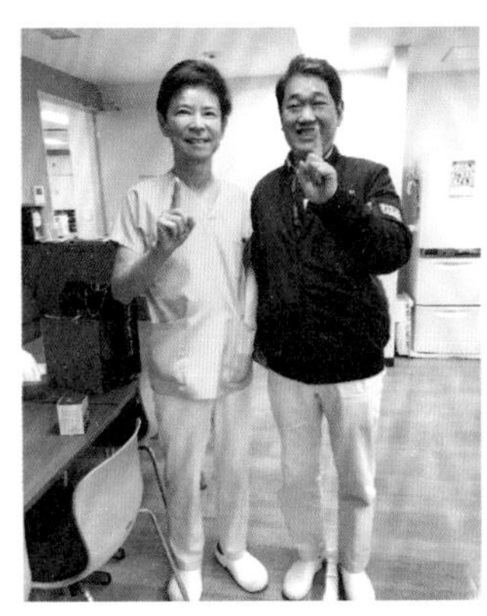

少溝通誤會的產生：一是詳細的術前說明，盡可能讓客戶瞭解手術相關的併發症與期待值和風險；二是要有好的手術結果（需要客戶與我們配合醫囑與正確的期待值）；三則是需要定期的術後衛教與追蹤。

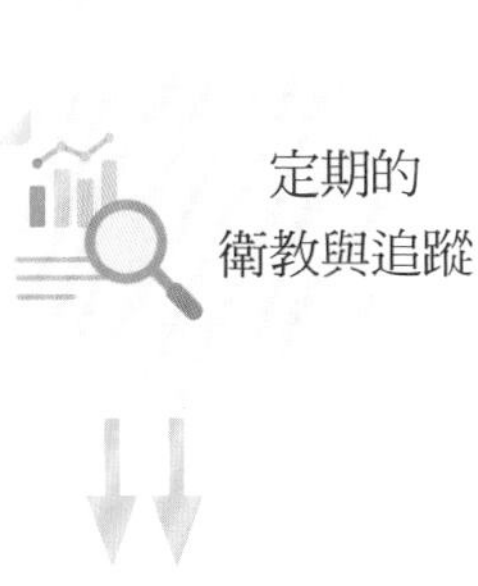

在術前花時間解說，讓客戶瞭解自己的條件狀況、手術的專業做法，是相當重要的一件事，並且讓客戶得知此項手術的結果，是否會符合自己的期待，同時也讓他們理解手術的相關風險，不只可以保護客戶，也能避免期待的落差。

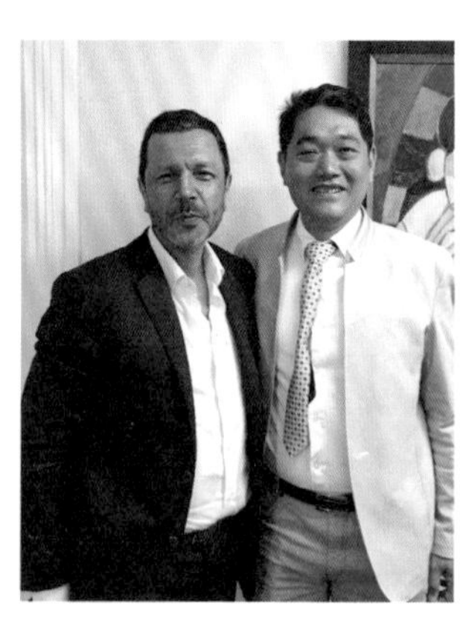
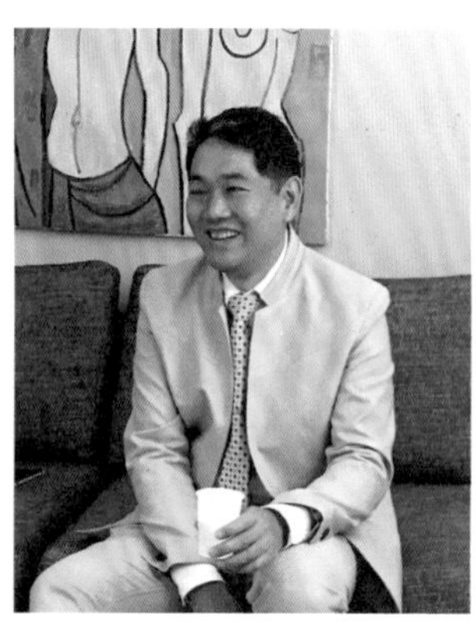

西歐之旅，拜訪法國七百名醫師合格的整形外科醫師之一的 Thierry Ktorza 醫師，體悟良多。

終身學習、精益求精，不斷學習醫學美容專業品質

面對日益國際化的腳步，美容外科的競爭也趨向多元化，不管是國內的同科，抑或不同科的市場競爭，唯有強化手術的技能與結果，才能在市場上立足，而手術技術也需要專業知識與研習的堆疊，才可以讓客戶有更好的醫療體驗。

西歐之旅，拜訪了法國 Thierry Ktorza 醫師，是法國七百名醫師合格的整形外科醫師之一，也曾擔任巴黎醫院的整形外科主任，專精於整形的重建、大型整外手術等。

本次的交流感受到法國巴黎的魅力，整形診所典雅不鋪張、牆上的抽象畫故意擺歪，席間相談甚歡，Thierry Ktorza 醫師分享法國女人隆乳的趣事，她們嚮往天然的美、精緻的五官，但纖腰、豐胸還是必要的條件，所以隆乳相當興盛，乳房要豐滿圓潤，而且能秀出乳溝是再好不過的了。

當地人習慣攜帶一本書隨身翻閱，同時注重面對面交流的文化，從這樣充滿獨特魅力的環境體悟良多，希望能將學到的許多經驗帶回台灣，更加精進整形外科技術。

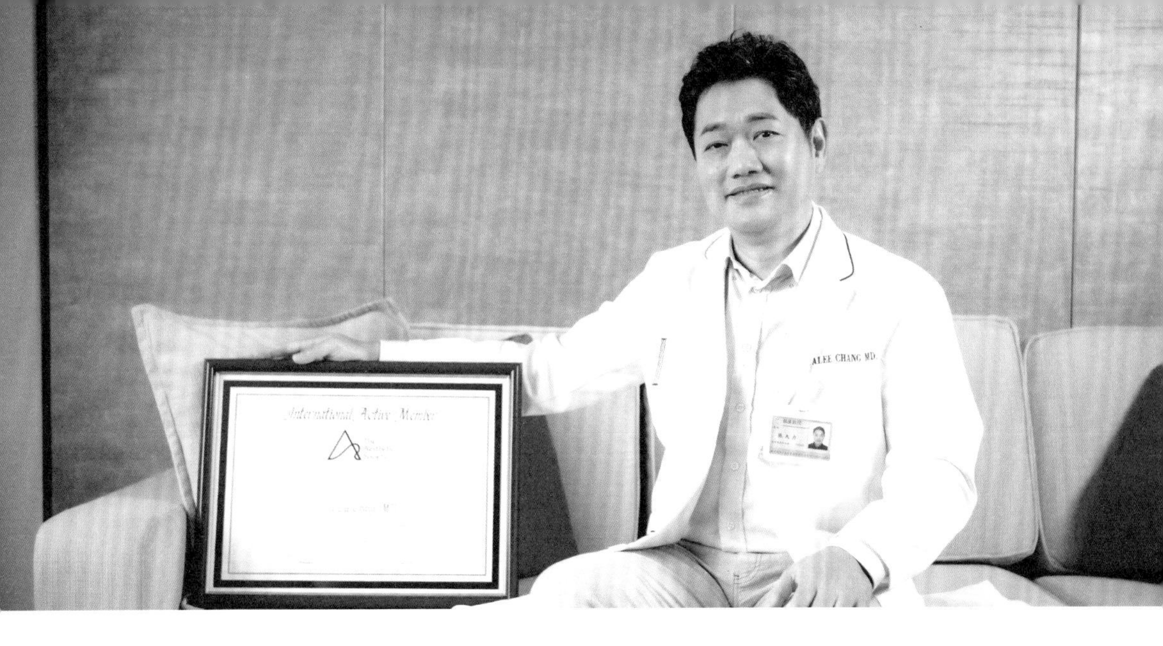

然而，二〇二〇年受到全球疫情的影響，無法像以前一樣輕易地就到世界各地，但多虧科技的進步，讓我能夠透過網路持續進修，同年獲得國際整形外科的ASAPS（美國美容整形外科學會）會員認證。

除了需通過內部成員推薦，審核的過程也相當嚴格，在這樣整形外科的榮譽殿堂中獲得肯定，不只是一種榮耀，對我來說也是一個嶄新的里程碑。

終身學習，是整形外科醫師需要具備的精神。隨著不斷演變的時尚需求與美感，掌握客戶的需求，達到滿意的結果是大家一直努力的目標，而手術的傳承也是前輩和師兄弟們給予不斷地指教，才能達到更好的結果。

不管是透過文字、圖畫、集結出書，或是口語的傳達，也都無法完整地傳遞整個手術的關鍵技巧與精神。唯有藉由不同方式的學習，才更能深入體會到手術的關鍵技巧與重點。

除了感謝前人的庇蔭，也希望能傳遞到下一代的年輕人手裡，冀盼「青出於藍，更勝於藍」。

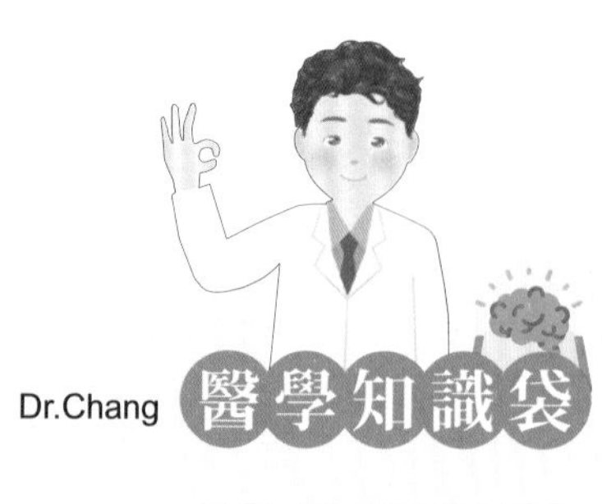

美國美容整形外科醫學會（American Society for Aesthetic Plastic Surgery）

由全球約兩千六百名整形外科醫師組成的組織，致力於整形外科的發展。醫學會成立於一九六七年，其使命包括醫學教育，公共教育和患者宣傳，ASAPS全年贊助科學會議，並為各種教育活動提供「繼續醫學教育」學分，美國成員通過獨立的非營利組織美國整形外科委員會的認證。

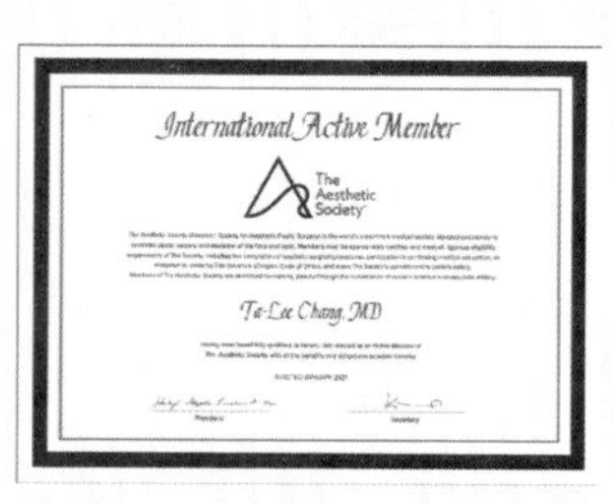

美國 ASAPS 會員證書

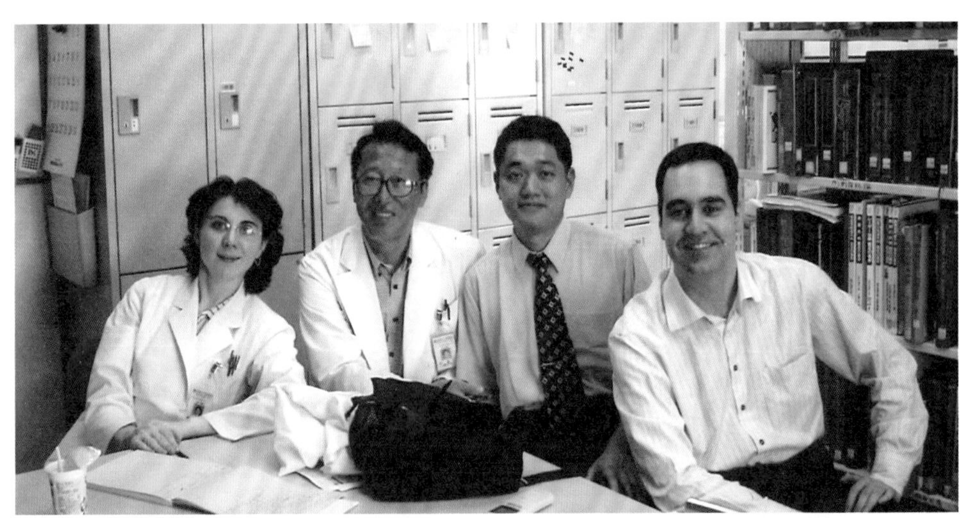

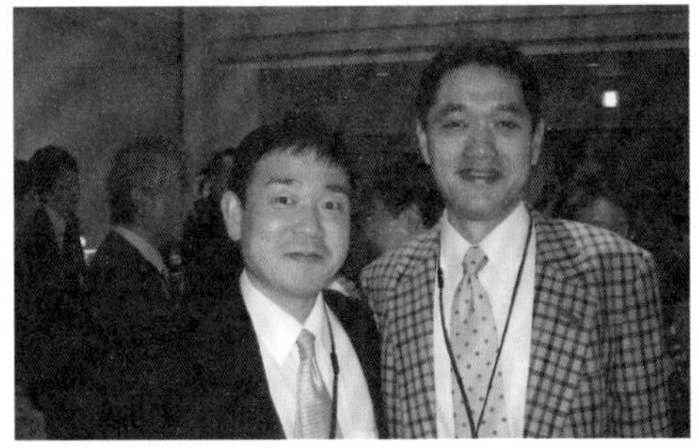

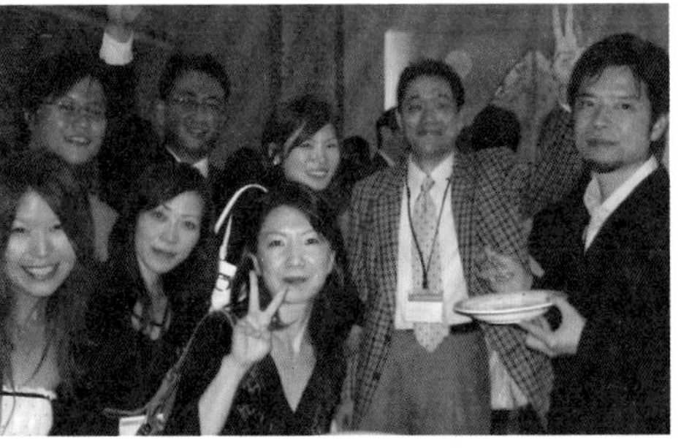

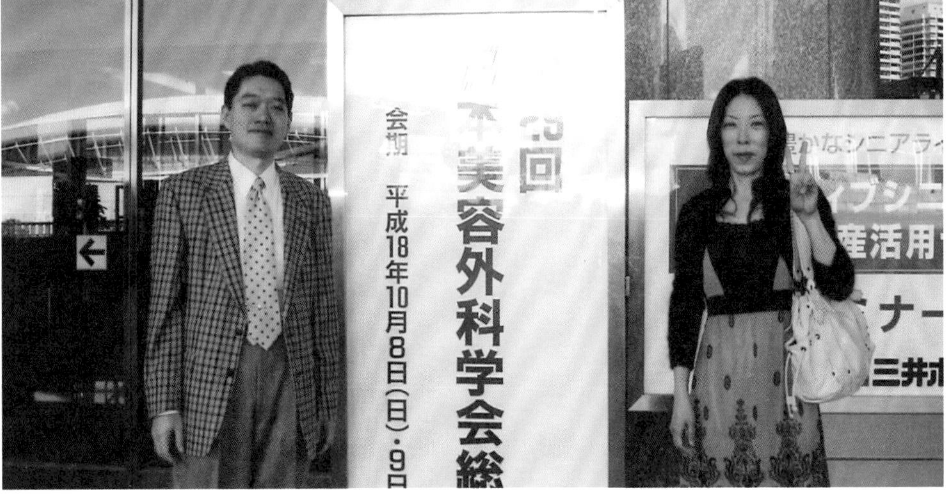
回
美容外科学会総
会期　平成18年10月8日(日)・9
かなシニアラ
ィブシ
産活用
ナー
三井

●●●

3-2

日式安全隆乳——5D內視鏡技術

HP美容相談 免住院 免拆線 免按摩 日式疼痛管理

多數日本醫療體系的隆乳流程，術前會接受乳房超音波檢查，因每位女性的胸型條件不同，即使微小差異，也會影響手術的選擇和考量。經超音波檢查和溝通，瞭解乳房基礎條件（皮下脂肪、皮膚延展性），在規格、大小的評估與空間延展性的關聯性考量，以長期穩定、安全、好看、好用的角度，經由全期個案管理及透過抗發炎處方箋，降低發炎感染。

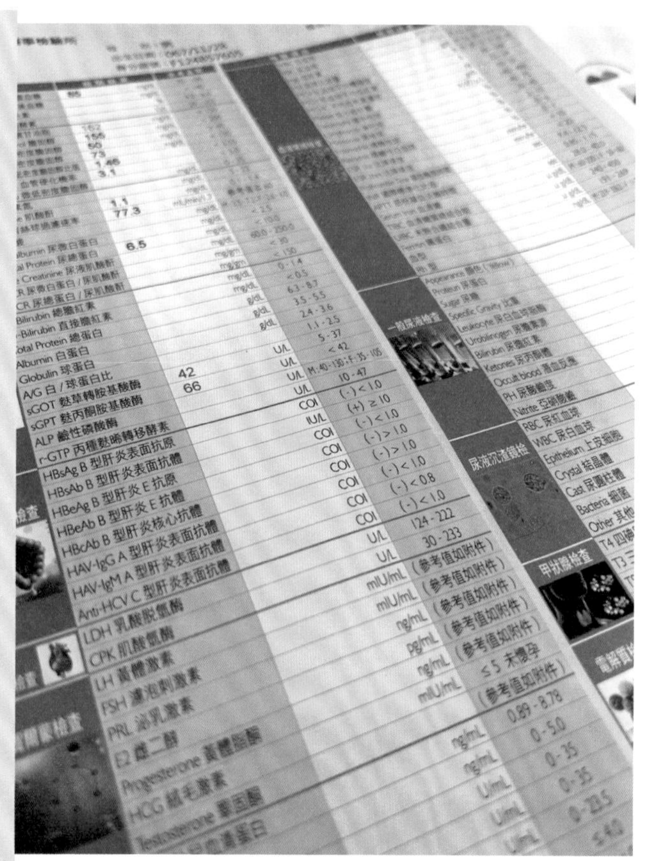

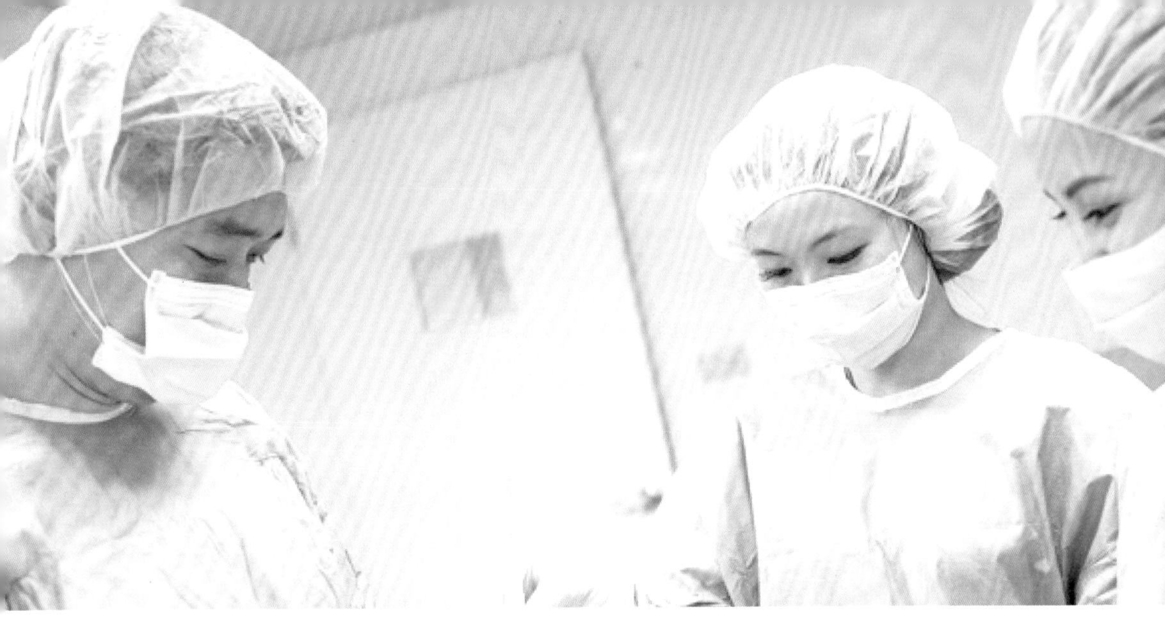

隆乳手術為女性整形手術中的熱門項目，日式5D隆乳手術的安全重點在：專業醫師提供Harmony Program（HP）免按摩空間技術，從乳房基礎條件，評估隆乳空間、術中層次與置入的角度等，個人化乳房基礎條件（乳盤大小、乳頭、乳距寬）、填充物大小、術式內容，每個專業環節降低出血、發炎、感染的風險值，有效控制莢膜的因素。

日常生活中，如熬夜、抽菸、喝酒、失眠、憂鬱、焦慮、過度勞累、不當飲食、節食減肥、營養不良、潛在疾病風險、多種藥物作用、重訓過量的肌肉活動、缺乏正確照護、貧血、免疫力低下等，暴露慢性發炎的健康風險，這些是影響術前、術後的變異因素，全期預防醫學個案管理是安全的關鍵。

「隆乳安全」從本身胸型條件建立基礎，透過專業流程和專科醫師討論，規劃合宜的線條與比例，選擇安全適宜的隆乳空間。日式5D隆乳注重安全考量與手術穩定，全期結合預防醫學個案管理、建立醫師判讀數據、提供衛教保健指導的「抗發炎處方箋」，搭配「術前、術後乳房超音波」檢查評估與追蹤照護。

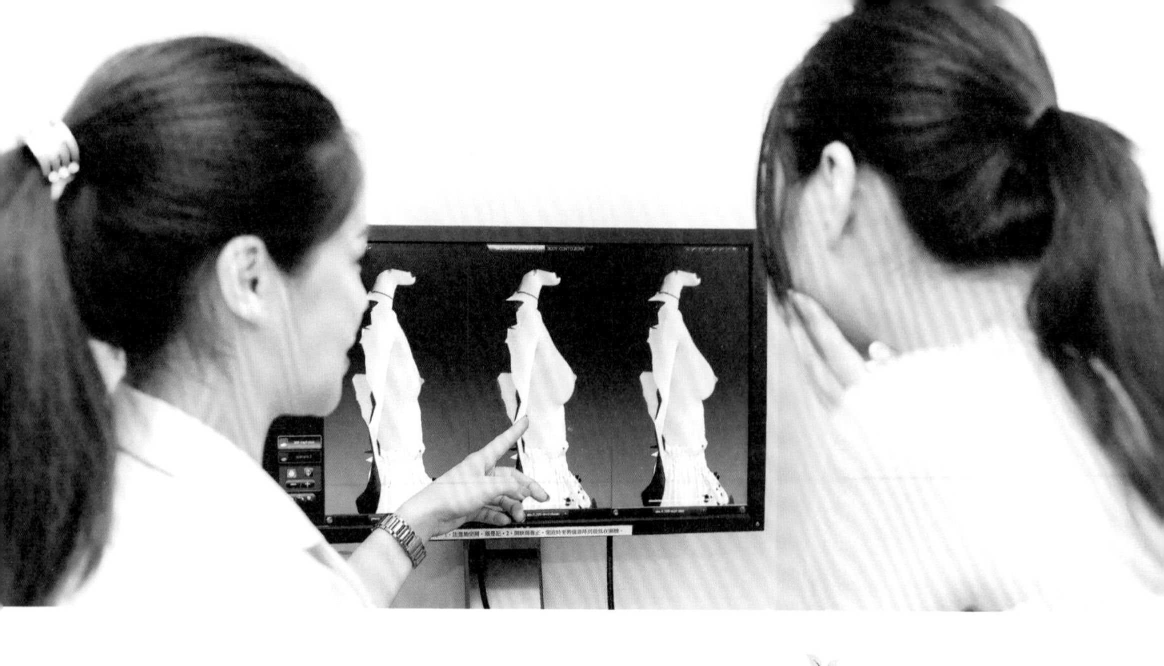

隆乳手術的重點不只有乳袋的選擇，還有醫師於術前評估規劃設計；術中內視鏡的運用，如層次與置入的角度；術後的定期追蹤與照護，每一個環節都非常重要。

日式隆乳、安全隆乳流程

◎**胸型條件探索美感**：瞭解胸型條件，探索美感與需求。

◎**美國原廠模擬測試袋**：實際感受全材質穿戴的胸型線條及重量。

◎**日本 TOSHIBA 乳房超音波**：乳腺組織、脂肪分布、囊腫影像等說明，術後提供定期超音波追蹤照護。

◎**內視鏡觀點**：微創內視鏡呈現立體空間，擬真人觸感。

◎**5D手術超音波計劃方案**：日式美感與比例。

◎**專爲亞洲女性設計**：引進日本疼痛管理隆乳麻醉，手術無需插管，安全、低疼痛、恢復快且效果持久。

◎**安全人性化的設計**：免住院、免引流管、免拆線、免傳統按摩。

隆乳全期「抗發炎處方箋」，降低疼痛、發炎並縮短恢復期

現代人生活忙碌、壓力大，身體大多都已變成「亞健康」狀態，導致很多慢性發炎症狀。長期慢性發炎是影響手術傷口恢復或感染的因素，「醫學個案健康管理」可以幫助血管組織降低發炎反應，促進美容健康。「醫藥合作雙向模式」發揮醫學個案管理的優勢，而「抗發炎處方箋」則降低急性、慢性發炎反應，促進癒合機制，專業醫師在手術中，可控制感染、出血的潛在風險，更重要的是減緩發炎反應對於手術的影響。

手術前後的安全評估，包括抽血檢查、瞭解身體發炎指數，透過各項指標如造血、肝腎功能、血脂血糖指標、血壓等健康管理，並搭配抗發炎、抗氧化輔助品，如全穀類營養素、槲皮素、鋅、鎂、鈣、麩醯胺酸（Glutamine）、一氧化氮、維生素 B 群、B_6、B_{12}、維生素 C、魚油點滴等，輔助傷口癒合與修護神經系統、凝血功能及降低出血等；同時主張醫食同源，提倡天然飲食療法，補充抗發炎食物，例如多攝取 Omega-3 多元不飽和脂肪酸和六大類營養素，可促進健康。

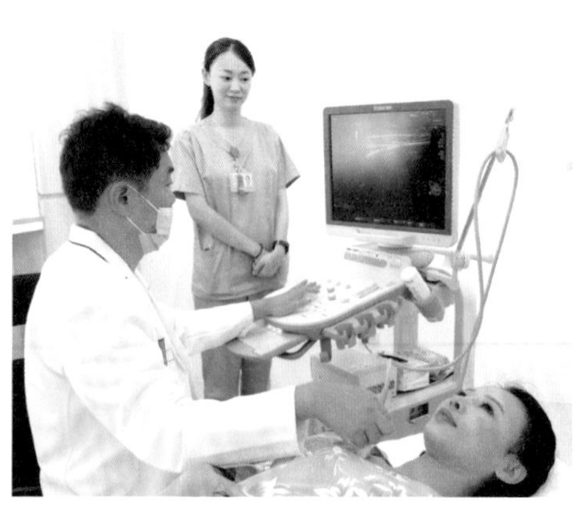

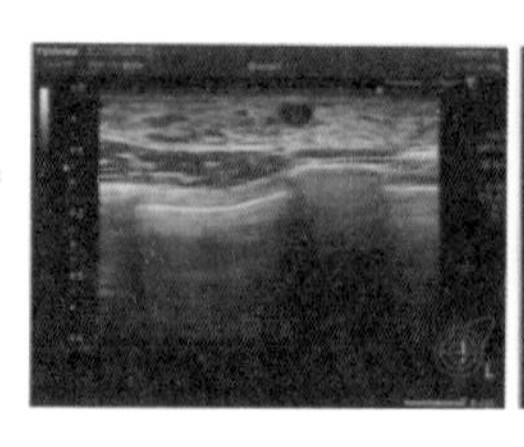

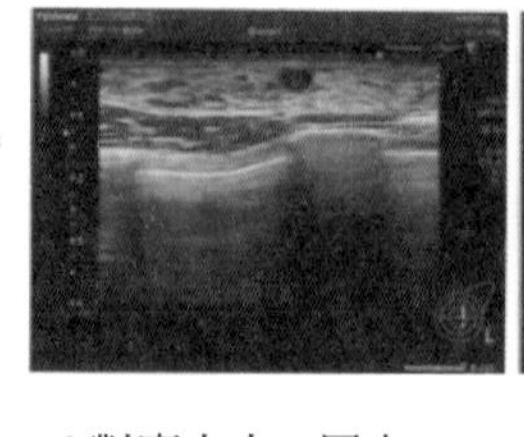

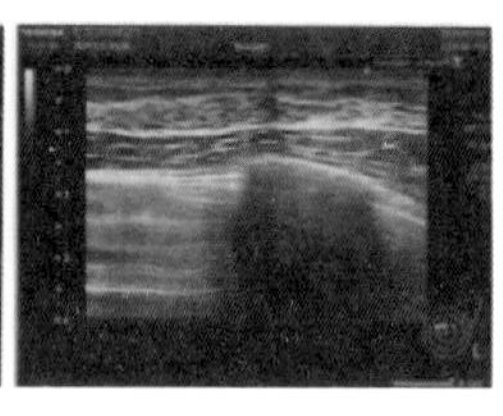

✔ 對應大小、層次　✔ 掌握個人化乳房狀況

✔ 避開高危險群　✔ 合併後續追蹤

乳房超音波的安全與重要性：術前評估、術後追蹤

「每個人都是獨一無二的，根據不同的身形與胸型條件，在合理的期待值中，找到適合自己的手術方式！」

由於每位女性的體型不同，即使是微小的差異，也會影響隆乳手術的選擇和考量。因此，乳房超音波的術前檢查和溝通就很重要，可透過超音波檢查瞭解乳房組織分布條件，包括皮膚緊實度、乳腺基質、肌肉厚薄、脂肪層比例等，初步檢查乳房健康狀況。

此外，具有吸菸、乳腺囊腫、自體脂肪隆乳後及乳癌高危險群者，可定期追蹤掌握乳房狀況，有特殊狀況時，建議進一步ＭＲＩ高階檢查。

日式醫療分級管理：院所提供 TOSHIBA 乳房超音波服務

◎**術前：**評估脂肪條件分布及乳房腺體的彈性與狀態，對於每個人不同的變異性條件與乳袋置入的空間、角度，量身規劃。

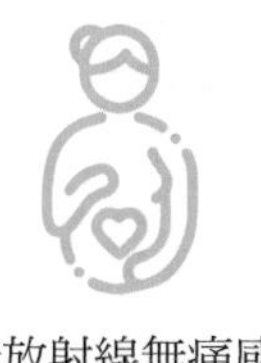

無放射線無痛感
孕婦、哺乳可使用

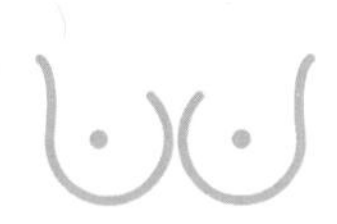

檢測乳房內部組織
與脂肪分部狀況

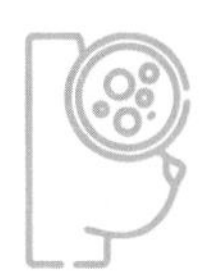

可看到乳腺囊腫
良性腫瘤

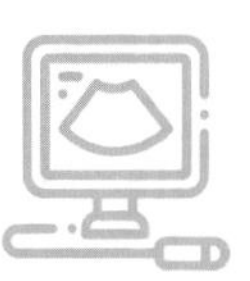

追蹤自體脂肪的
鈣化與硬塊

圖表 3-3　乳房超音波的優勢與特色

◎**術後：**提供每年一次的安心日式乳房超音波照護，透過定期乳房檢查，追蹤乳袋與乳房的健康狀況。

不同的胸型會影響外觀，如大小高低、左右不對稱，或者本身是八字奶、下垂奶、乳頭向下看及外擴，隆乳不只是單純的增大手術，而是該考慮如何滿足不同女性對於胸部的美感與期待。

現今醫療技術的進步，乳房植入物材質不斷推陳出新，包括：魔滴（Motiva）、柔滴（Sebbin）、美國FDA通過乳袋材質的曼陀（Mentor），以及新產品曼陀女王波（Xtra）等，每種隆乳方式都有適合的族群，醫療安全的角度需考量長期穩定性、安全性、風險與併發症。

追求乳房的美麗是每位女性的權利，而優質專業的醫師更是隆乳過程中不可缺少的角色。

隆乳術前、後變異因素說明

術前變異因素

◎病例六地雷：體重、BP、易瘀青、流血、暈眩嘔吐、貧血

◎安全確認：疾病藥物史、家族史、手術史、過敏史、免疫力不穩定

◎抽血報告異常：白血球、血小板（凝血）

◎慢性發炎：婦科疾病、熬夜、抽菸、喝酒

◎其他：生理期、心悸、年紀過大、期待值差異大、評量表勾選異常、胸部條件對應說明（原條件差的問題）

術後變異因素

◎急性發炎

◎出血（慣用手施力不當、拉傷）

◎免疫性疾病、慢性發炎

◎干擾物質（曾自體、取莢膜）、疫苗副作用

◎熬夜、免疫力下降

◎憂鬱壓力、體重下降

◎持續不明發燒

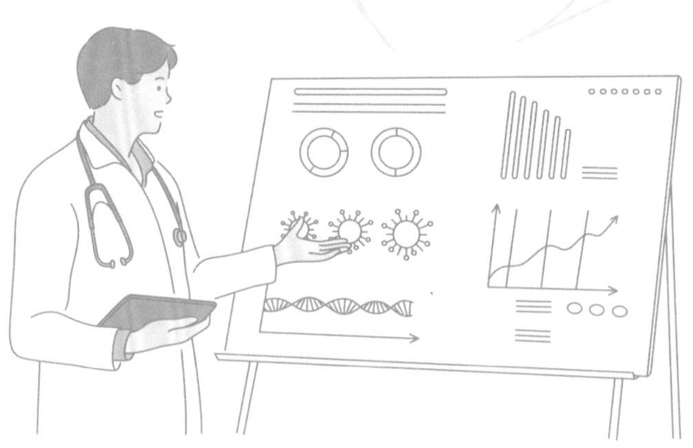

全期專業醫療個案管理，降低手術前、後影響因素

醫學美容在治療選項，從基本條件（內在因素、外在因素）的老化疾病評估，結合「預防醫學」領域與「精準醫學」臨床治療層面，調控發炎、傷口、感染等變異因素。

根據國外期刊發表，發現體脂低與長期發炎等因素，皆會干擾隆乳空間、疤痕組織、莢膜及恢復期，因此建議補充好的油脂（Omega-3）、抗氧化食物，同時培養好的習慣，就能大大降低攣縮與相關併發症。

因此完成手術之後，還會特別叮囑並注重術後的保養，結合預防醫學、精準醫學理念、整形前後的「抗發炎處方箋」、推廣培養生活中的好習慣，減少身體慢性發炎、維持身體健康平衡，能有效降低風險併發症，還能縮短恢復期。

美麗不只是外在的改變，身心靈的健康亦需同步提升。整形前後力行「抗發炎處方箋」，將與健康生活息息相關，同時利用「減齡餐盤」將飲食結合醫療與美容時尚，不只能夠吃出健康與活力，還能為這份美麗神采延長保鮮期！

日式醫療計劃 5D 專業評估表

A. 自身條件說明

1、□外觀（左右大小／高低／疤痕）□乳盤

2、□胸型（平胸、八字奶、雞胸、下垂奶、筍狀奶、產後萎縮、上下緣）

3、□胸骨：□胸廓（寬／窄）□胸壁（斜）

4、□狀態（皮厚鬆緊／筋骨／筋／肌肉緊繃／脂肪厚薄）

5、□超音波檢測內容記錄（皮厚鬆緊／肌肉緊繃／脂肪厚薄／囊腫有無）

（備註：雞胸與胸壁外斜：不易擠乳溝；筍狀奶、八字奶：術後仍是原來胸型；平胸皮薄易摸到袋緣。）

量身評估個人化條件

□運動習慣（運動頻率／強度）

□職業（經常用手職業）

B. 選擇層次與自身條件的說明（脂肪分布、生活習慣）

1、□筋膜層（淺）：

2、□肌肉層（深）：

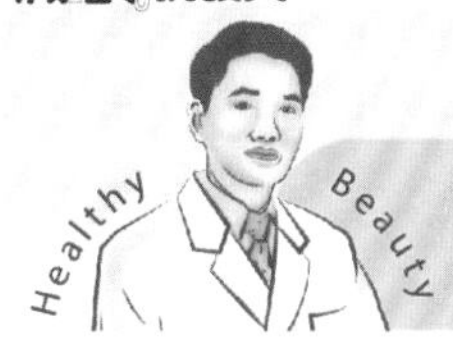

C. 切口的差異

1、□腋下：

2、□下緣：

D. 客戶選擇的材質、大小、層次、切口說明

1、身高／體重：

（參照各材質規格表）

2、材質：□ Mentor □ Motiva □ Allergan

3、規格：□平滑 □女王波 □ Motiva □絨毛 □水滴絨毛 □柔滴

4、大小規格： ~毫升

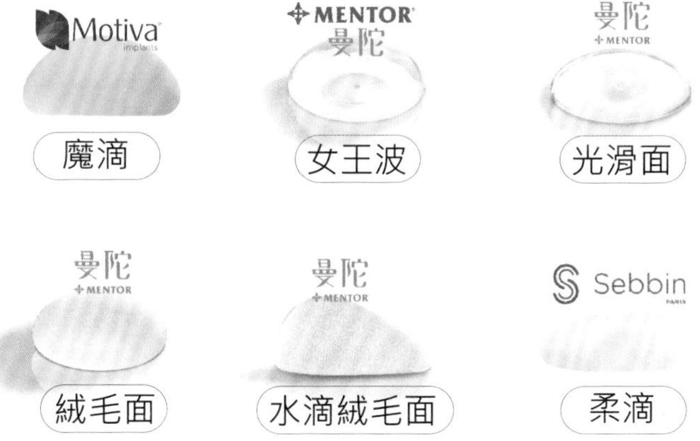

空間「莢膜」的定義

人體對乳袋會產生自我保護的正常免疫反應，膠原纖維在乳袋外部緊密形成包膜。隆乳術後，依個人狀況會有不同程度的莢膜產生。

莢膜攣縮是指當膠原纖維包膜持續縮小，甚至收緊、壓縮到乳袋植入物，產生乳房觸感變硬、疼痛，甚至乳房外形改變等症狀，這是一種隆乳術後併發症，稱為莢膜攣縮（Capsular Contracture）。

莢膜攣縮的形成，可能發生在手術後的任何時間內，大多原因為發炎、感染、出血，所造成一連串免疫機制。然而，莢膜攣縮，目前無法在術前準確預測出來。

以下情況，可能會提高莢膜攣縮發生機率：

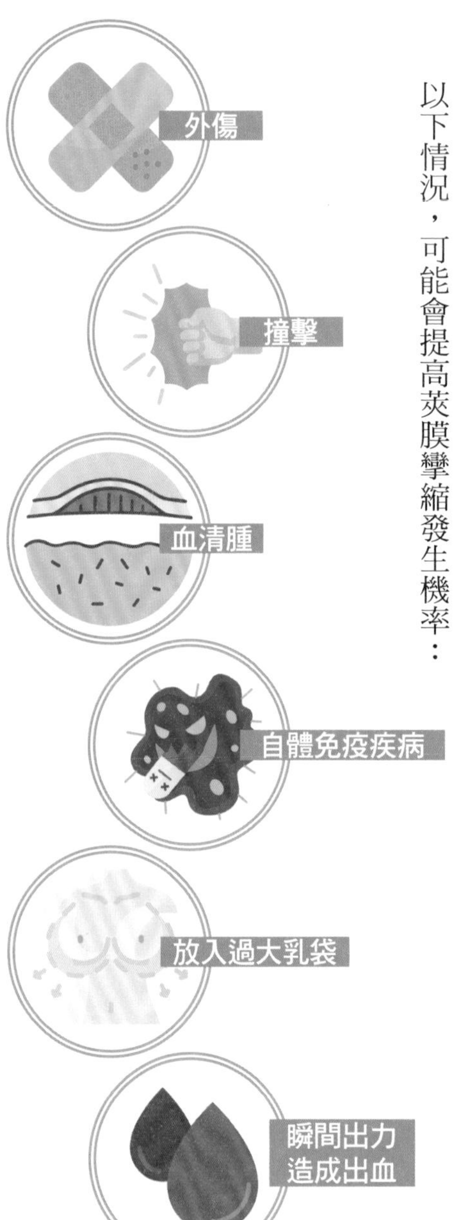

常見女性的九種胸型圖

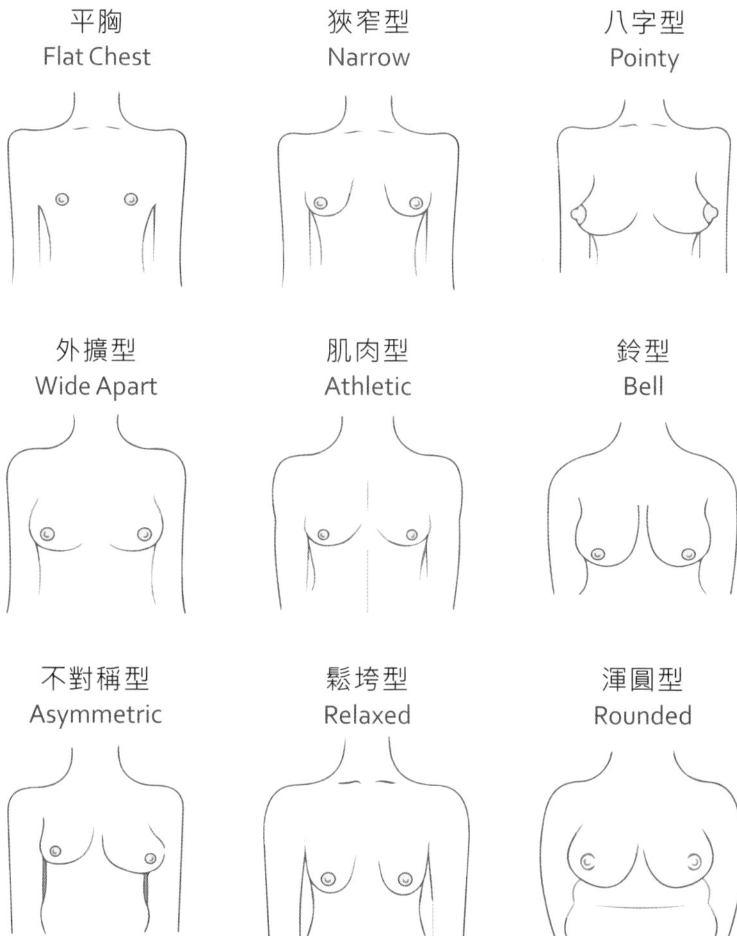
平胸
Flat Chest
狹窄型
Narrow
八字型
Pointy
外擴型
Wide Apart
肌肉型
Athletic
鈴型
Bell
不對稱型
Asymmetric
鬆垮型
Relaxed
渾圓型
Rounded

隆乳「莢膜攣縮」原因，如何減少莢膜攣縮機率？

一、控制感染是一大關鍵：無塵正壓開刀房、醫療動線降低落塵管理，同時降低感染率。

二、降低出血及干擾因素（自體脂肪的囊腫、油包、液化、鈣化、免疫力低下、發炎組織等）。

三、身體組織的皮膚彈性、支撐力、選擇過大乳袋，都會造成乳房組織循環不良，引起延遲性免疫反應和淋巴液增生等。人體正常的免疫反應會產生包膜，而透過可控制因素可降低攣縮機率。

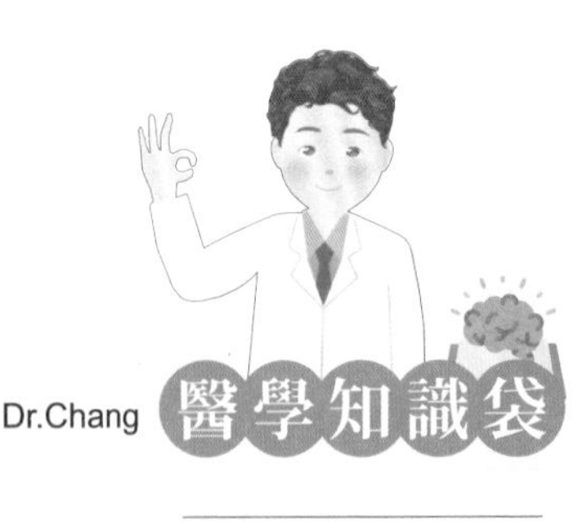

不同程度莢膜攣縮的處理方式

◎**第一、二期**：不需手術治療，可透過加強日式放鬆及服用輔助品等方式來改善。

◎**第三期**：莢膜清除手術，調整植入物位置，讓變形外觀可以會到美觀位置。

◎**第四期**：需手術清除莢膜，移除原植入物，再重新植入。

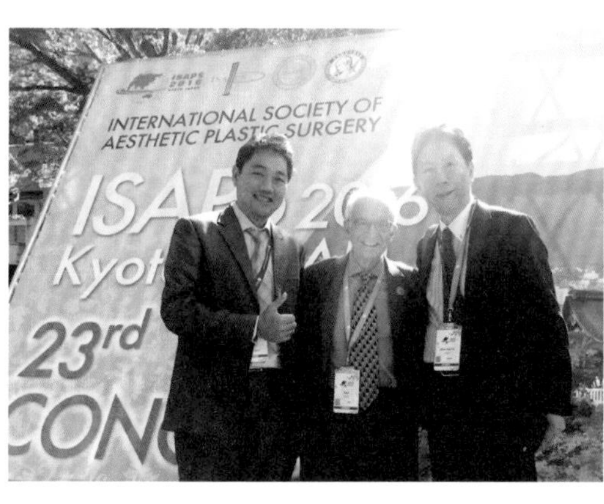

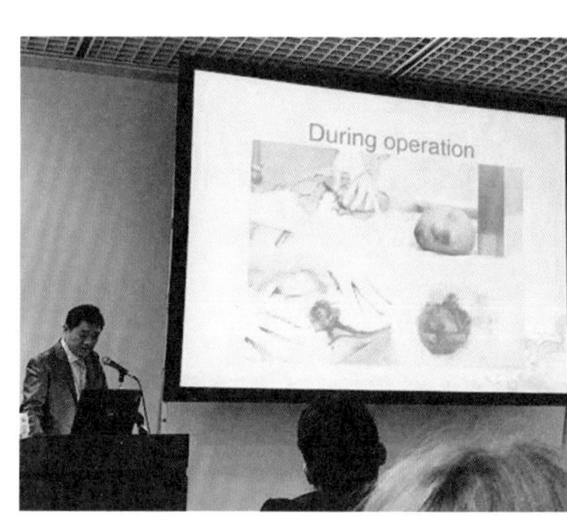

「3D安全隆乳」到「日式5D隆乳」的安全對策

隆乳手術屬於精密手術，不僅需要領有整形外科專科證照才能執刀，趨近理想完美的隆乳手術規劃，更重視完整術前專業的評估、術中手術經驗技巧的謹慎、術後持續個人化的追蹤，三個環節都不可少。

二〇一六年，參與日本第四屆乳房學術研討會（The 4th Congress of the Japan Oncoplastic Breast Surgery Society），我在會中以專業規格論述乳房的整形與重建，包括女性乳癌術後整形重建、隆乳手術的完整評估，以及隆乳後每年的定期檢查等議題，都是照護女性乳房必須顧及的重點。

我有幸獲邀於會議中，和日本醫界分享交流專業的3D微創隆乳技巧，帶出兼顧時尚與安全的隆乳手術新方向。

「3D安全定制隆乳」透過術前超音波檢查，讓風險、成本及併發症極小化。以往國內一般的隆乳手術，大多只用觸診方式，確認乳房有無硬塊，容易忽略乳房與乳腺的病變狀態，透過超音波儀器的精密檢測，可確定乳房的健康，安心

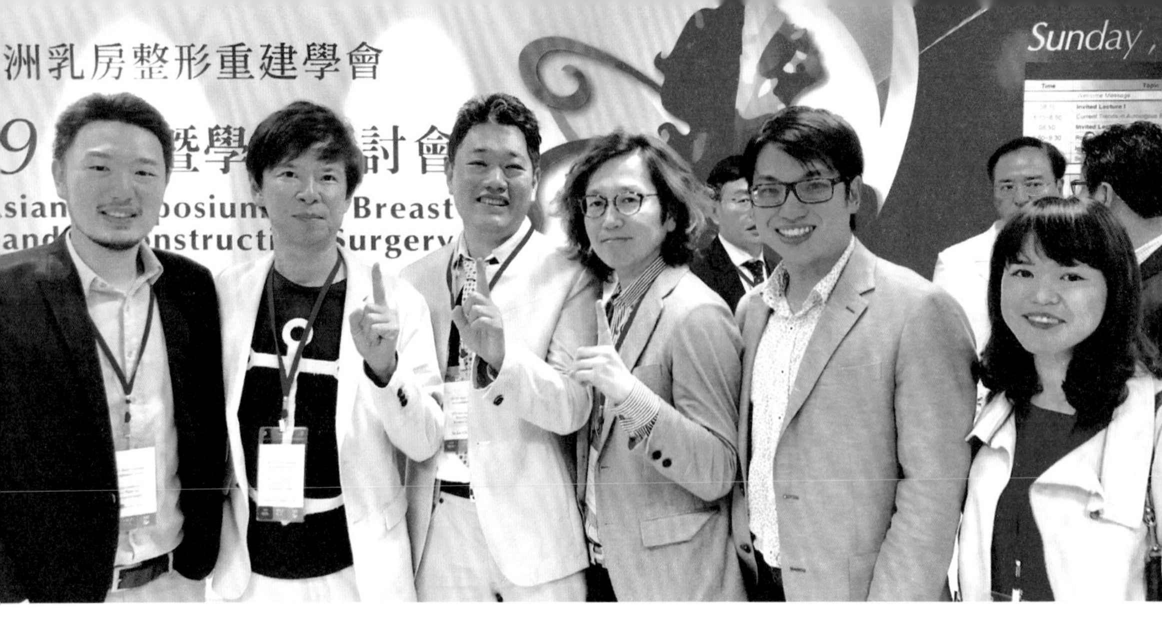

進行隆乳，大幅度提高整體安全性。

然而，女性因個人體質的差異，乳房內脂肪含量的多寡、走向、密度都不盡相同，所以需要運用量身訂製個人化的手術計劃評估。「3D定制隆乳」不只是追求外在形狀和大小，更重視和諧的美感，乳房象徵女性的風格美，適合個人的黃金比例，才是完美乳房。

科技進步的同時，雖然儀器可以判讀、辨識各種數據資料，但是醫師自身的專業與經驗尤為重要。乳房美學並非大罩杯就是美，或是要當波霸胸器，透過「3D安全定制」柔軟且自然的美麗隆乳，才會讓女性美得動人，自帶光芒與氣場。

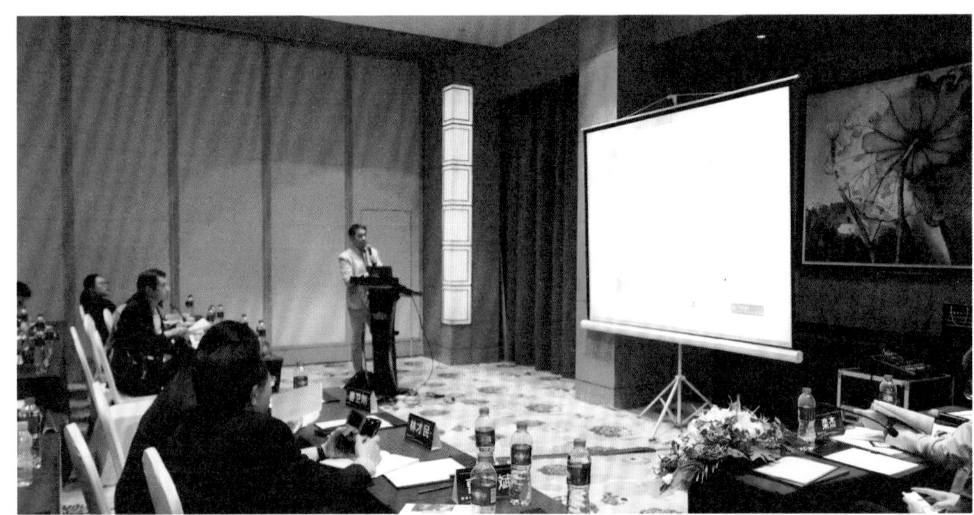

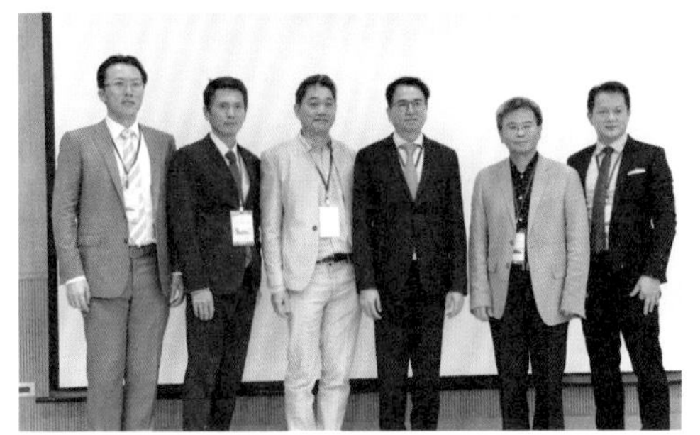

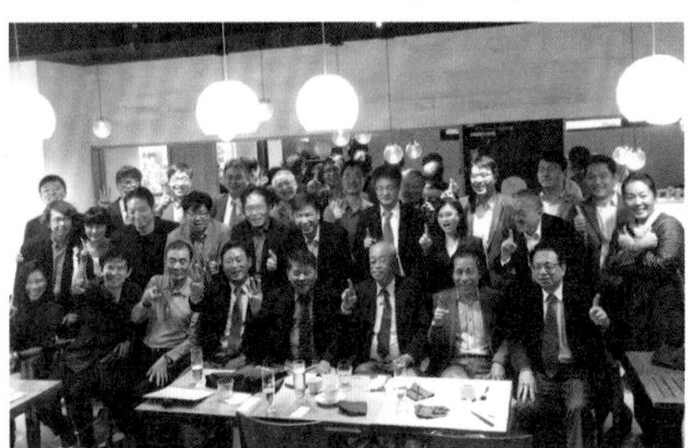

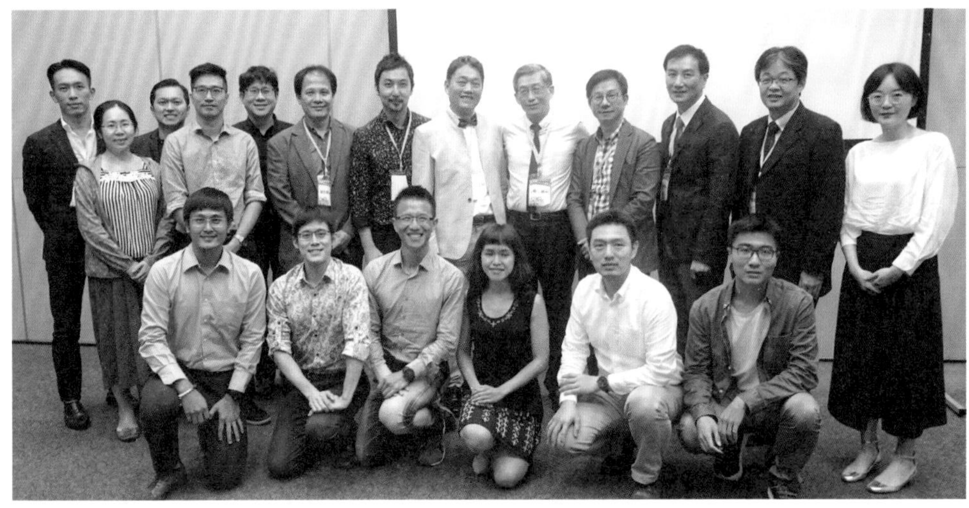

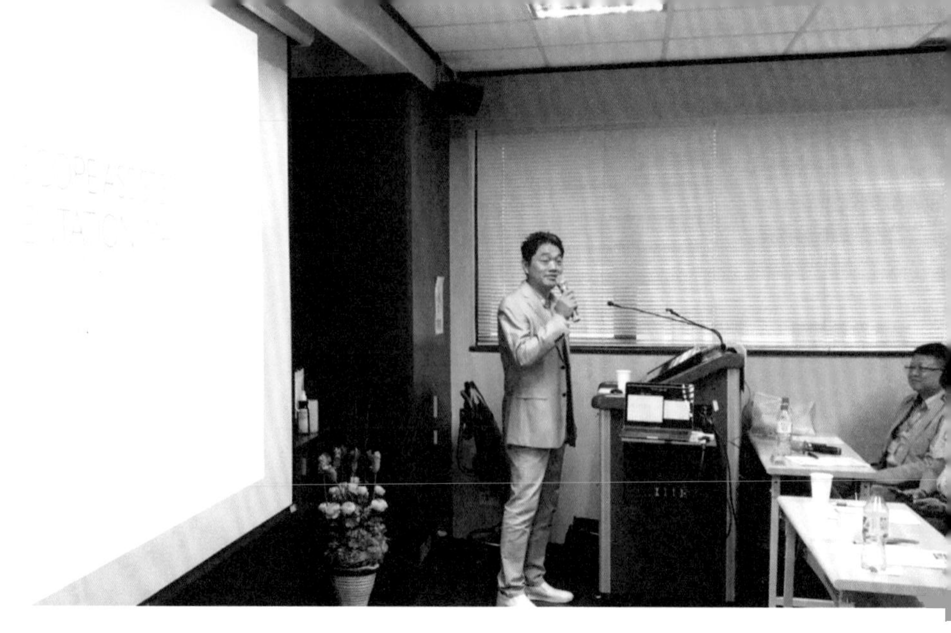

「日式5D隆乳」延展性空間技術

「日式5D隆乳」以基礎條件為基準，訂製空間、層次、延展性，**隆乳手術除了符合安全美感以外，能否長期穩定使用也是一大關鍵**，各種材質都有優缺點與適合對象，以符合受術者對觸感、形狀穩定的需求。

隆乳空間技術，精準控制層次、空間與延展性，在不同的乳房型態，如產後組織較鬆垮、乳腺萎縮、漏斗胸、雞胸等胸型，在內視鏡的視野下強化外型，引進日本人性化手術管理，胸部的「局部麻醉疼痛控制」、「無需插管」，能夠降低呼吸道的不適，且免住院、免引流、免拆線，提供超音波檢查與追蹤照護。

隆乳安全防護網，首重專科醫師的經驗與技術，「術前」評估基礎條件（胸型、胸廓與脂肪組織彈性度），材質非關鍵；「術中」延展性隆乳空間；「術後」定期追蹤照護提升安全性。全期醫藥照護個案管理，從安全角度來看，第一線由藥師照護說明處方藥和預防前、中、後期治療調理方向，充分提高藥物治療的整合過程，提供全期「抗發炎處方箋」建議。

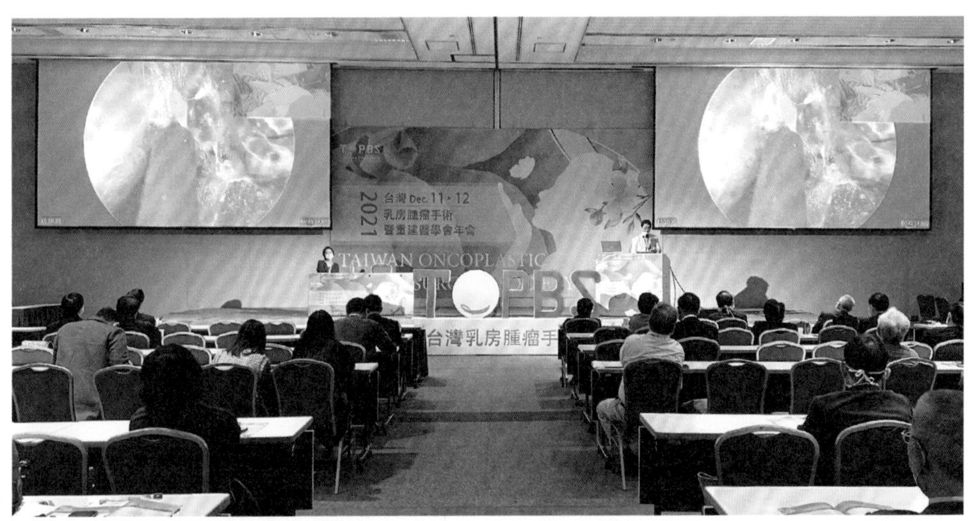
2021
台灣 Dec. 11、12
乳房腫瘤手術
暨重建醫學會年會
台灣乳房腫瘤手

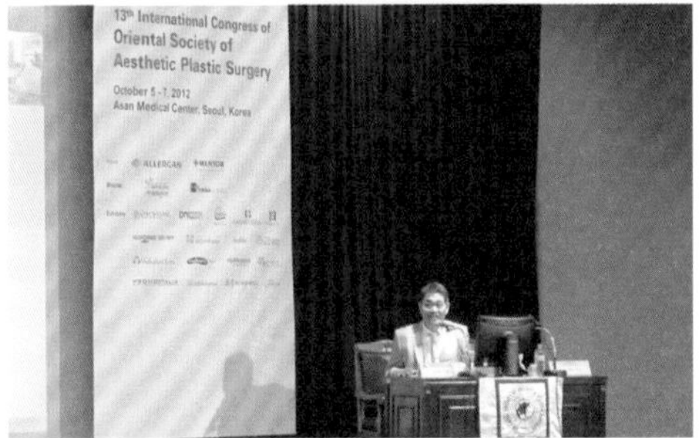
13th International Congress of
Oriental Society of
Aesthetic Plastic Surgery
October 5-7, 2012
Asan Medical Center, Seoul, Korea

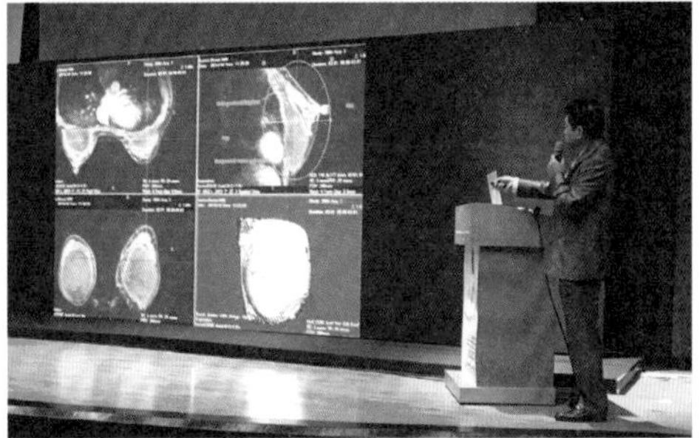

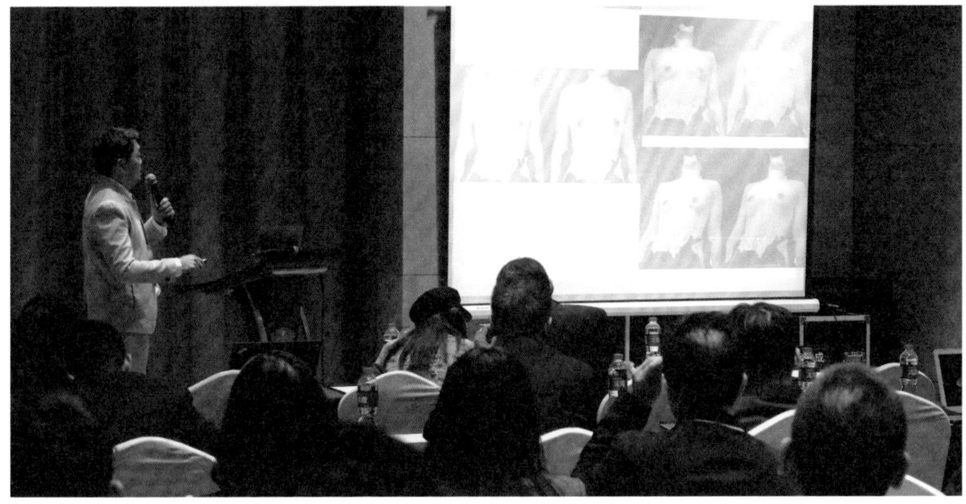

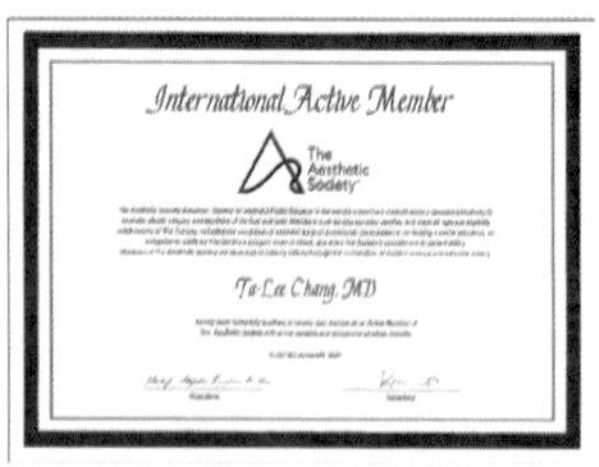

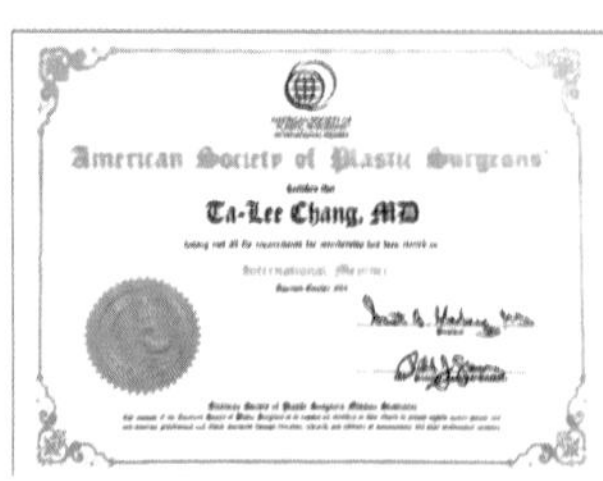

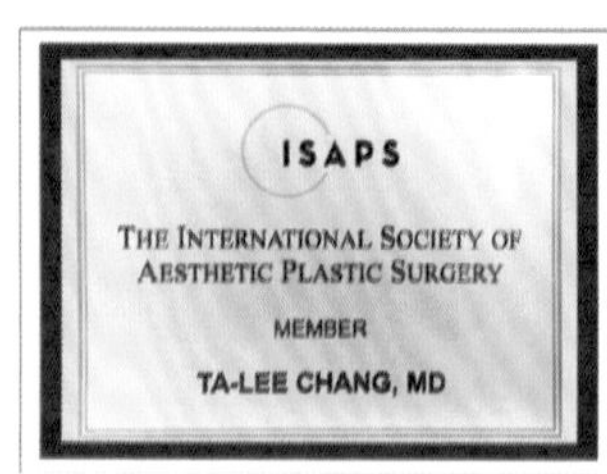

（左）美國 ASAPS 美容整形外科醫學會 - 會員、（中）美國 ASPS 整形外科醫學會 - 會員、（右）國際 ISAPS 美容整形外科醫學會 - 會員。

台大醫學中心示範教學，榮獲國際認證備受肯定

獲邀至台大醫學中心公開教學示範「日式5D隆乳免按摩技術」，日式安全隆乳不只是填充物的選擇，術前乳房超音波檢查評估、術中首創內視鏡隆乳免按摩技術，需要依據胸部型態，適度調整置入的層次和弧度，同時引進日本流行的硬膜外局部麻醉技術。

局部麻醉特色，是以人性化止痛控制，類懷孕產婦無痛分娩麻醉，採自然呼吸法，與傳統全身麻醉需插管不同。

透過不斷地進修學習，獲得由全球約兩千六百多位整形外科的專家權威，以及醫師組成的整形外科最高殿堂——「美國ASAPS美容整形外科醫學會」的會員證書，實屬榮耀。

隆乳技術不能原地踏步，因此我積極參與相關國際學術會議，在這幾年陸陸續續獲得三大國際會員認證——美國美容整形外科醫學會（ASAPS）、美國整形外科醫學會（ASPS）、國際美容整形外科醫學會（ISASP），更鼓舞並激勵著我常懷醫療初心、精益求精。

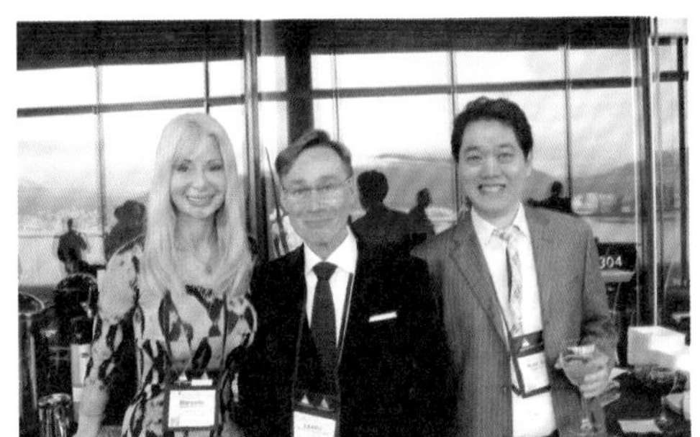

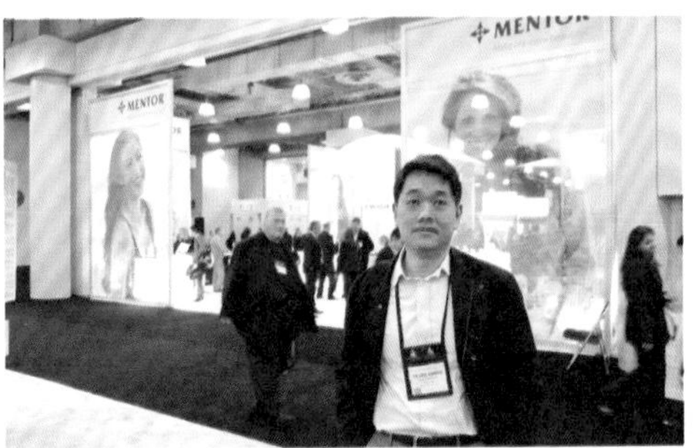
MENTOR

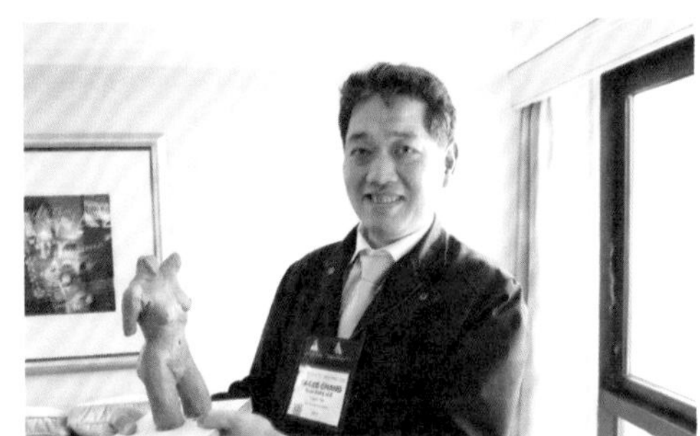

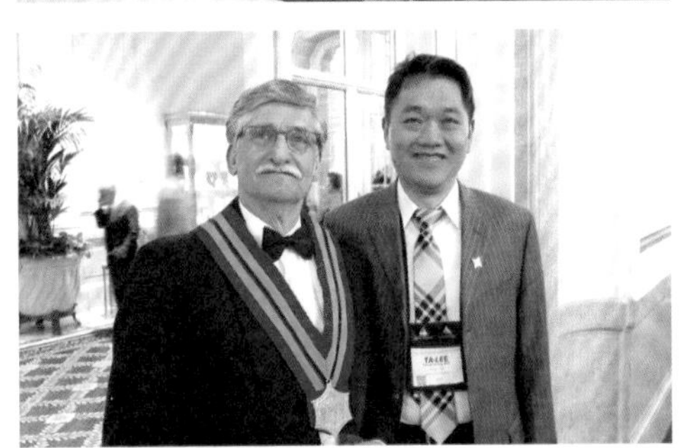

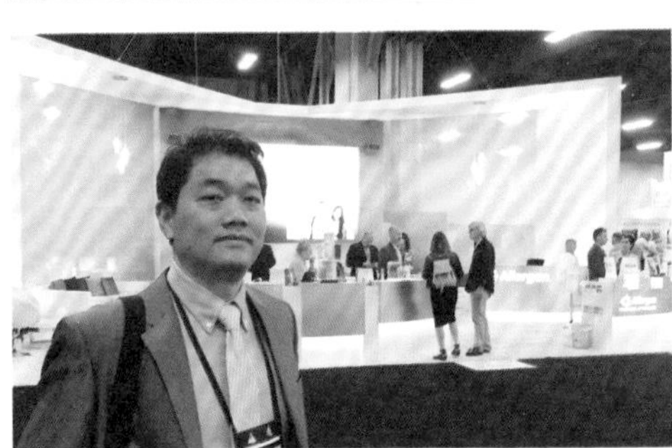

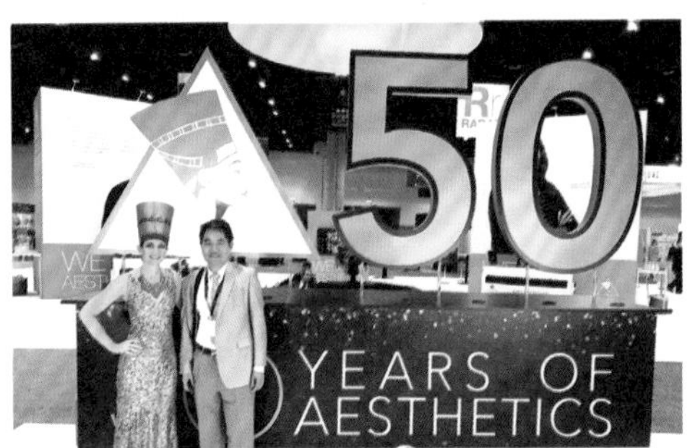
50
YEARS OF
AESTHETICS

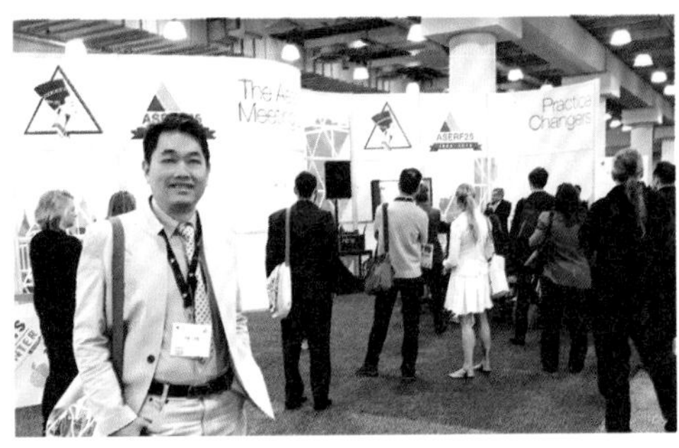
ASERF25
Practice
Changers

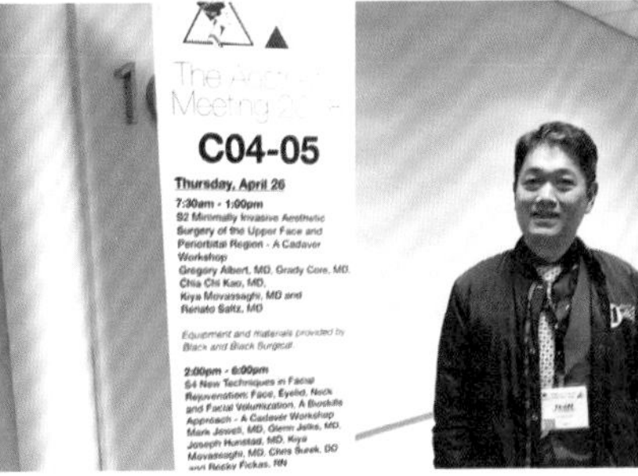
C04-05
Thursday, April 26
7:30am - 1:00pm
2:00pm - 6:00pm

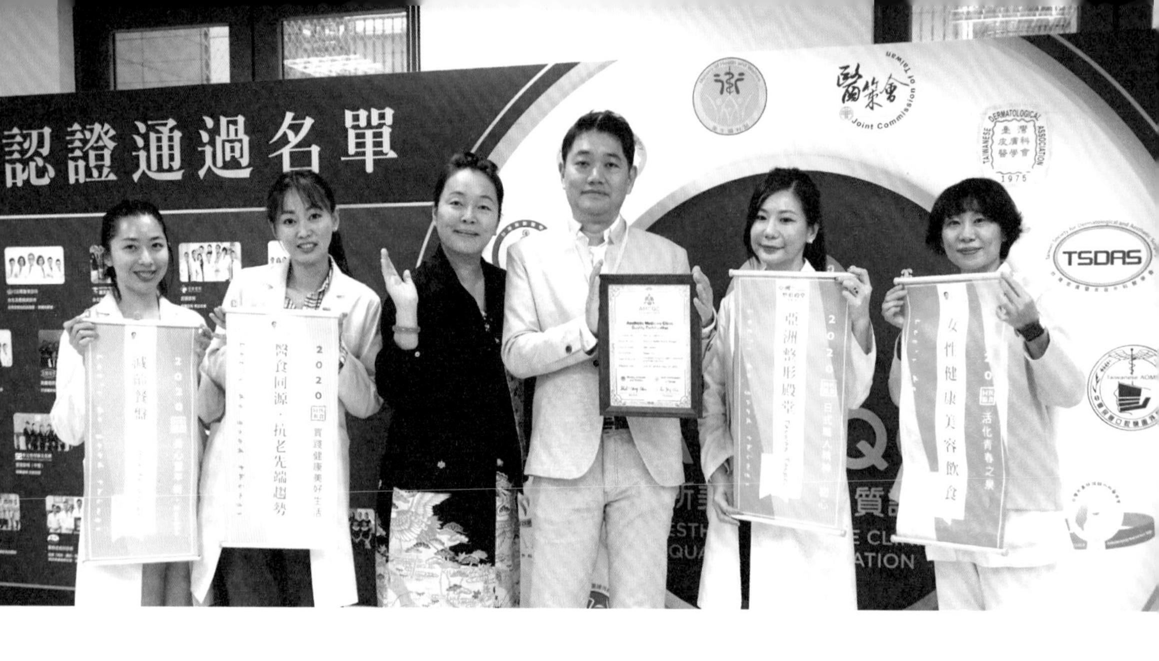

診所通過美容醫學品質「雙認證」醫療機構——「美容手術」、「光電針劑注射治療」評鑑認證

衛福部和醫院評鑑醫療品質策進會（醫策會）合作，配合衛福部美容醫學品質認證標章，醫療管理安全三大重點，醫學美容流程與美容外科手術，配合國際醫療發展，卓越致力重視全期醫藥合作，抗發炎照護模式，榮獲通過雙向認證「美容手術」、「光電針劑注射治療」，評鑑開刀房可執行「八大醫學美容手術項目」。

醫學是日新月異的技術，秉持日式診療服務、微創美容技術、個案管理特色及注重人性化細節，並同步國際化，榮獲各項授證及演講，提升醫療技術，經授證項目如下：

- 北京醫美年度最佳口碑醫師
- 國際美容整形外科日本京都 ISAPS 隆乳拉皮專題演講
- 華人技術品質金像獎
- 美國邁阿密 ISAPS 國際美容整形外科隆乳專題演講
- 台大醫學中心隆乳公開教學示範
- 台灣美容外科、整形外科大會座長與專題演講

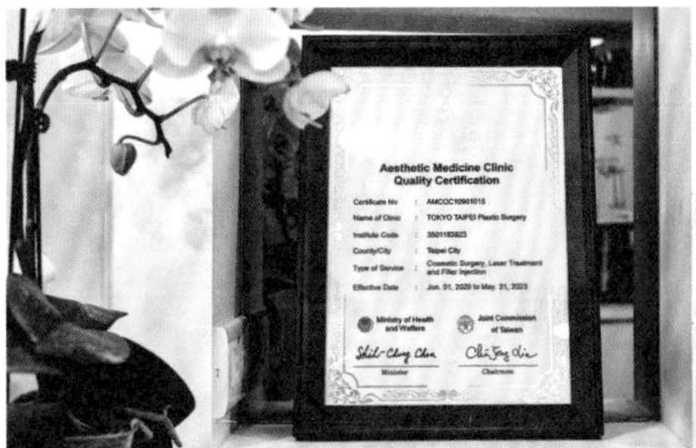
Aesthetic Medicine Clinic
Quality Certification
Certificate No : AMCQC10901015
Name of Clinic : TOKYO TAIPEI Plastic Surgery
Institute Code : 3501183823
County/City : Taipei City
Type of Service : Cosmetic Surgery, Laser Treatment and Filler Injection
Effective Date : Jun. 01, 2020 to May. 31, 2023
Ministry of Health and Welfare
Joint Commission of Taiwan
Minister
Chairman

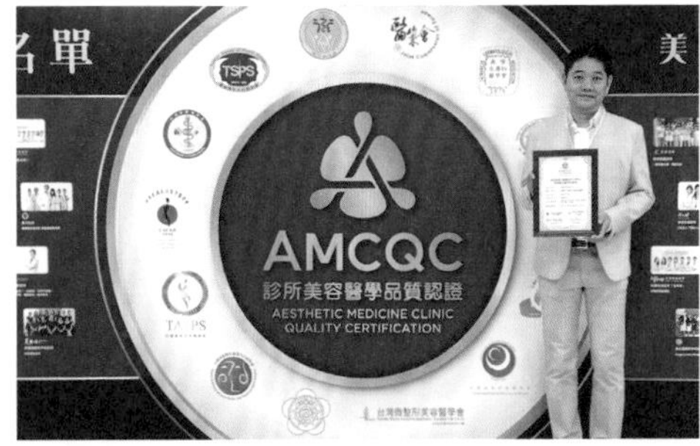
名單
TSPS
AMCQC
診所美容醫學品質認證
AESTHETIC MEDICINE CLINIC
QUALITY CERTIFICATION

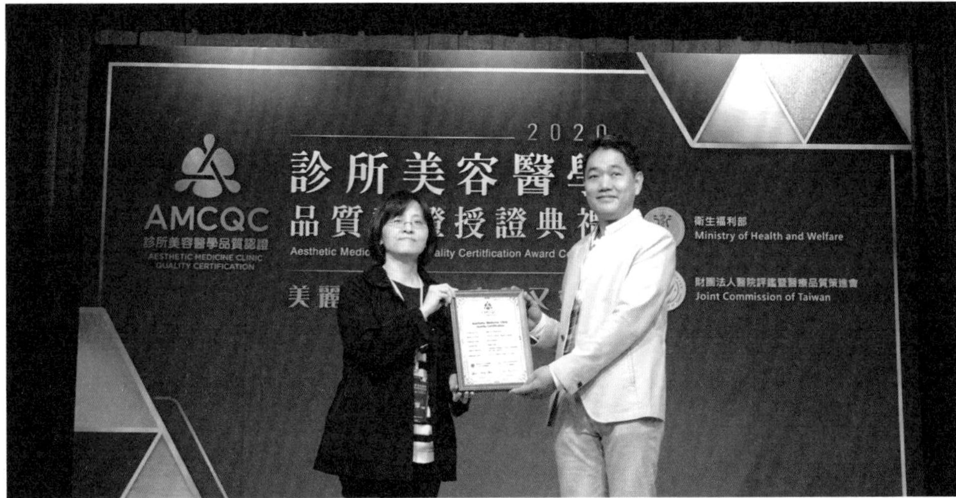
2020
AMCQC
診所美容醫學品質認證
AESTHETIC MEDICINE CLINIC
QUALITY CERTIFICATION
診所美容醫學
品質　證授證典禮
衛生福利部
Ministry of Health and Welfare
財團法人醫院評鑑暨醫療品質策進會
Joint Commission of Taiwan

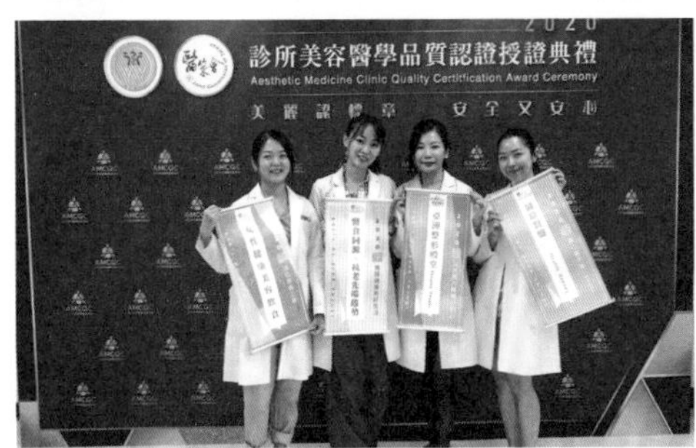
2020
診所美容醫學品質認證授證典禮
Aesthetic Medicine Clinic Quality Certification Award Ceremony

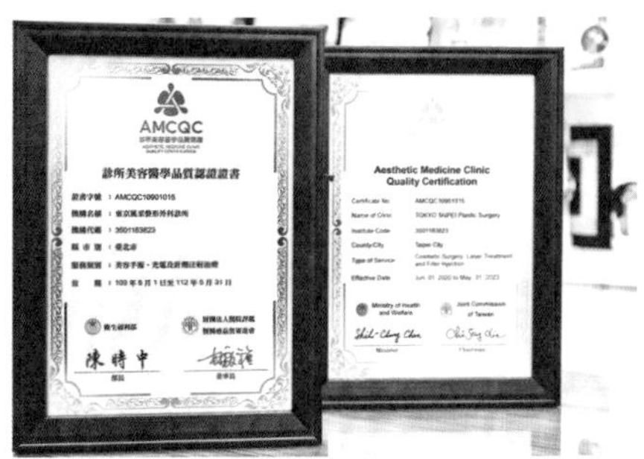
AMCQC
診所美容醫學品質認證證書
AMCQC10901015
3501183823
陳時中
Aesthetic Medicine Clinic
Quality Certification

3-3

日本午休美容，深層化妝術

3D面部美學 微整形 美肌治療 美容醫學

日本午休美容，流行皮膚和線條的年輕化，東方人注重五官自然美感的比例，從自身條件：家族史、生活習慣、皮下脂肪結構、彈力度、老化因素等，透過醫學美容個案管理，降低發炎與修復期。長期使用3C、熬夜的族群，日積月累產生的皮膚老化、動靜態紋路、明顯的雙下巴、鬆弛下垂，醫美（輕保養）可調整皮膚的皺紋、修飾臉型，整體輪廓柔美化。

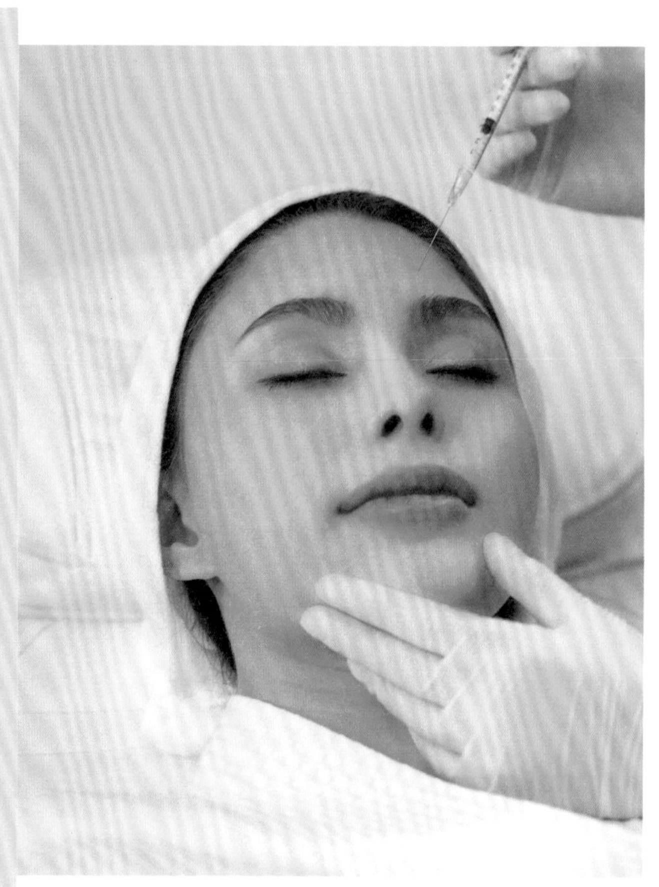

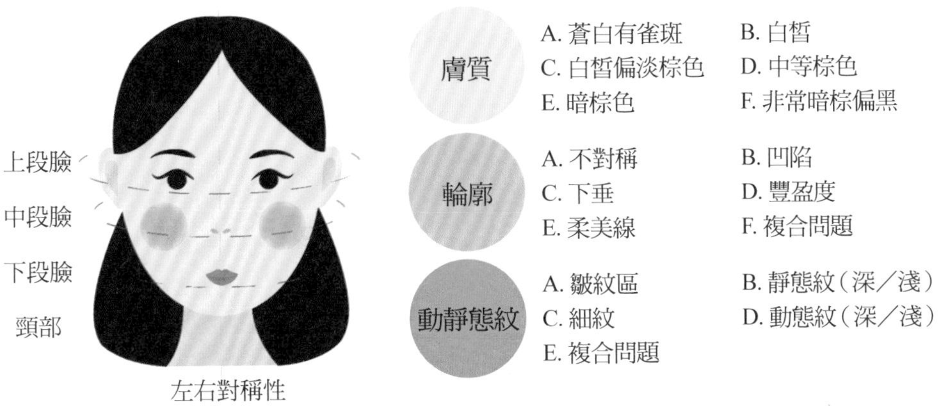

上段臉
中段臉
下段臉
頸部
左右對稱性

膚質
A. 蒼白有雀斑　B. 白皙
C. 白皙偏淡棕色　D. 中等棕色
E. 暗棕色　F. 非常暗棕偏黑

輪廓
A. 不對稱　B. 凹陷
C. 下垂　D. 豐盈度
E. 柔美線　F. 複合問題

動靜態紋
A. 皺紋區　B. 靜態紋（深／淺）
C. 細紋　D. 動態紋（深／淺）
E. 複合問題

臉蛋的輪廓線條很重要，勻稱的臉蛋即使不化妝也能看起來很好看，且近年來醫美手術的恢復期相當短暫，越來越多人將微整形當作是一種輕保養，日本的上班族甚至將微整形當作是一種「深層化妝術」。

日式3D微整形，「午休美容」美觀與安全兼顧

「張院長，法令紋讓我好困擾……看起來下垂沒精神。」「我發現臉頰好像鬆弛了，看起來老了好多……。」在診間經常會聽見這些困擾。

現代人的生活節奏快速，時常飲食不均衡或是養成同邊咀嚼的習慣，使得一邊的咀嚼肌、法令紋明顯，又或是長時間當低頭族，因淋巴和血流滯留，導致肌膚彈力鬆弛，造成明顯的雙下巴。於是，來到診所想要透過醫美的方式，找回緊實、亮麗的輪廓線。

當他們來到診間時，看著多元的醫美療程眼花撩亂，不曉得自己應該要做哪些手術才對，也擔心術後的後遺症或是效果呈現不如預期，正如我之前說的：「美容醫療是客製化

專門技術。」因此，每當有客戶來尋求我的協助時，我會依照個人的臉型特質、期待值及需求，來訂製專屬的療程方案。

專屬訂製的關鍵在於「黃金三角區」——鼻子、臉頰、下巴，依照皮膚脂肪比例、肌膚彈力度、老化條件與期待值進行評估，運用日式美學的審美來提升輪廓線、年輕線、臉蛋的澎潤度與修飾五官，達到拉提效果，年輕好幾歲！

舉例來說，明顯的國字臉就可以運用美國肉毒桿菌（BOTOX）調整臉型，柔美化修飾整體輪廓。

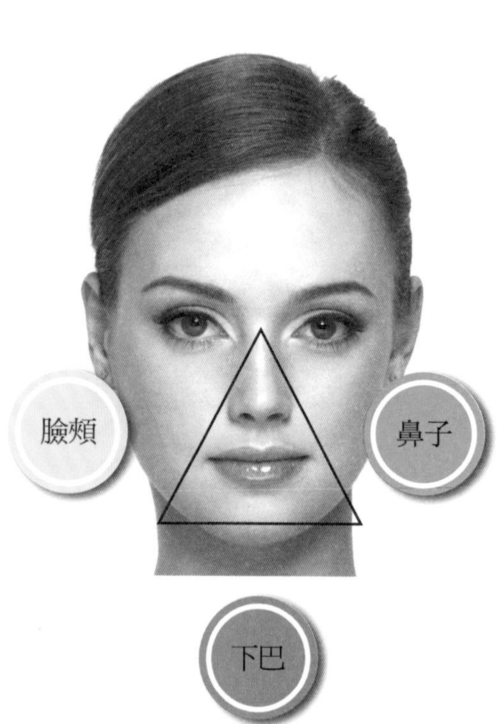

黃金三角區

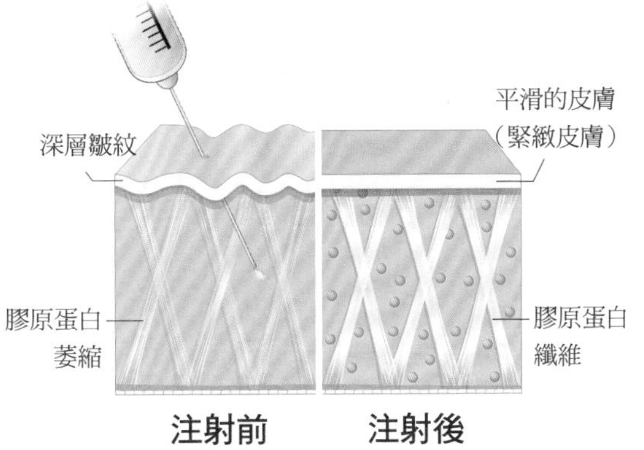

深層皺紋
平滑的皮膚（緊緻皮膚）
膠原蛋白萎縮
膠原蛋白纖維
注射前
注射後

對於何時該用什麼填充劑，需要長期的經驗累積，我就有自己的「軟硬」經驗法則，依照部位軟硬的不同，依客戶條件使用不同的材質，來修飾五官。以臉部為例，像是鼻子、下巴這種比較硬的部位，就適合使用硬的填充物（如微晶瓷RADIASSE）。

另外，像臉頰這種軟的部位，就可使用不同劑型的玻尿酸注射，像是劑型「女神動態玻尿酸」有改善傳統玻尿酸的特點，延展性自然，通過美國FDA、歐盟CE與台灣衛福部核可上市。

日式3D醫學美容，全方位醫療評估一次到位

微整形有許多「眉角」要注意，如醫師是否具備專科執照，是最基本的安全考量。不同年齡層、族群、個人體質狀況，該使用哪一種醫美療程，以及醫師對於面部輪廓的美感、五官敏銳度、微整材料的瞭解，都需要醫師累積豐富的經驗與專業知識，在進行微整形手術之前，應請專業醫師進行評估。

評估臉部的皮膚彈性、脂肪比例、內層筋膜和肌肉的層次、下垂狀況，並且針對客戶的期待值，與相關手術風險進行解釋，聽取客戶的想法並溝通，為其量身客制的青春方案！

皮膚填充劑注射分佈圖

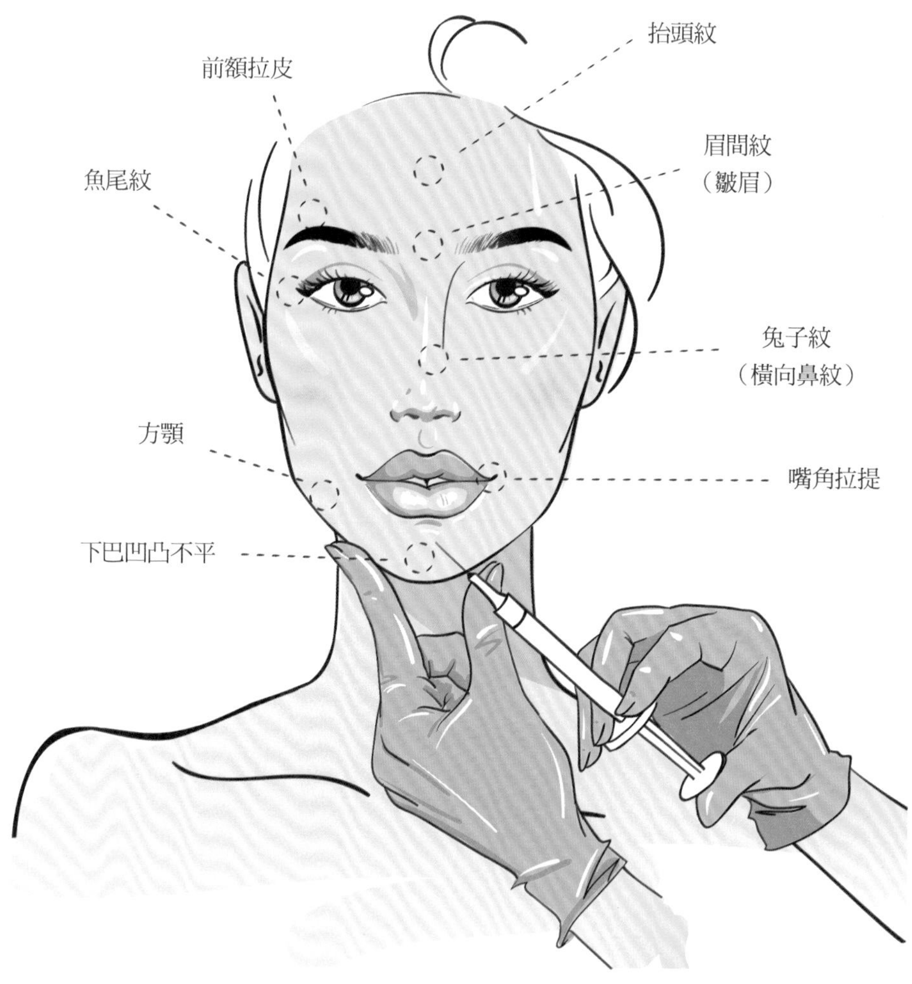

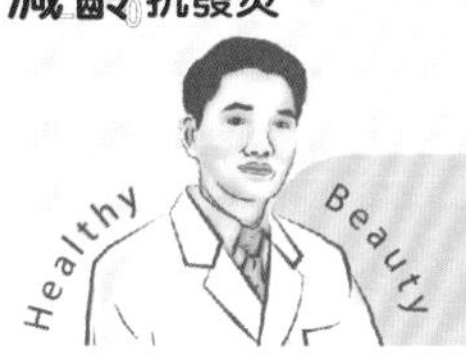

醫學美容的健康管理

打造立體輪廓完美法則

評估臉部的皮膚彈性、脂肪比例、內層筋膜和肌肉的層次、下垂狀：

A 美容皮膚&美容外科

1 皮膚狀況　□無彈性　□粗糙　□乾燥　□鬆垮

2 皺紋　□靜態　□動態

3 臉部型態　□失衡　□不對稱

4 豐盈飽滿狀態　□凹陷　□下垂

5 施打狀況評估　□瘀青易出血　□過敏性膚質　□其它：

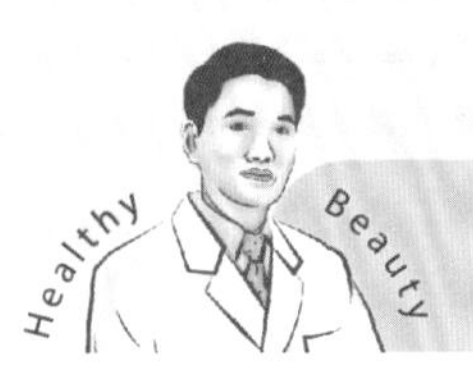

B

1 臉部條件：

2 皮膚脂肪比例：

3 內層筋膜和肌肉的層次：

4 肌膚彈力度：

5 個人期待值：

6 內在影響、生活作息：

打造立體輪廓完美法則

C

明星療程與全方位專業設計方案

1 皮膚青春方案
□冷、熱雷射　□美國原廠音波
□鳳凰電波

2 女神青春方案
□大小分子玻尿酸　□女神動態玻尿酸

3 立體輪廓線與動靜態紋
□肉毒桿菌（美國／德國）除皺／提拉／小臉
□微晶瓷　□洢蓮絲　□舒顏萃

4 熟齡輕手術
□日式眼袋　□提眉　□埋線／拉提

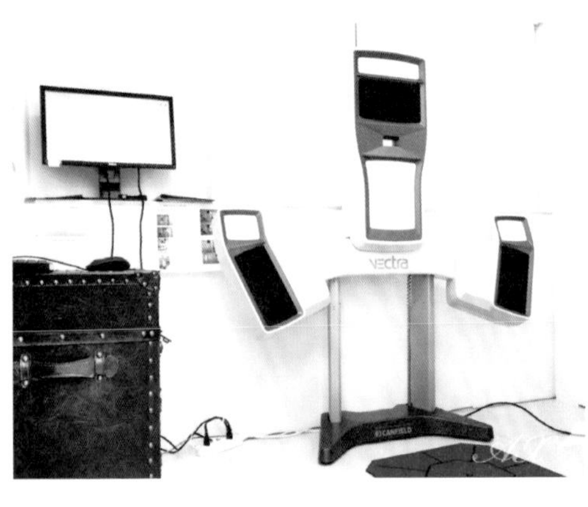

美國3D VECTRA影像模擬系統，在與醫師溝通時能協助客戶瞭解自身條件與治療計劃，提升醫療品質的專業性。

3D黃金三角複合式微整形，打造立體輪廓線

很多人會拿著喜歡偶像的照片說：「醫生，我想要做成這樣！」但其實每個人的臉部輪廓都不一樣，眼睛、鼻子、下巴的條件都是相當獨特的。

若只按照客戶的要求卻不去思考他們的獨特性，即使不動到刀子的微整形，呈現出來的效果也會與客戶想像中不同。

微整形是一種客製化的治療計劃，需要依照客戶臉部的獨特條件與需求，依照他的肌膚狀態、輪廓條件、日常生活習慣做全方位的評估，才可以完成雙方都滿意的結果，畢竟大家來到整形診所就是希望可以讓自己變得更美麗，而不是讓自己淪為失敗案例。

透過「美國尖端3D VECTRA檢測」，將個人臉型立體輪廓、皮膚彈力條件等參數值，再搭配我幾十年來的經驗總結的「黃金三角區」，做

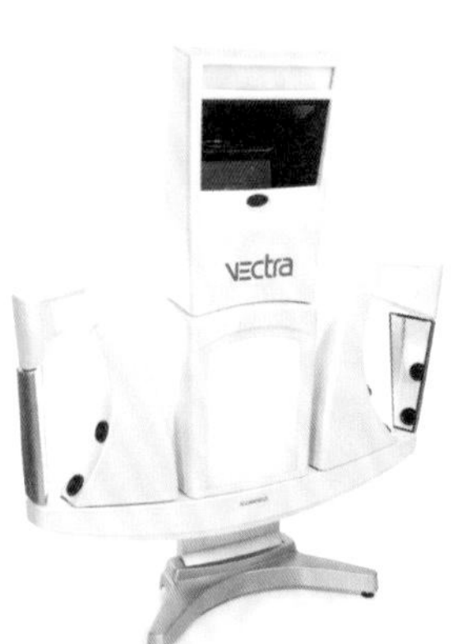

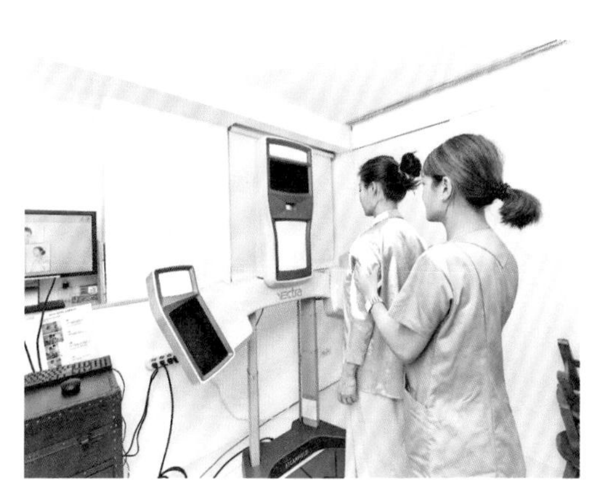

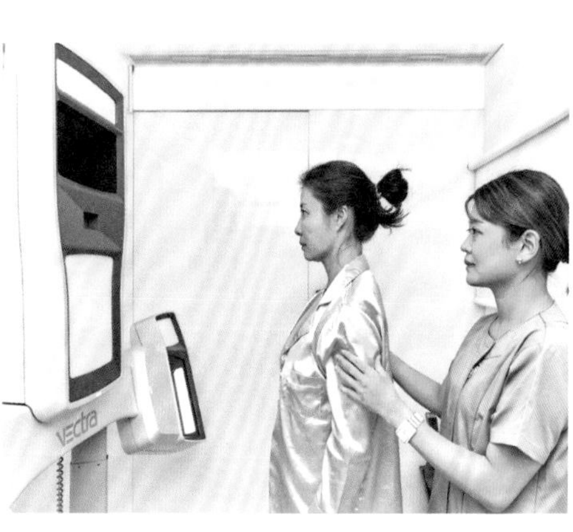

精密的量身規劃，重塑臉部輪廓，而非僅以年齡視為評估的考量重點，不論是哪一個年齡層都可以透過3D黃金三角複合式微整形，即使不動刀，也能逆齡抗老！

「醫師，我的抬頭紋超嚴重，明明才三十幾歲，看起來像是五十歲。」相信也有很多人受到抬頭紋的困擾，3D黃金三角複合式微整形不只可以重塑輪廓，回到年輕臉蛋，也能改善看起來顯老的「法令紋」與「抬頭紋」。

點、線、面密集拉提，營造面部澎潤度

許多人之所以看起來顯老，除了因為漸漸年長，受到地心引力影響，皮膚逐漸鬆弛、下垂之外，也有一部分人看起來比實際年齡還要大，這是因為臉部輪廓凹陷，就會看起來疲憊、顯老。

「3D液態拉皮」是以臉部整體均衡美感為考量，透過注射3D聚左旋乳酸到達皮膚深層，使真皮層組織膠原蛋白增生，有效改善皺紋、填補流失的體積，對於全臉拉提及重塑輪廓具有相當成效。

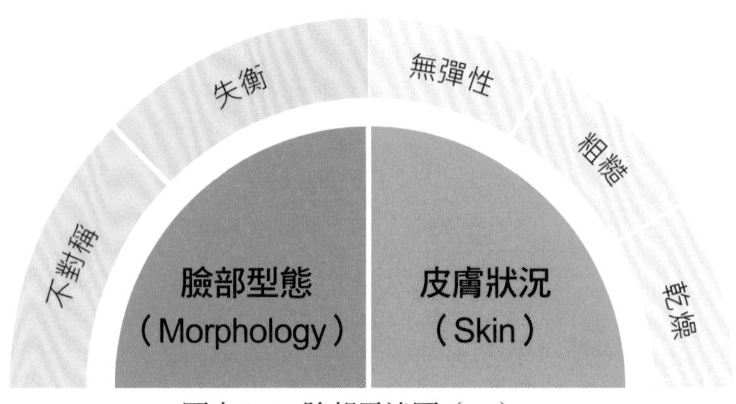

圖表 3-4　臉部雷達圖（一）

療程的首選。「咦？妳看起來變年輕了欸！」可謂是偷偷變美、回春

法令紋速散，瓦解苦命象徵

出現在鼻翼兩側的皺紋，僅僅兩條就會給人顯老、疲憊、苦命的印象，當肌膚中的玻尿酸流失後，會使真皮層含水量降低，逐漸失去彈性與光澤，加上肌膚自我修護力下降，便會加速皺紋的生成。

玻尿酸具有黏容性與伸縮性，以填充式原理，將玻尿酸注射於真皮組織中，修飾凹陷的法令紋，加上高度相容性不引起過敏，亦會被人體吸收代謝，屬自然又安全的填充劑型。

撫平抬頭紋，再現光彩自信

讓人瞬間老十歲的抬頭紋，也是不少人想要解決的醫美重點。

抬頭紋是因長時間表情肌肉發達所造成的褶皺現象，以肉毒桿菌素注射消除皺紋，過程簡單且安全，但必須經專業醫師精確診斷，決定注射部位是否合適及所需劑量。

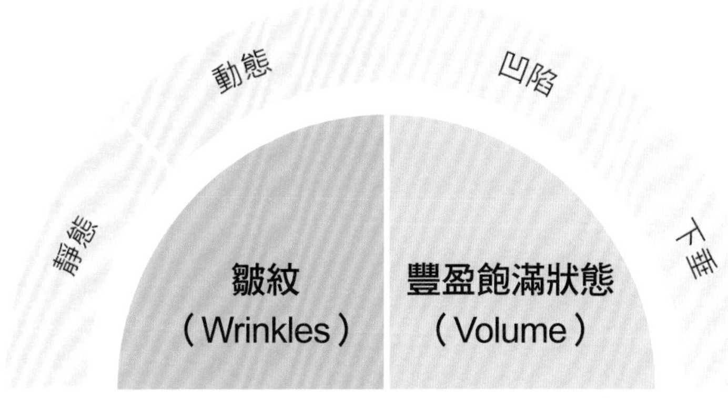

圖表 3-5　臉部雷達圖（二）

注射肉毒桿菌素效果快速，能讓肌肉得到放鬆，改善肌肉緊繃狀態，約一週後就能慢慢看見除皺效果，依照個人體質及保養狀況，可維持三到六個月左右。

保濕補光、縮小毛孔

皮膚缺水會造成脫皮、乾癢、暗黃、毛孔粗大，直接讓你比同齡人老十歲。為了改善肌膚缺水的問題，日常需勤於保養，不能怠慢，但感覺保養品好像沒有真正吸收，這時就可以透過醫美手段，讓肌膚重回透亮散發光彩！

「水光槍」是以中胚層療法，依皮膚厚薄決定皮膚注射的深淺，平均深度達一．五至二．〇毫米。利用針劑藥物輸送系統，於治療部位以密集覆蓋方式，精準作用表層肌膚，補充真皮層水分，注射後能幫助肌膚膠原蛋白增生，使皮膚平滑、散發光澤，並改善細紋及毛孔粗大現象。可依體質與需求，結合醫師建議後進行療程搭配，訂製專屬個人療程。

醫學美容導入療程，幫助術後效果呈現

先前提到，個人對結果的期待與日常的飲食作息都會影

響到最後的成果表現，如果施作的時候，臉部肌膚狀況差、凹陷、下垂、施打劑量不足，可能最終結果會讓自己感到不太滿意。因此，除了特別注重主要醫美手術，療程前後的皮膚管理也會影響到療程的結果。

透過醫學美容導入療程，便能夠加強醫美療程的效果。近幾年因為韓流崛起，說到整形、皮膚管理的第一個反應都是韓國，但以我在日本進修期間，深入瞭解日式皮膚管理的特色，在細節上相當注重客戶的膚質。因此，以日式專業手法與技能，藉由高速震盪的原理導入肌膚，讓皮膚可以吸收更多保養品，能夠起到飽水、提拉、提亮的效果。

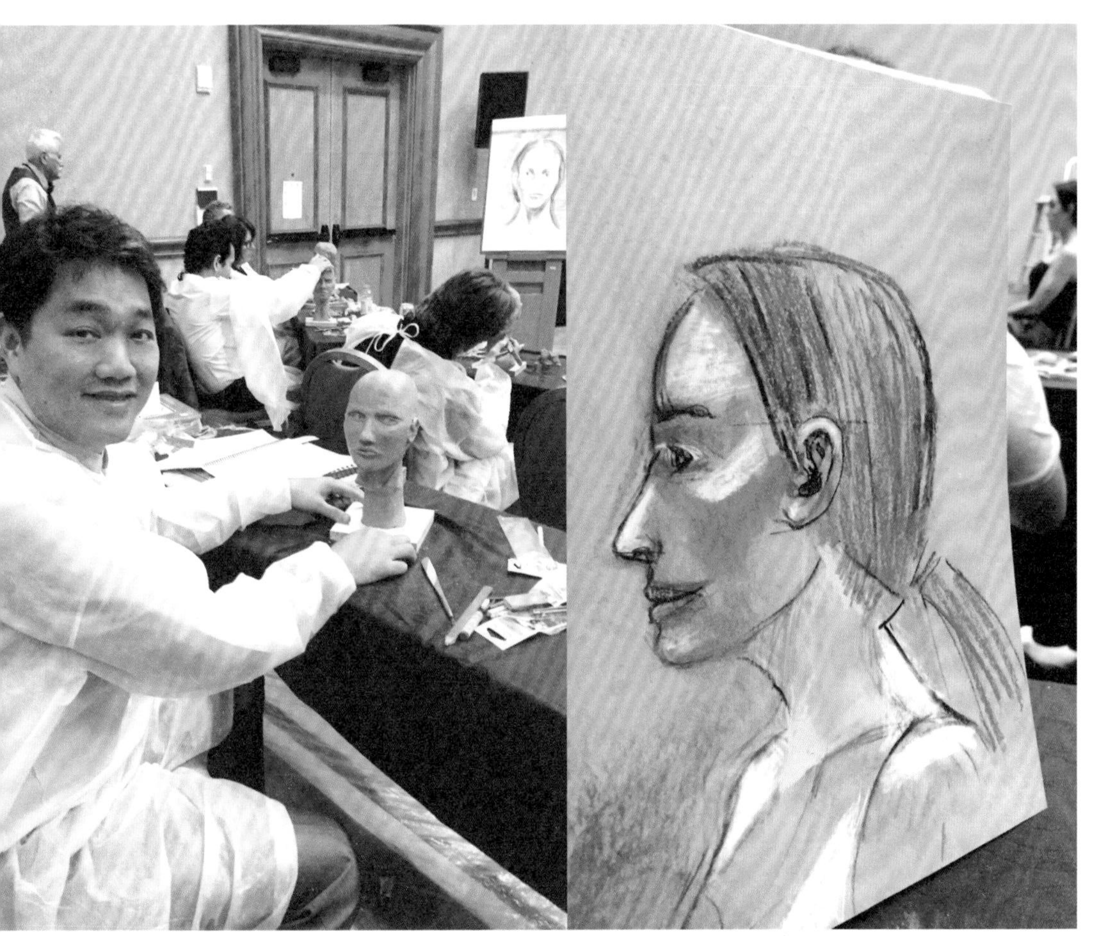

美國 ASAPS 年會進修，透過雕塑與繪畫學習面部美學技巧。

3-4

美容外科面部美學——SMAS 黃金三角拉皮

臉部結構、皮膚組織會隨著地心引力的作用，日漸老化、鬆弛與下垂，內部的筋膜層組織膠原蛋白流失、鬆垮是造成臉部下垂的主因。拉皮手術，最重要的關鍵是黃金三角區的筋膜層提拉。SMAS 黃金三角拉皮是臉部年輕化手術的主流，同時也是日本流行的快速拉皮手術。

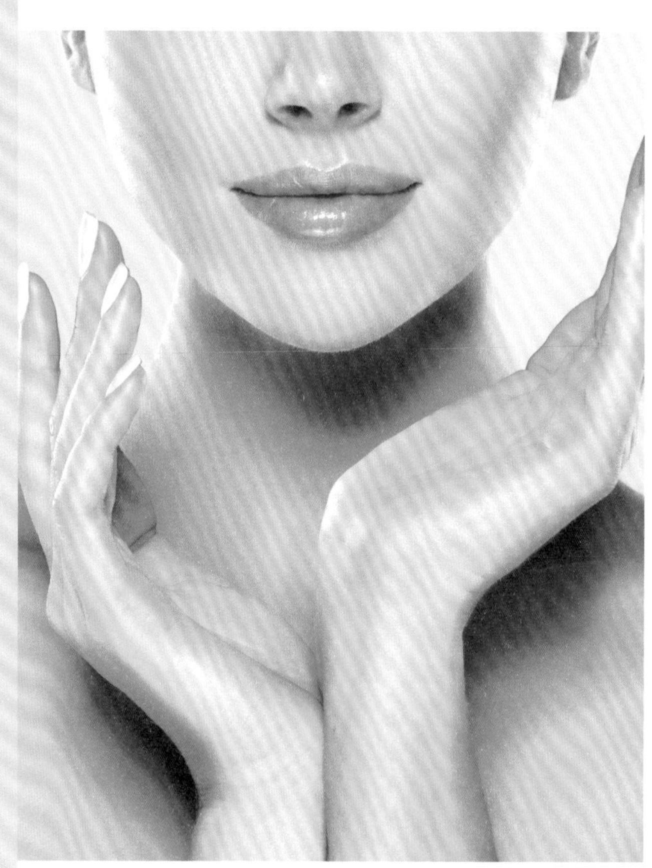

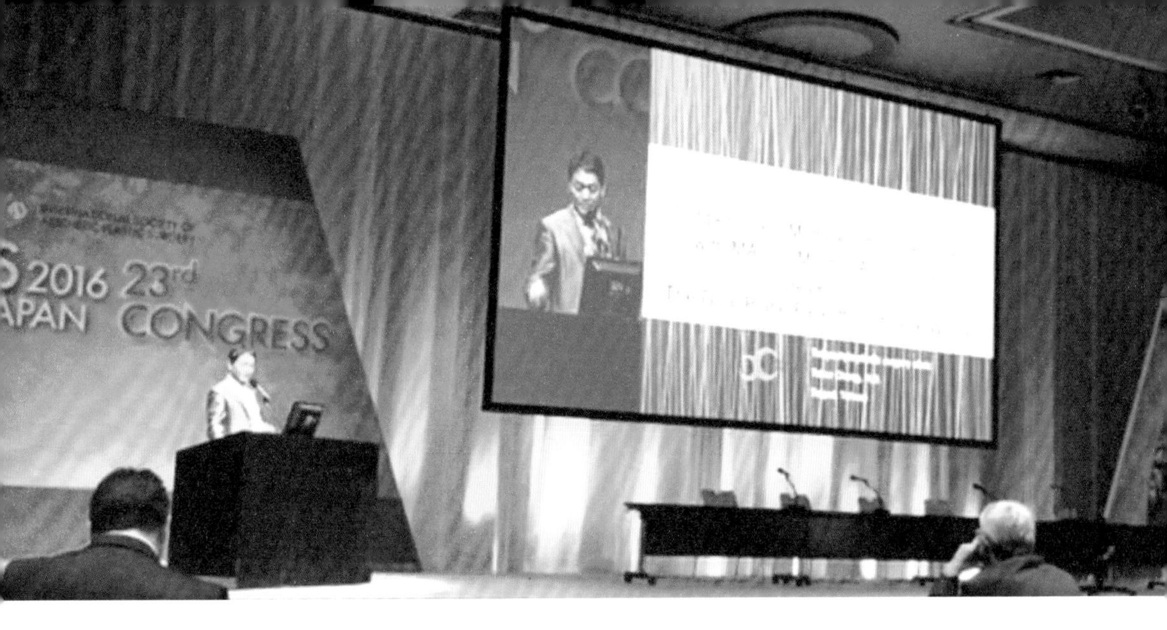

醫學美容的選項，從皮膚的激光美容，到微整形的填充劑改善因組織流失而造成的面部凹陷，因此美容外科的手術確實可以顯著改變外觀，如臉部、頸部的深層老化、皮膚彈性降低、皺紋、鬆弛、下垂等現象。外科手術重視內層組織與結構由內而外的拉提，和輪廓線條如脂肪比例、內層筋膜和肌肉的層次比例合併評估。因此，拉皮手術要整體年輕化，不只是拉緊表層皮膚，重要的是拉提下垂的筋膜組織結構。

黃金SMAS三角拉皮複合術是新一代加強SMAS立體懸吊合併雙層提拉的技術，透過評估皮膚與肌肉筋膜組織狀況，將皮膚、內層組織、SMAS結構的拉提、脂肪比例、內層筋膜與肌肉層次等整合評估。

日本京都SMAS黃金三角拉皮術，獲全球整外權威高度認同

在日本京都的國際美容整形外科醫學會（International Society of Aesthetic Plastic Surgery）中，有幸獲邀演講分享「黃金SMAS三角拉皮」的做法與技術。

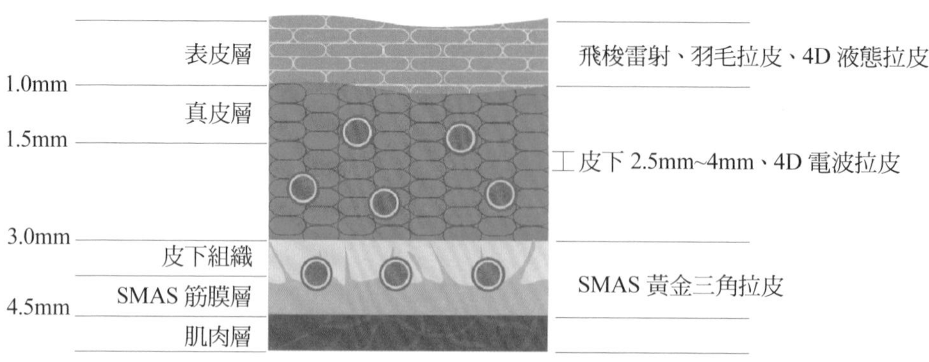

圖表 3-6 SMAS 筋膜層圖示

ＳＭＡＳ的英文全名是 Superficial Musculo - Aponeurotic System，是指在臉頰上一層負責臉部肌肉，可做出各種表情動作的肌肉筋膜性組織，但隨著年華老去，ＳＭＡＳ會變得鬆弛、下垂，因而造成臉頰下垂與法令紋加深的現象。

懸吊式的黃金ＳＭＡＳ三角拉皮，是複合式的雙層式拉皮技術，將這片主要覆蓋在雙頰的肌肉筋膜，重塑懸吊並拉緊雙層老化的組織，可以改善皺紋、鬆弛下垂的現象。此項拉皮術符合現代普遍重視的術後無痕、無痛感、復原快速、效果持久等優勢，獲得現場的全球整形外科醫師，與歐美拉皮權威高度認可，並於會議中後熱烈討論及交流。

拉皮≠拉提，六成拉皮太簡單，效果大不同

拉皮與拉提效果不同，「拉皮手術」拉的不只是皮膚，「黃金ＳＭＡＳ三角拉皮」是用立體懸吊雙層緊緻提拉，呈現出來的效果，透過評估患者皮膚與肌肉組織狀況，將皮膚、內層組織、ＳＭＡＳ結構的拉提、脂肪比例、內層筋膜與肌肉層次等一併考量。

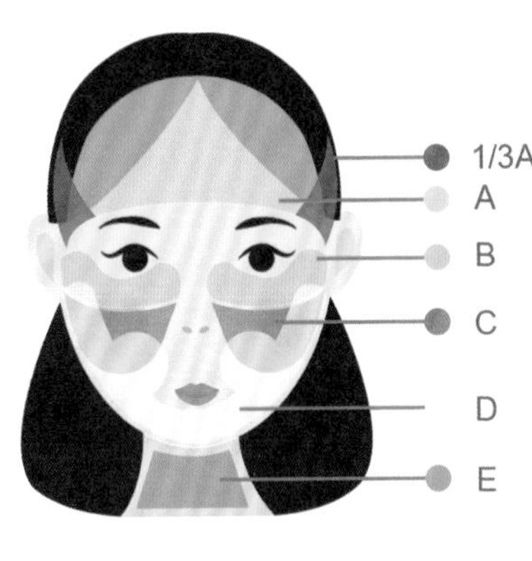

上半臉回春：A+B+C
加強 1/3A（左右）
下半臉回春：1/3A（左右）+ B+C+D
微笑拉皮：1/3A（左右）+ B+C

圖表 3-7　拉皮臉部區域圖

手術最主要拉提的深度，是經由骨膜下方並加強立體SMAS懸吊提拉塑型，連動範圍可從上臉、中臉、下顎整體的規劃，可將下垂的臉頰與臉部曲線拉提雕塑，讓臉部更加回春年輕，有別於傳統拉皮的緊繃面具臉。此外，雙層式拉皮技術的效果，也比傳統拉皮手術更持久。

黃金SMAS三角拉皮，採最高畫質的內視鏡技術，皮膚下每一層組織都清晰可見，讓醫師在施作時更加精準。

不同程度的四種拉皮：角度、方法、面積、深度

一、淺層筋膜層拉皮懸吊（小切口拉皮）。

二、皮膚、皮下筋膜層（皮下拉皮）。

三、皮下複合筋膜層拉皮（切筋膜層、皮下＋SMAS改善嘴頰肉、嘴邊肉、皮下筋膜層懸吊，貼著面部神經需注意表情、肌肉）。

四、骨膜下拉皮（可把下滑的組織架構拉起）。

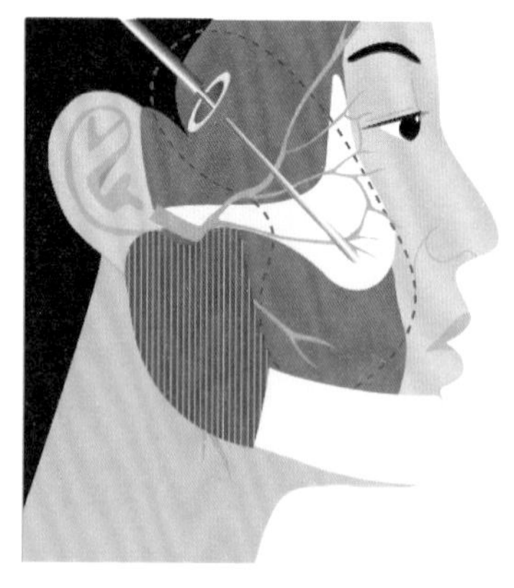

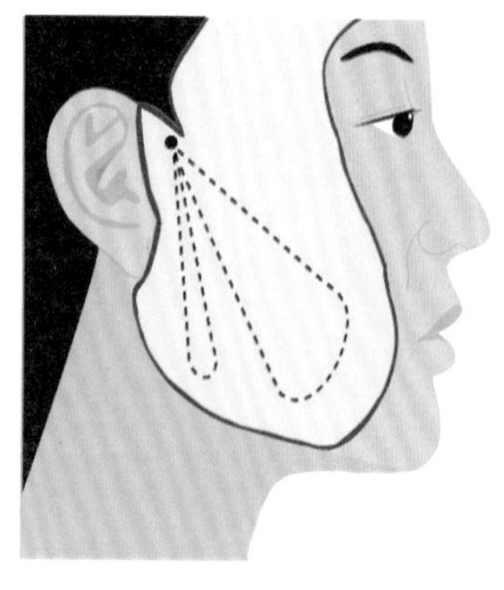

雙層式提拉式拉皮雙層技術的效果，比傳統拉皮手術更持久。

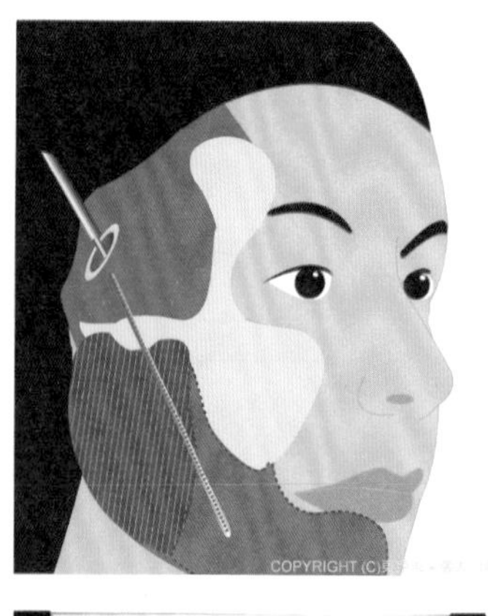

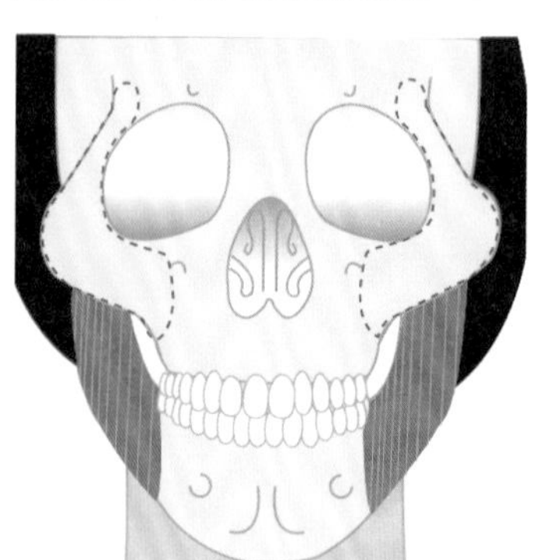

新一代的黃金SMAS三角拉皮，傷口隱藏在口內和頭髮內，因此外表無疤痕，不同於傳統拉皮手術，只把臉皮拉緊、傷口大，易破壞組織和血管。黃金SMAS三角拉皮技術採用日本流行的局部舒眠麻醉方式，過程無痛且快速，大幅減低出血、腫脹和發炎等術後風險，縮短復原時間。

如今醫學科技的進步，造就許多日新月異的微整形，無論是光療拉皮、埋線拉皮、電波拉皮或音波拉皮等，號稱可以改善臉部鬆弛的方式，可說五花八門。

在臨床間，客戶期待拉提效果的時間延長，一般微整形大部分都只有在表皮層作用，最多只能達到皮膚緊實與膠原蛋白增生，無法真正深入真皮層、筋膜層，進而解決臉部老化問題，而且時效性也只能維持約一至兩年。

拉皮手術的價值，在於透過醫師的經驗與技術，達到由內而外重塑臉部年輕線條，而不只是拉提皮膚，必須連帶將下垂、鬆弛、移位的肌肉、脂肪軟組織等一一復位，並重新繃緊鬆弛的筋膜。

許多客戶不清楚自己的臉部是皮膚鬆弛，還是老化下垂？透過科學的方式，運用美國3D VETCRA影像模擬系統，可以幫助瞭解自己的條件，例如：五官對稱性、皮膚脂肪的比例、內層筋膜和肌肉的層次、肌膚的彈力度等等。透過專業整形外科、美容外科等專業醫師評估個人臉部老化問題，做出正確分析與適合療程規劃，才能提供客戶安全適切的療程，達到理想且持久的改善。

日本黃金SMAS拉皮，是為客戶量身打造，展現屬於個人化的面部美學。

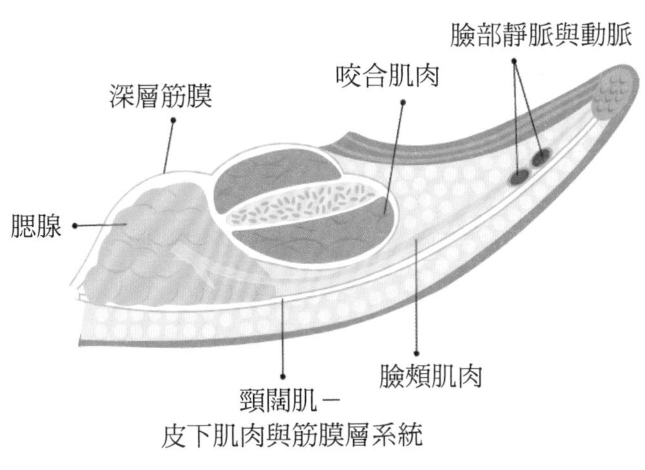

拉皮組織圖

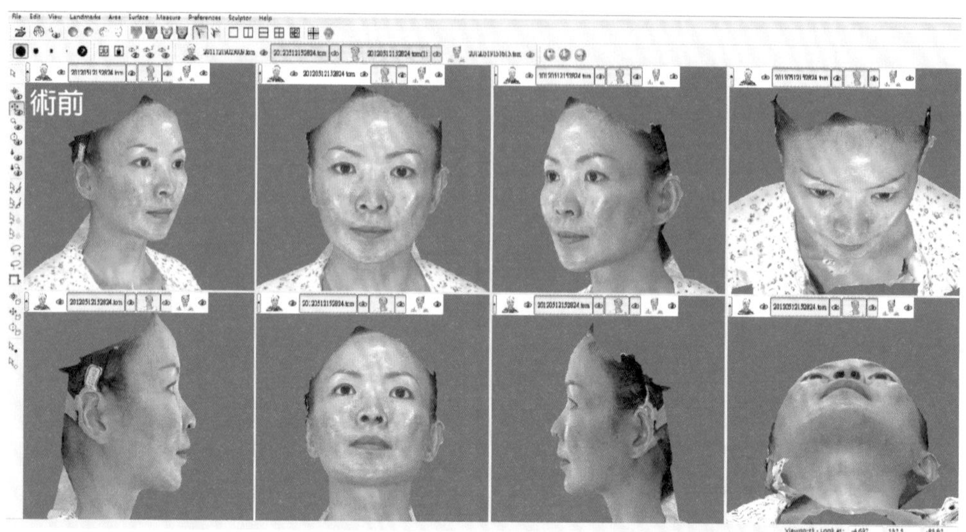

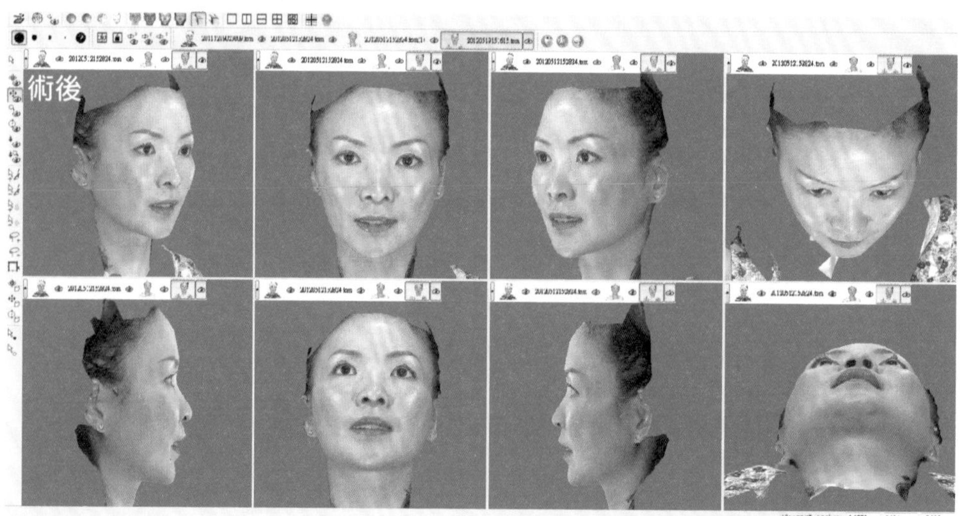

透過美國 3D VETCRA 影像模擬系統，比對術前術後的差異。術前溝通需告知客戶臉部的原條件，運用立體呈現的方式與不同角度，進一步說明手術方式與內容。

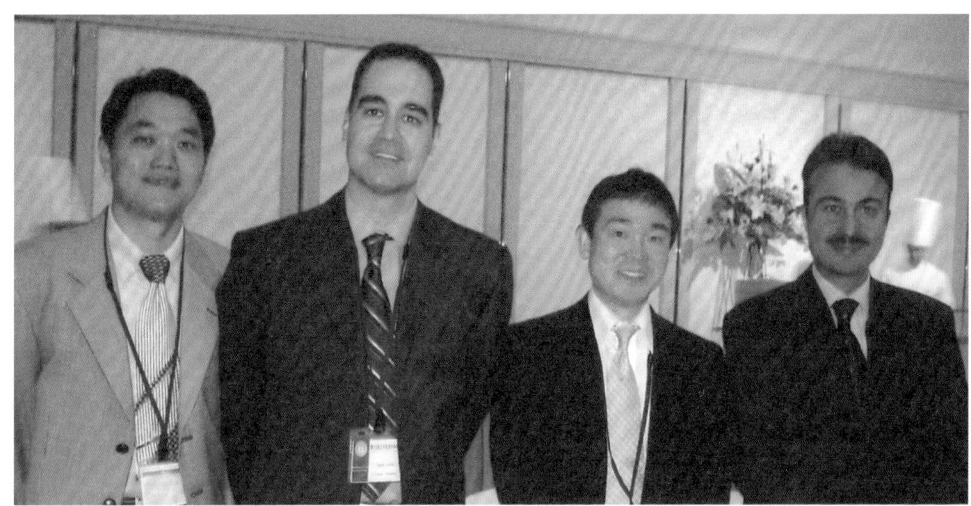

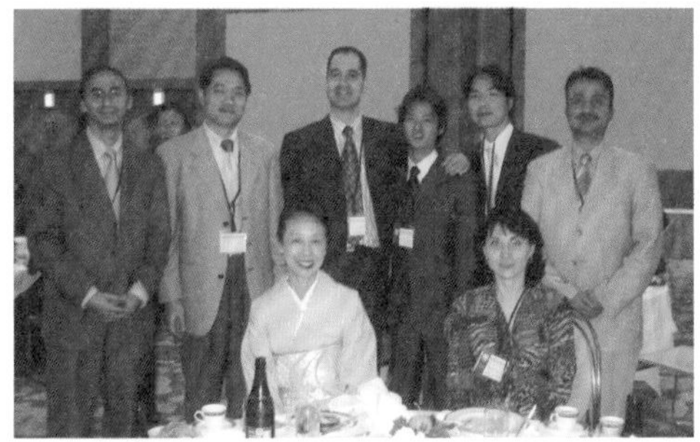

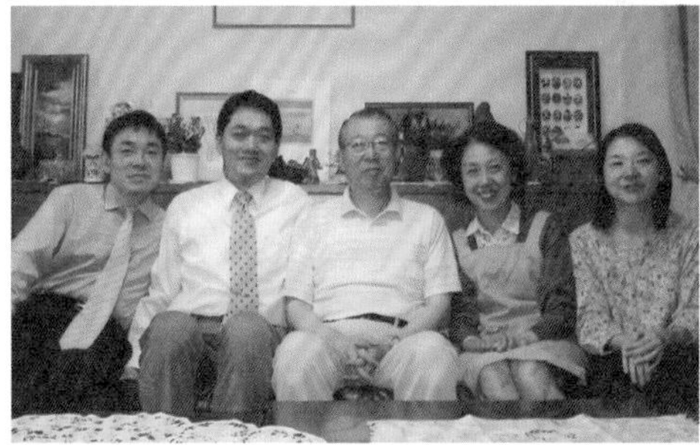

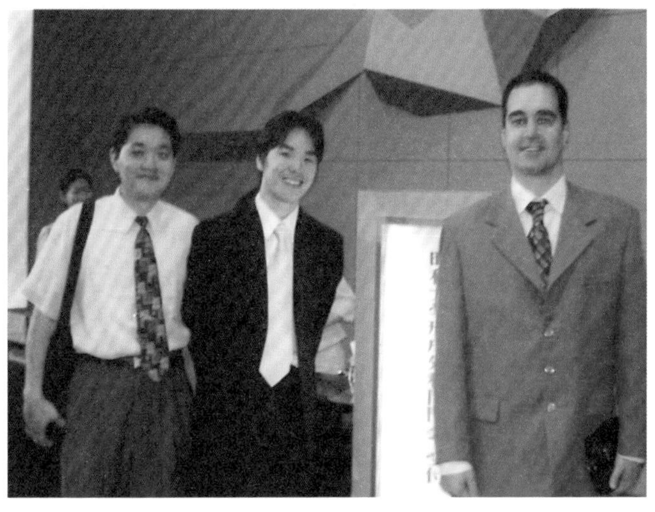

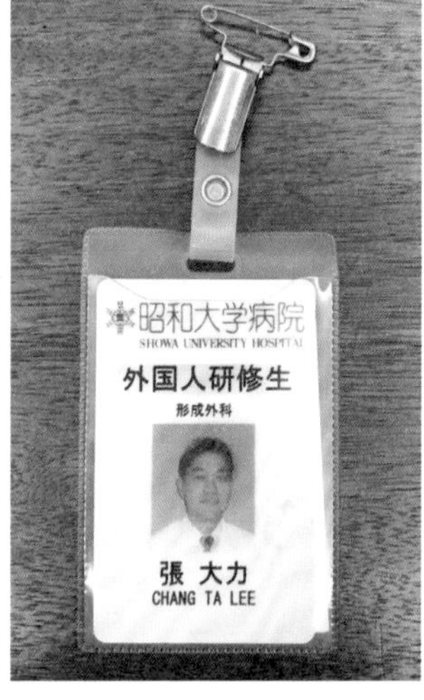
昭和大学病院
SHOWA UNIVERSITY HOSPITAL
外国人研修生
形成外科
張 大力
CHANG TA LEE

附錄一　作者簡介

榮譽專門醫

日本昭和大學研修證明書

國際三項專科認證

張大力 院長

Dr.Ta-Lee Chang

醫學美容

美容外科

面部美學

胸部整形

SMAS 拉皮

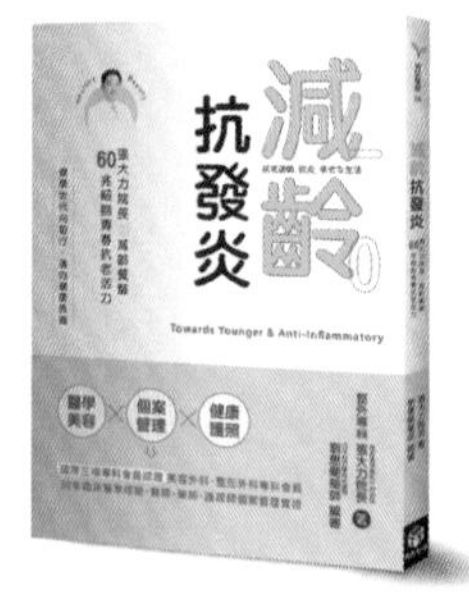

本書內容介紹延緩發炎、衰老和疾病的進展，提供減齡抗老化的醫學美容和美容外科手術。

我們臨床經驗有多種方法正在進行（天然療法、營養療法、點滴治療、減敏和壓力控制），從身體內部到外在醫學美容、微整形、整形外科手術等，傳遞預防醫學的健康美容新潮流。

30年美容外科醫生！

美容外科專業，結合日本研修的經驗和美國。長期以來，精益求精美容整形手術。

美國 ASAPS 美容整形外科醫學會 - 會員

美國 ASPS 整形外科醫學會 - 會員

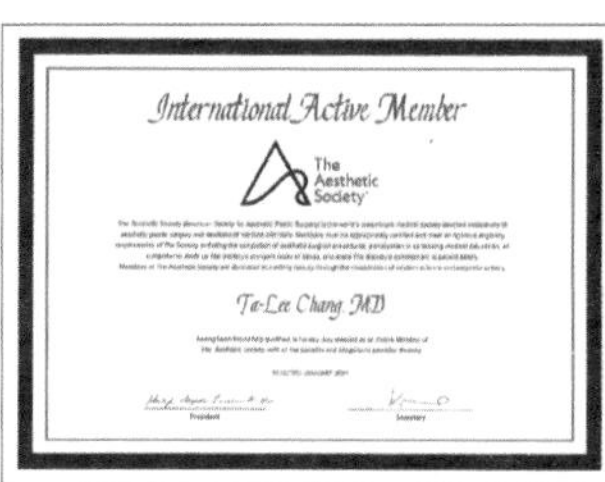

ASAPS 會員認證

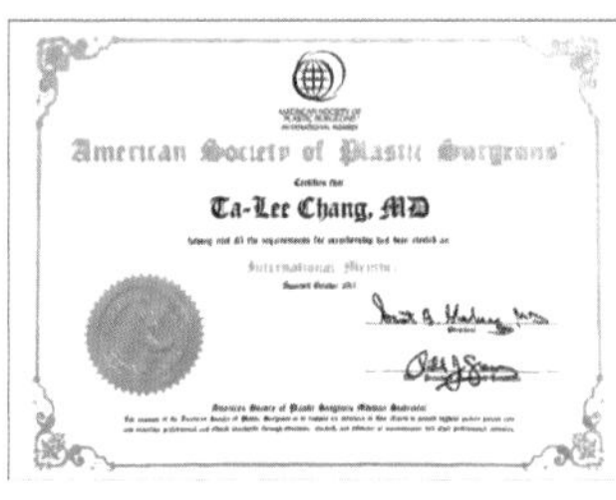

ASPS 會員認證

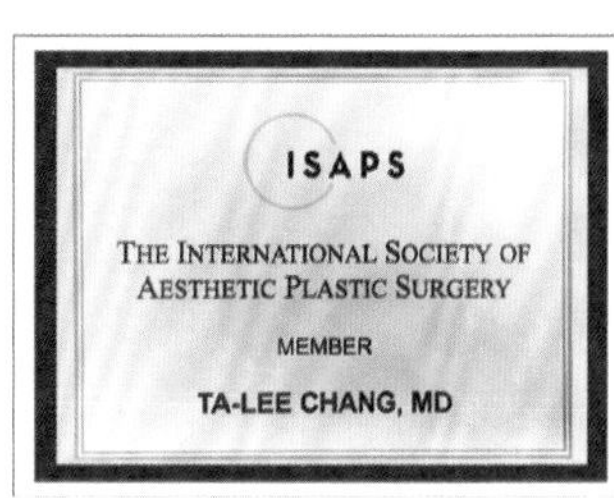

ISAPS 會員認證

國際ＩＳＡＰＳ美容整形外科學會－會員

學經歷

日本東京昭和大學醫院　形成外科公費研修
日本東京總院ＮＡＧＵＭＯ乳房專門醫院研修
日本東京 sapho clinic 臉部拉皮臨床研究
日本東京　酒井美容形成外科臉部雕塑研究
韓國 BK Plastic Surgery Clinic 臨床研究
韓國 Dr Um Nagumo Bust Clinic Center 臨床研究
美國 California Aesthetic Center 臨床研究
臺灣台北榮民總醫院美容中心特約主治醫師
臺灣桃園榮民醫院整形外科主任
臺灣台北國立陽明大學外科臨床講師
臺灣台北國防醫學中心外科臨床講師

現職

東京風采整形外科醫美中心院長
台北榮民總醫院美容中心特約主治醫師
台灣ＴＳＡＰＳ美容外科醫學會第十五屆理事
良醫藥師本舖創辦人、減齡餐盤創辦人

著作

《整形美學》、《拒糖‧抗發炎》、《亞洲整形月刊》

附錄二　編審簡介

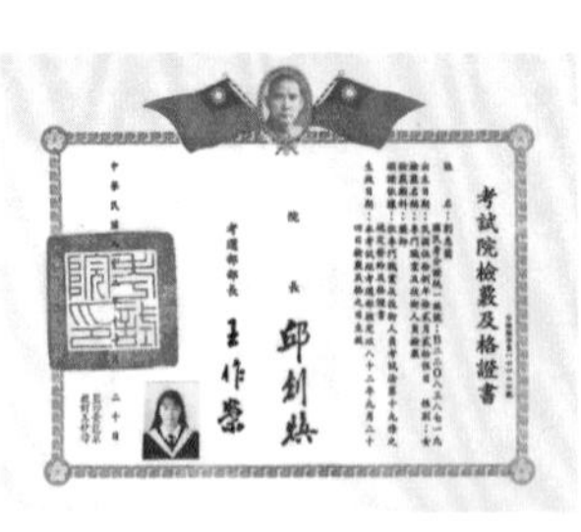
考試院檢覈及格證書
院長 邱創煥
考選部長 王作榮

國家考試及格藥師證書

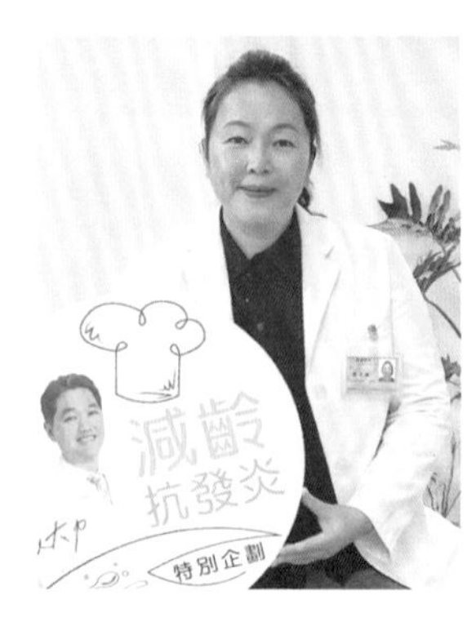

日本松竹蘭商社顧問

劉惠蘭　藥師

R.Ph. Hui-Lan Liu

醫藥照護處方
醫美級保養品
減齡活動策展
良醫藥師講座
行動藥師服務

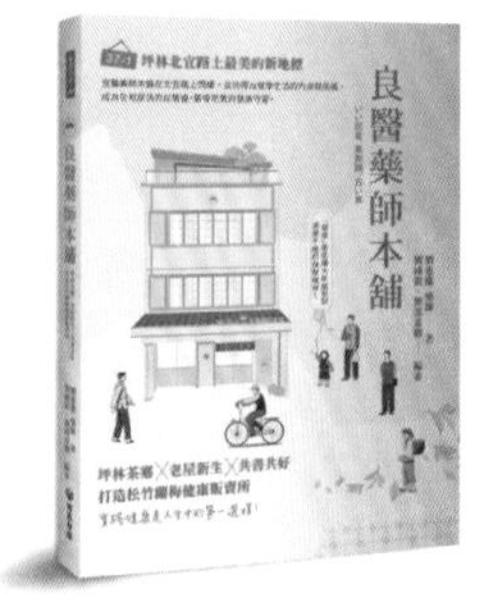

健康飲食有助於預防各種形式的營養不良、慢性發炎和疾病老化。加工食品增加、不良生活方式與飲食習慣，是全球主要的健康風險。透過分享各國多樣化、均衡營養和健康養生，從生活方式中鍛鍊身體，獲得健康。

中國醫藥大學藥學系畢業，歷經台北榮民總醫院藥劑部藥師。創辦東京生技公司及松竹蘭商社，赴日連結健康產業，致力研究日本、法國健康養生、美容時尚等趨勢。

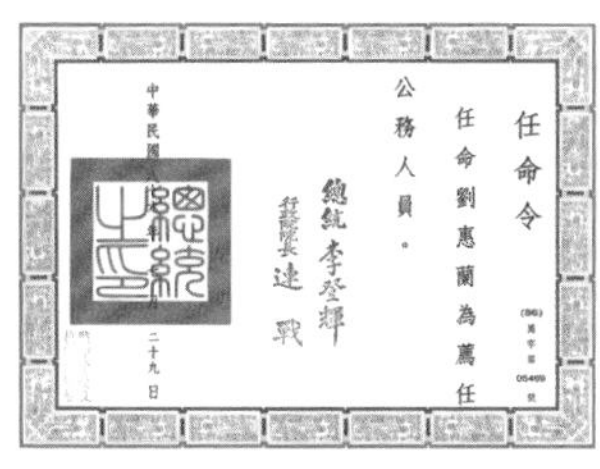
任命令

任命劉惠蘭為薦任
公務人員。

總統 李登輝
行政院院長 連戰

中華民國 二十九日

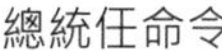
總統任命令

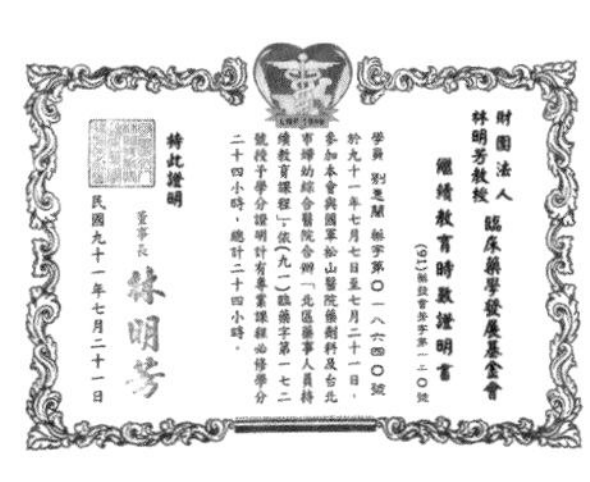
財團法人 臨床藥學發展基金會
林明芳教授
繼續教育時數證明書

學員 劉惠蘭 於九十一年七月七日至七月二十一日，
參加本會與國軍松山醫院藥劑科及台北
市婦幼綜合醫院合辦「北區藥事人員持
續教育課程」，依(九一)臨藥字第一七二
號授予學分證明計有專業課程必修學分
二十四小時，總計二十四小時。

特此證明

董事長 林明芳

民國九十一年七月二十一日

臨床藥學發展基金會教育證明

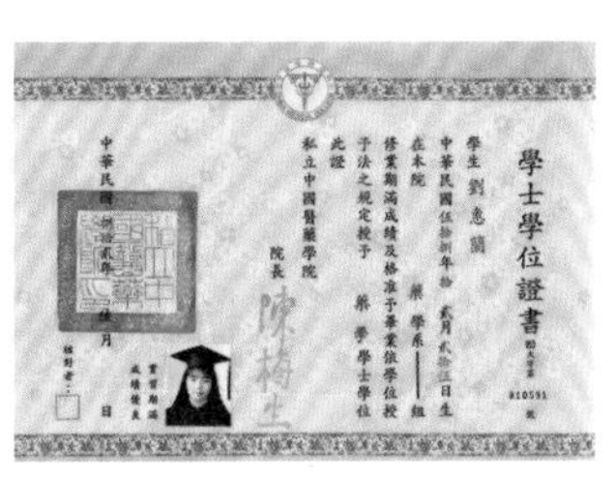
學士學位證書

學生 劉惠蘭
在本院 藥 學系
修業期滿成績及格准予畢業依學位授予法之規定授予 藥 學學士學位
此證

私立中國醫藥學院
院長 陳梅生

中國醫藥大學學士證書

學經歷

中國醫藥大學藥學系畢業
國家考試及格藥師證書
總統任命令、公務人員資格
前台北榮民總醫院藥劑部藥師

現職

東京風采整形外科醫美中心執行長、總監
日本松竹蘭商社顧問
良醫藥師本舖創辦人、減齡餐盤推廣者

著作

《良醫藥師本舖》、《亞洲整形月刊》

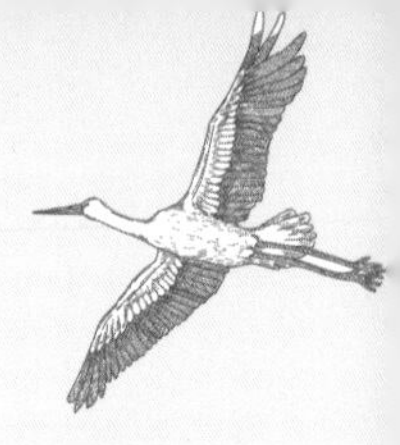

Matsu-松

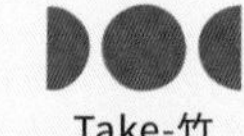
Take-竹

Ran-蘭

Plum-梅

良醫藥師本舖，不只是坪林人文風情的新地標，也是放慢步調、身心減齡，找回健康的好所在。

放下手機，來一趟「慢。健康生活」之旅——

- 以愛與熱忱選定茶坪林的透天老屋，成為「慢。健康生活」新據點
- 松、竹、蘭、梅寓意樂活日常，融合在地茶飲文化與減齡飲食，策劃展演講座活動
- 感受坪林茶香、咖啡香、茶山步道、溪水自然生態，探訪老街屋的人情味

「品味人生，請用茶——」慢走山城，感受包種茶香，讓我們來一趟品味坪林之旅，「良醫藥師本舖」恭候大駕光臨，歡迎你一起來坪林相聚！

健康，

是能讓大家感受到源源不絕的快樂精神！

「良醫藥師本舖」

是傳承與延續這份健康的小舖子。

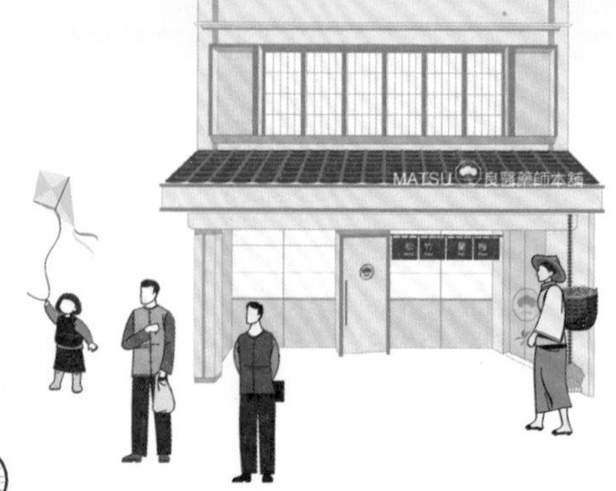

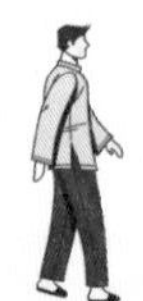

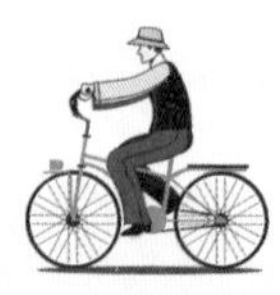

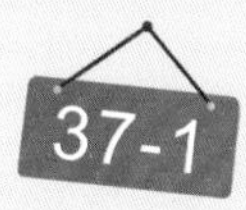

坪林北宜路上最美的新地標

良醫藥師本舖在北宜路上閃耀，詮釋出健康生活的內涵與底蘊，
成為坪林在地居民的好厝邊，最接地氣的健康守望。

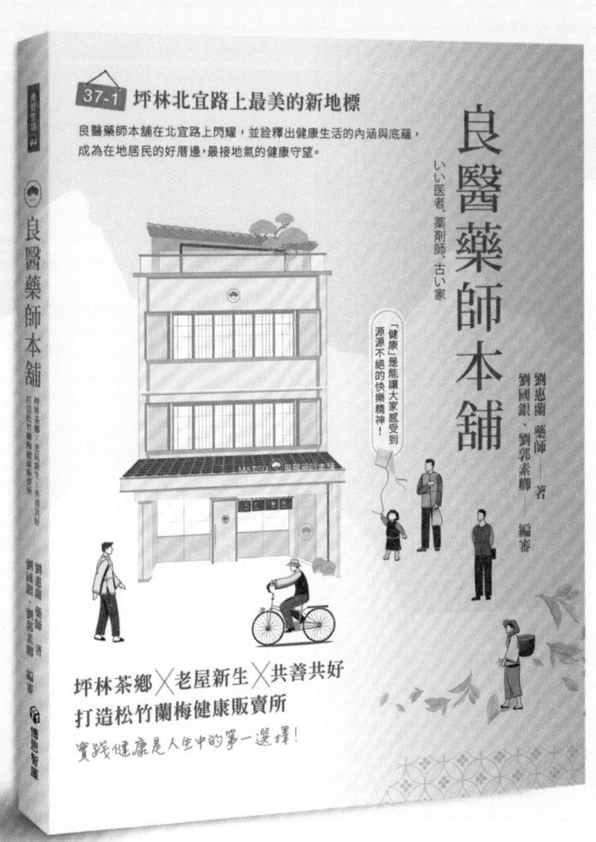

良醫藥師本舖

いい医者．薬剤師．古い家

劉惠蘭 藥師 著
劉國銀、劉郭素卿 編審

坪林茶鄉╳老屋新生╳共善共好
打造松竹蘭梅健康販賣所

實踐健康是人生中的第一選擇！

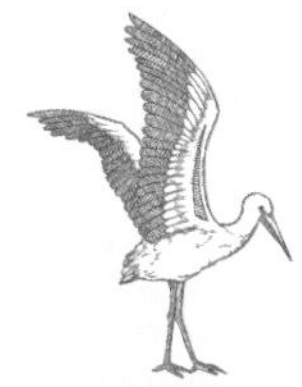

藥劑師 x 營養師

專業藥師與營養師規劃專業菜單，從天然的食材、關鍵營養素，漸進式促進食慾、調理機能。專業餐廚團隊，現煮現送客製化營養餐點，讓每一個階段調養者，營養均衡、元氣恢復、滋補強身、養顏美容。

術後餐特色

一、調理營養狀況：

專業營養餐提供好消化、好吸收的蛋白質，有助於身體滋養，還有六大類營養素、維生素A、C等，鋅能增進健康，有助於傷口癒合。

二、促進生理機能：

天然、均衡、營養的三餐，含多種維生素B群與多種礦物質、鐵質、鈣質，能促進生理機能健康。

三、天然調養，新鮮食材：

由醫師、營養師與專業餐廚團隊規劃專業菜單，特別採用低鹽、低油、低糖設計，完整均衡的營養，好吸收、無負擔。

四、溫和滋養調理：

採用溫和藥膳食補，無活血中藥，無麻油，無酒精，多元化餐點含豐富的食物營養素，調整體質，促進健康！

五、天然酵素幫助消化：

依照當令新鮮的食材，保留完整酵素，促進消化道機能。

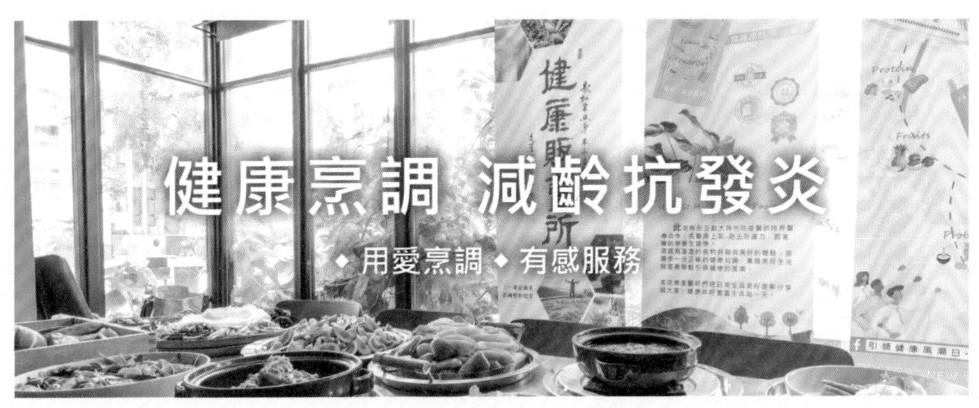

Dr.Chang 健康營養餐◆範例膳食

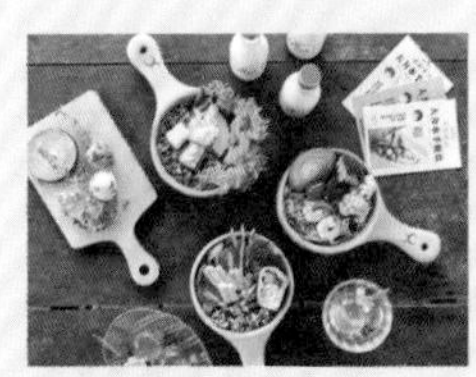

健康養生餐：

協助各階段時期（傷口期、發炎期、疤痕期），幫助把握健康元素吸收與術後的調養，營養進補，讓人元氣滿滿。

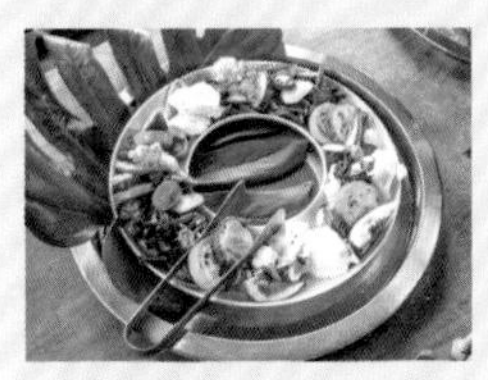

健康滋補餐：

依照季節選用當季料理，天然鮮甜不用說，從食物六大類養均衡攝取，每餐含有好比例「高鈣蛋白質」、「優質 Omega-3」、「全穀類」、「 高纖膳食蔬果」，也不添加對身體有負擔的一些食材調料。

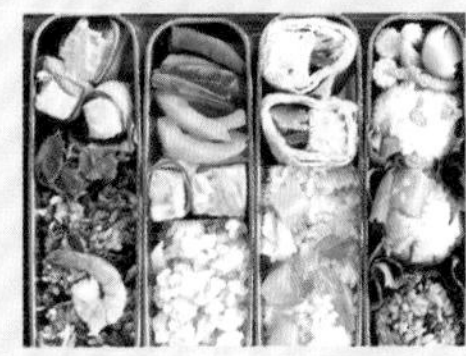

健康元氣餐：

以漸進的方式，補充蛋白質與營養素，豐富、均衡、營養、美味。

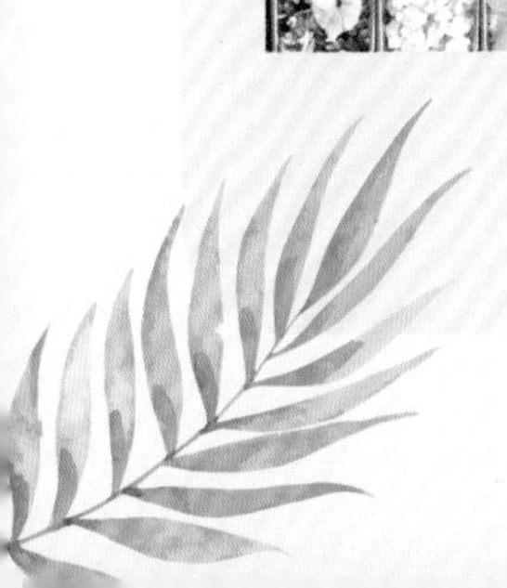

巴西高原蜂膠

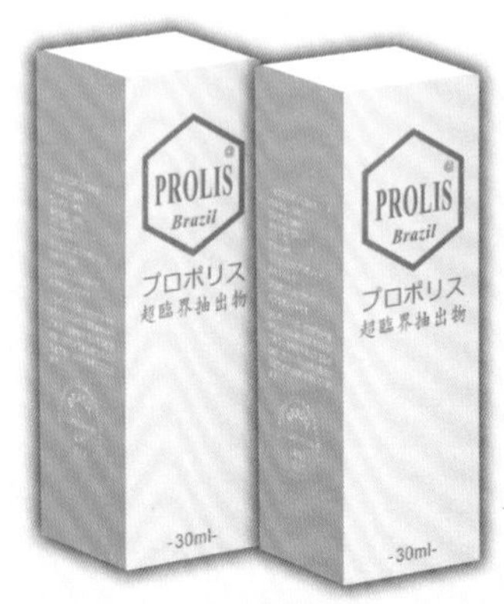

超臨界 CO_2 萃取，蜂膠的生理活性提高

1、純天然食品，不含抗生素，可長期食用。
2、不含酒精，減輕身體負擔。
3、高科技萃取，100% 溶於水。
4、高濃度，不含蠟，不含化學成分。
5、味微辛、苦，可以直接滴入口中。

- 純天然食品，不含酒精。
- 成分：類黃酮含量高、含槲皮素。
- 功效：抗病毒活性、抗老化與抗氧化、增強身體保健。

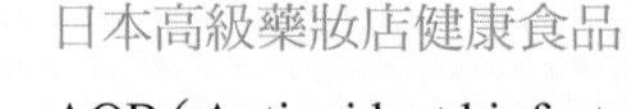

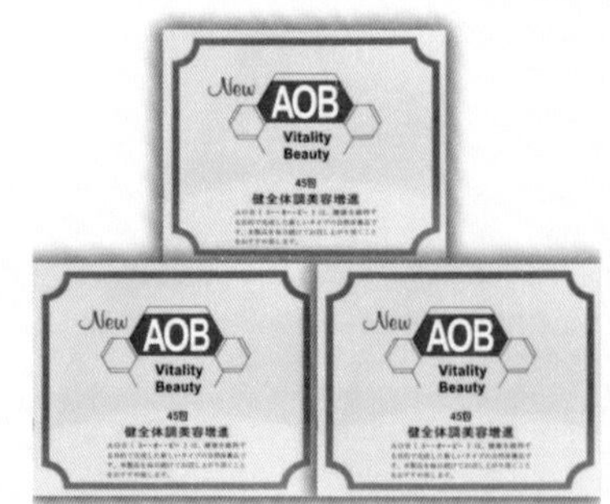

日本高級藥妝店健康食品

AOB（Antioxidant biofactor）是萃取大豆、小麥、米糠、發芽米等穀類中，一種糧加工品具有很高的抗氧化效，還能促進新陳代謝、養顏美容、消除疲勞。對現代人來說很實用，可以改善許多文明病，經過精純提煉，效果也很好，是日本高級藥妝店的紅牌產品。

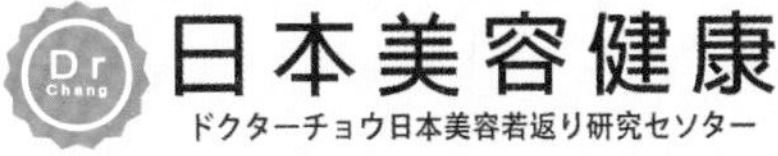
Dr
Chang
日本美容健康
ドクターチョウ日本美容若返り研究セソター

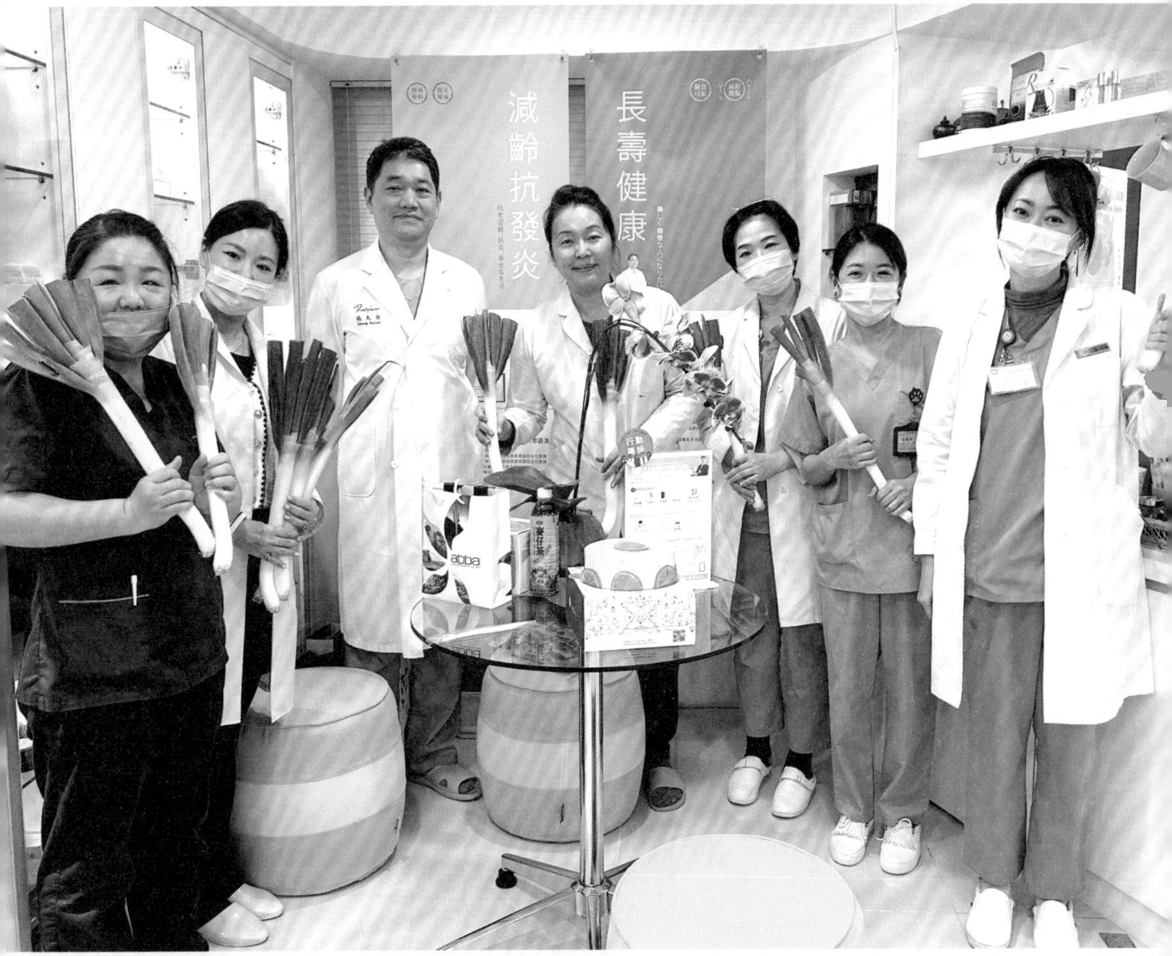

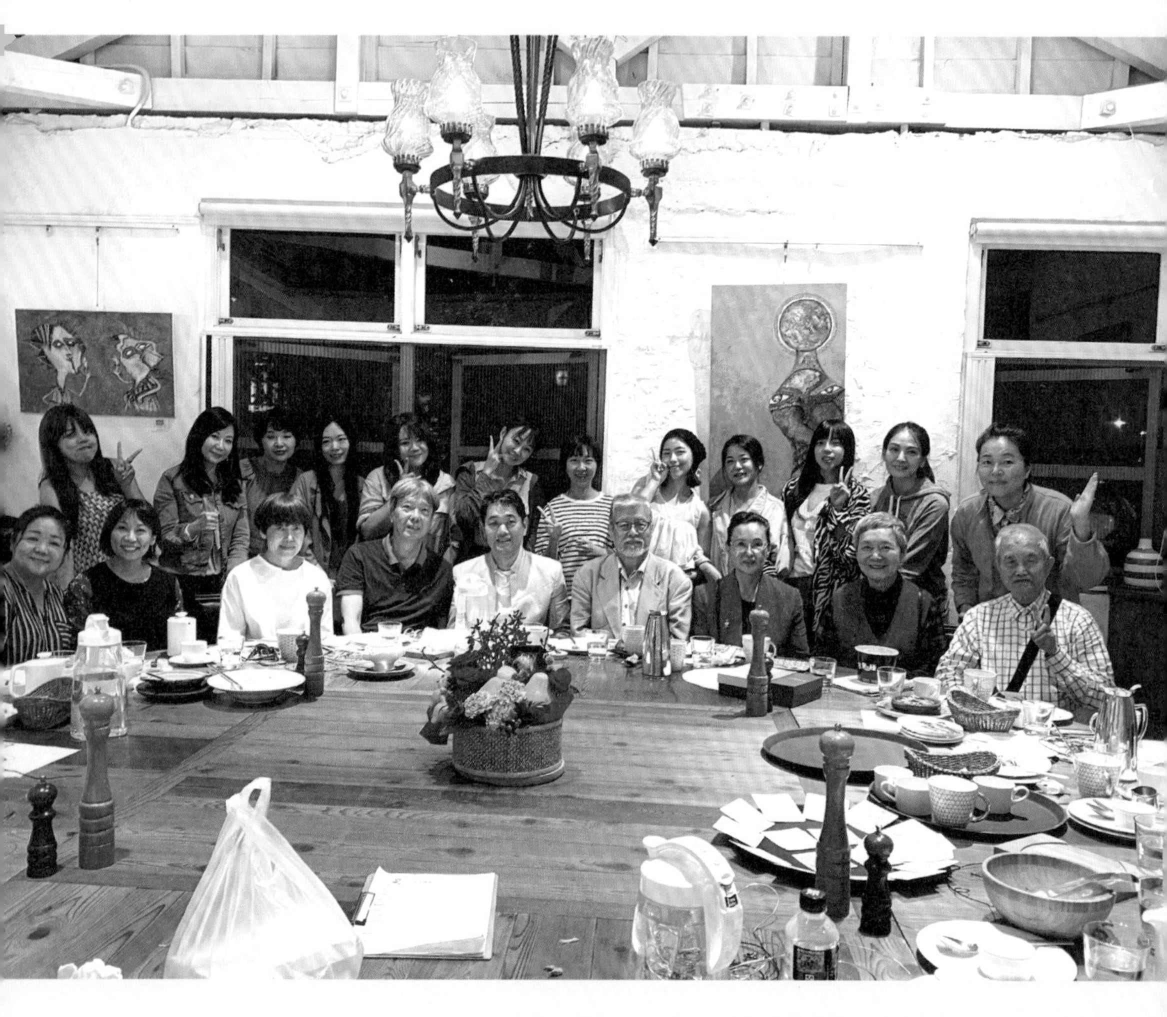

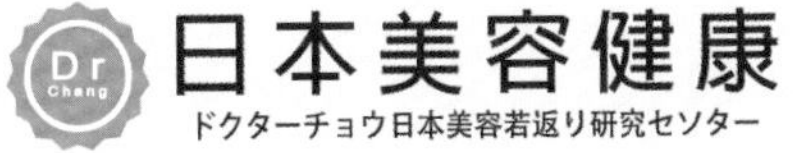
Dr Chang
日本美容健康
ドクターチョウ日本美容若返り研究セソター

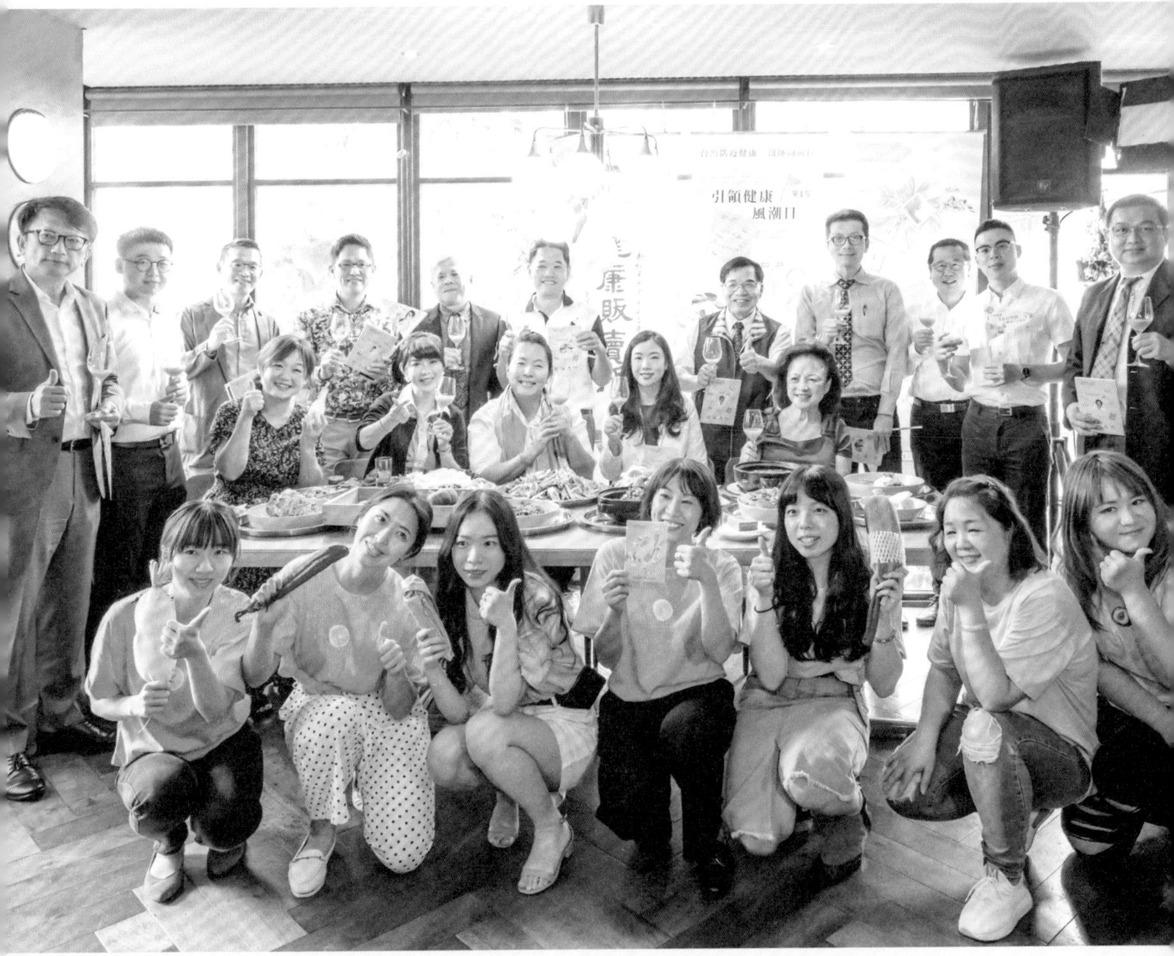

國家圖書館出版品預行編目（CIP）資料

減齡．抗發炎：張大力院長の減齡餐盤，60 兆細胞青春抗老活力 / 張大力作．-- 第一版．-- 臺北市：博思智庫股份有限公司，2023.03 面；公分

ISBN 978-626-96860-0-1（平裝）
1.CST：養生 2.CST：健康法

411.1　　111018901

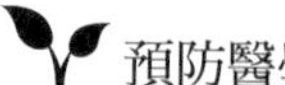

預防醫學 34

減齡 抗發炎
張大力院長の減齡餐盤，60兆細胞青春抗老活力

作　　者｜張大力
編　　審｜劉惠蘭
指　　導｜小川和久（Ogawa Kazuhisa）
企劃統籌｜張家惠
校　　稿｜張家惠、陳鈺沛、陳怡如、張祐綾、劉亞蘭
攝　　影｜吳志學、張修倫、林佳慧、劉偉平、劉偉華

主　　編｜吳翔逸
執行編輯｜陳映羽
專案編輯｜千樊
美術主任｜蔡雅芬
媒體總監｜黃怡凡

發 行 人｜黃輝煌
社　　長｜蕭艷秋
財務顧問｜蕭聰傑
發行單位｜博思智庫股份有限公司
地　　址｜104 台北市中山區松江路 206 號 14 樓之 4
電　　話｜（02）25623277
傳　　真｜（02）25632892

總 代 理｜聯合發行股份有限公司
電　　話｜（02）29178022
傳　　真｜（02）29156275

印　　製｜永光彩色印刷股份有限公司
定　　價｜380 元
第一版第一刷　2023 年 3 月

ISBN　978-626-96860-0-1

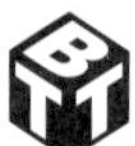

博思智庫股份有限公司
博思智庫粉絲團　Facebook.com/broadthinktank

Towards Younger & Anti-Inflammatory

健康世代向前行，邁向長壽健康

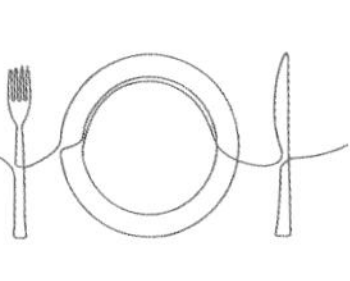

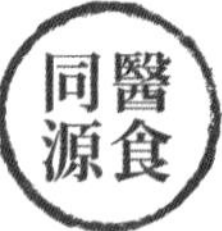

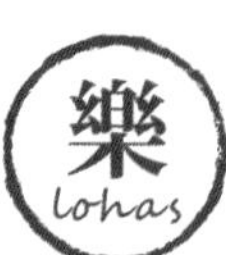

減齡餐盤

TOKYO TAIPEI Plastic Surgery 東京風采

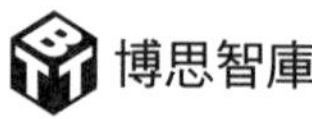